Pulmonary Manifestations of Rheumatic Disease
A Comprehensive Guide

风湿病肺部表现
综合指南

〔美〕　　保罗·F.德拉里帕
　　　　阿里耶·费舍尔　　主　编
　　　　凯文·R.弗莱厄蒂

　　　　阳云平　李　羲　　主　译

天津出版传媒集团

天津科技翻译出版有限公司

著作权合同登记号：图字：02-2016-74

图书在版编目（CIP）数据

风湿病肺部表现：综合指南 /（美）保罗·F.德拉里帕（Paul F.Dellaripa），（美）阿里耶·费舍尔（Aryeh Fischer），（美）凯文·R.弗莱厄蒂（Kevin R.Flaherty）主编；阳云平等译. —天津：天津科技翻译出版有限公司，2017.6
书名原文：Pulmonary Manifestations of Rheumatic Disease: A Comprehensive Guide
ISBN 978-7-5433-3704-6

Ⅰ.①风… Ⅱ.①保… ②阿… ③凯… ④阳… Ⅲ.①风湿性疾病－肺疾病－诊疗 Ⅳ.① R563

中国版本图书馆 CIP 数据核字（2017）第 116314 号

中文简体字版权属天津科技翻译出版有限公司。

授权单位：Springer-Verlag GmbH
出　　版：天津科技翻译出版有限公司
出 版 人：刘 庆
地　　址：天津市南开区白堤路 244 号
邮政编码：300192
电　　话：022-87894896
传　　真：022-87895650
网　　址：www.tsttpc.com
印　　刷：天津市银博印刷集团有限公司
发　　行：全国新华书店
版本记录：787×1092　16 开本　12.75 印张　240 千字
　　　　　2017 年 6 月第 1 版　2017 年 6 月第 1 次印刷
　　　　　定价：88.00 元

（如发现印装问题，可与出版社调换）

译者名单

主　译　阳云平　李　羲
译　者　（以姓氏笔画为序）
　　　　山小薪　阳云平　李　羲
　　　　杨雯娟　何秋颖　袁加军
　　　　曾　丽　曾寒昱　雷蕊霞

　　本书受四川省纤维蛋白原、D-二聚体、同型半胱氨酸、C反应蛋白、血沉与不同类型脑梗死的相关性研究课题（课题编号 120588），成都市郊县医院重点专科现状评估及建设对策研究课题（课题编号 130538）资助。

编者名单

Kevin K. Brown, M.D. Department of Medicine, National Jewish Health, Denver, CO, USA

Kevin M. Chan, M.D. Division of Pulmonary and Critical Care Medicine, Department of Internal Medicine, University of Michigan Health System, Ann Arbor, MI, USA

Daniel A. Culver, D.O. Respiratory Institute, Cleveland Clinic, Cleveland, OH, USA

Sonye K. Danoff, M.D., Ph.D. Division of Pulmonary/Critical Care Medicine, Department of Medicine, Johns Hopkins University School of Medicine, Baltimore, MD, USA

Paul F. Dellaripa, M.D. Division of Rheumatology, Department of Medicine, Harvard Medical School, Brigham and Women's Hospital, Boston, MA, USA

Barri J. Fessler, M.D., M.S.P.H. Division of Clinical Immunology and Rheumatology, University of Alabama at Birmingham, Birmingham, AL, USA

Aryeh Fischer, M.D. Division of Rheumatology, Department of Medicine, Autoimmune Lung Center, National Jewish Health, Denver, CO, USA

Kevin R. Flaherty, M.D., M.S. Department of Internal Medicine, Division of Pulmonary/Critical Care Medicine, University of Michigan Medical School, Ann Arbor, MI, USA

Ritu R. Gill, M.D., M.P.H. Department of Radiology, Brigham and Women's Hospital, Boston, MA, USA

Ryan Hadley, M.D. Division of Pulmonary and Critical Care Medicine, Department of Internal Medicine, University of Michigan Health System, Ann Arbor, MI, USA

Kristin B. Highland, M.D., M.S.C.R. Respiratory Institute, Cleveland Clinic, Cleveland, OH, USA

Laura K. Hummers, M.D., Sc.M. Department of Medicine/Rheumatology, Johns Hopkins University School of Medicine, Baltimore, MD, USA

Cheilonda Johnson, M.D., M.H.S. Division of Pulmonary/Critical Care Medicine, Department of Medicine, Johns Hopkins University Hospital, School of Medicine, Baltimore, MD, USA

Joel T. Katz, M.D., M.A. Department of Medicine, Brigham and Women's Hospital, Boston, MA, USA

Tracy R. Luckhardt, M.D., M.S. Department of Pulmonary, Allergy and Critical Care Medicine, University of Alabama Birmingham, Birmingham, AL, USA

Toby M. Maher, M.B., M.Sc., Ph.D., F.R.C.P. Interstitial Lung Disease Unit, Royal Brompton & Harefield Foundation NHS Trust, London, UK

Stephen C. Mathai, M.D., M.H.S. Division of Pulmonary and Critical Care Medicine, Johns Hopkins University School of Medicine, Baltimore, MD, USA

Eric L. Matteson, M.D., M.P.H. Division of Rheumatology, Department of Medicine, Mayo Clinic College of Medicine, Rochester, MN, USA

Division of Epidemiology, Department of Health Science Research, Mayo Clinic College of Medicine, Rochester, MN, USA

Shikha Mittoo, M.D., M.H.S., F.R.C.P.C. Department of Medicine/Rheumatology, Mount Sinai Hospital, Toronto, ON, Canada

Chester V. Oddis, M.D. Division of Rheumatology, Department of Medicine, University of Pittsburgh Medical Center, Pittsburgh, PA, USA

Jonathan B. Parr, M.D., M.P.H. Department of Medicine, Brigham and Women's Hospital, Boston, MA, USA

Jay H. Ryu, M.D. Division of Pulmonary and Critical Care Medicine, Mayo Clinic College of Medicine, Rochester, MN, USA

Richard M. Silver, M.D. Division of Rheumatology and Immunology, Medical University of South Carolina, Charleston, SC, USA

Ulrich Specks, M.D. Division of Pulmonary and Critical Care Medicine, Mayo Clinic Rochester, Rochester, MN, USA

Virginia Steen, M.D. Department of Medicine, Georgetown University Medical Center, Washington, DC, USA

Jeffrey J. Swigris, D.O., M.S. Autoimmune Lung Center and Interstitial Lung Disease Program, National Jewish Health, Denver, CO, USA

Nargues Weir, M.D. Department of Medicine, NIH-Inova Advanced Lung Disease Program, Falls Church, VA, USA

中文版前言

　　风湿病向来以临床表现复杂著称，肺脏是关节外最常受累的器官之一，肺部表现可为首发症状，也可与风湿病本身的症状同时或随后出现，这更增加了临床的不确定性，给临床决策的优化带来极大的困难。

　　多年前一个主诉间断跟腱疼痛的患者，在某市数家三甲医院的专科门诊辗转就诊达半年之久，做过多项检查均未能明确诊断，随后出现胸骨疼痛到我科就诊，继续行相关检查仍未能明确诊断，继之出现高热、关节肿痛，始疑及强直性脊柱炎行骶髂关节 CT 影像学等检查得以确诊。经历此事以后，译者深深感悟到，作为一名呼吸内科医师，掌握系统性疾病的肺部表现是何等的重要！从此，即开始留意学习内科疾病的肺部表现知识，尤其是与呼吸临床紧密相关的风湿病知识。在实际工作中，风湿病科医师遇到风湿病患者出现肺部疾病时，为如何正确诊断而犯难，常常邀请呼吸科医师会诊协助解决；呼吸科医师遇到以肺部表现为首发症状的风湿病往往未能及时诊断，会诊讨论也是仁者见仁、智者见智，这种难于达成共识的现象也时常发生。可见，呼吸科医师和风湿科医师掌握风湿病肺部表现显得十分必要。我国学者在风湿病学领域取得了巨大的进步，部分领域已达到国际先进水平，但在某些方面仍与国际先进水平存在差距；近年来，国内出版过风湿病肺部表现的相关书籍，给我们的临床工作带来了积极的指导作用，本人也是受益者之一。当译者看到由 Paul F. Dellaripa，Aryeh Fischer，Kevin R. Flaherty 主编的 *Pulmonary Manifestations of Rheumatic Disease: A Comprehensive Guide* 一书时，不觉眼前一亮，由国际顶级的风湿病学家、肺病学家、放射学家组成的多学科编写队伍，书中详实的临床数据、流程方法、治疗决策、未来展望等特色，这本综合指南不正是临床医师所需要的吗？于是，本人迅速产生了把此书介绍给国内读者的想法，并将这个想法告诉海南医学院李義教授，很快得到李義教授的赞同，就由我们牵头，组织呼吸内科七位中青年才俊为翻译队伍，立即启动翻译工作，历时数月经过反复修改、校对，终于完稿。值得指出的是，本书翻译工作得到四川省成都市天府新区人民医院的大力支持和鼓励，使翻译工作得以顺利进行并如期完成。根据译者体会，认为本书适用于呼吸内科、风湿免疫科的各级临床医师和相关专业的研究生临床科研参考。

　　我们感谢参加此书翻译工作的同仁，感谢天津科技翻译出版有限公司的刘子媛、白玖芳、姜晓婷女士，为此书出版所做的贡献。

　　由于译者水平所限，虽然经过多次校对，书中必然存在错误或不妥之处，请读者不吝赐教，以待来日纠正。

周云平　李義

前　言

　　过去二十年，我们对风湿病的理解和治疗经历了一场革命，这场革命显著改善了风湿病患者的预后和生存质量。可是，纵观历史，对风湿病肺部表现领域知之甚少，并且没有意识到其发病率和死亡率居高不下的真谛。然而过去十年，曾有一场临床关注和探究的风潮，这是由肺病、风湿病、病理学、放射学等不同领域的研究者联合发起，它已经引领我们开始深刻理解这些疾病，其意义是重大的。同样地，我们也想在恰当的时机奉献一部首开先河的教科书，其集中总结现在肺疾病和风湿病领域的知识、治疗和潜在的未来进展。这本教科书以实用的、病例为基础的方法，重点关注临床表现和治疗，并且几乎所有章节均由来自于风湿病科和肺科的专家合著，因为我们试图帮助和吸引一批可能要诊疗此类患者的临床医师。当我们前进在自身免疫和肺疾病之间既令人着迷又面对临床挑战的十字路口时，我们希望这本教科书可作为有用的临床资源服务于我们的读者。

　　我们要感谢本书所有章节作者的出色贡献；当然，还要感谢我们的患者。我们也要感谢施普林格科学与商务传媒（Springer Science+Business Media）和我们的编辑（克里斯多夫·斯普润和利兹·科拉）为此书出版所做的不懈努力。

美国马萨诸塞州，波士顿　保尔·F.德拉里帕

美国科罗拉多州，丹佛　阿里耶·费舍尔

美国密歇根州，安阿伯　凯文·R.弗莱厄蒂

目　录

第 1 章

风湿病与肺

Paul F. Dellaripa，Kevin R. Flaherty

引言

人们对风湿病的肺部表现知之甚少，但风湿病存在致命的并发症。只是在近几年，在结缔组织病（connective tissue disease，CTD）的肺部疾病的分类术语中，对相关诊断试验和治疗策略，特别是关于间质性肺疾病（interstitial lung disease，ILD）的认识和理解，一致努力做了些工作。与 CTD-ILD 相关的一些挑战主要为：这些疾病少见，临床表现是多种多样的，自然病程不可预测，且仍没有很好地理解。此外，我们更多的关于 CTD-ILD 的理解是基于硬皮病的经验，但不清楚这些研究结论在其他结缔组织病中应用如何。本章主要回顾风湿病学、自身免疫、肺病学这一交叉学科的现状；阐述重要的新兴概念，并列举结缔组织疾病患者中复杂的有挑战性的肺疾病的病例，特别是肺实质疾病。

P.F. Dellaripa, M.D. (✉)
Division of Rheumatology, Department of Medicine,
Harvard Medical School, Brigham and Women's
Hospital, 75 Francis Street, Boston, MA 02115, USA
e-mail: pdellaripa@partners.org

K.R. Flaherty, M.D., M.S.
Department of Internal Medicine, Division of
Pulmonary/Critical Care Medicine, University of
Michigan Medical School, 1500 East Medical
Center Drive, 3916 Taubman Center, Ann Arbor,
MI 48109, USA

疾病分类

对于特发性疾病患者 [特发性间质性肺炎（idiopathic interstitial pneumonia, IIP）]、CTD 病程中的 ILD 或其他感染、环境乃至药物暴露所致的 ILD，伴有间质性肺疾病患者分类方面，最困难的是症状、物理检查异常、放射学发现，乃至组织病理学表现可以完全相同。因此，评估间质性疾病患者是否是特发性 ILD、结缔组织相关性 ILD 或其他原因所致的肺实质疾病至关重要。部分患者，在结缔组织病的肺部表现先于其他系统受累时，评估应该不间断进行。从生存的角度看，这个区别显得很重要 [1, 2]，除了类风湿关节炎相关普通型间质性肺炎（rheumatoid arthritis-usual interstitial pneumonia, RA-UIP）外 [3]，CTD/ILD 患者整体预后较好。免疫抑制治疗仍作为 CTD-ILD 的基础治疗，但最近的数据提示其对于特发性肺间质纤维化（idiopathic pulmonary fibrosis, IPF）可能有害 [4]。与未分类结缔组织疾病相关的 ILD 和所谓的肺部优势的 CTD（ILD 是自身免疫疾病的主要表现）具有挑战，但却是一个重要的研究领域，因为这些患者可以从抗感染治疗中获益。包含临床表现（肺和肺外）、放射学特征、生理学、抗体谱和组织类型（可获得时）的分类表当时建立得不是很好，但有助于指导临床医师判定是否存在 CTD/ILD 以及监测治疗反应。

同 IPF 相似，CTD-ILD 患者的肺功能下降常常不可预知，因为许多患者疾病进展缓慢或一直处于亚临床状态。因此，没有清晰的预后观念或疾病过程不明确就进行积极治疗干预会存在过度治疗和不当治疗的风险。例如，在硬化症的治疗中，筛选那些用力肺活量（forced vital capacity, FVC）下降和肺受累程度风险最高及预示疾病进展风险最高，最适合治疗的患者，进入临床试验[5]。血清或支气管肺泡灌洗液（bronchoalveolar lavage, BAL）的生物标记物，诸如 KL-6 和表面活性物质蛋白 D 提供另一个有潜力的方法以明确进展的高危因素或估计治疗反应，但此为一个活跃的研究领域[6]。另外，迄今为止，虽然 FVC 仍是应用最广泛的指标，但目前对于应该使用哪些参数——临床参数（如患方报告的结果）、生理检测（肺功能测定、氧气使用等）或放射学表现（磨玻璃影、纤维化）来监测疾病进展仍未达成共识。

硬皮病

肺部并发症在硬皮病中常见，尤其是 ILD，临床上十分显著，至少占弥漫性疾病患者的 50%，局限性疾病患者也高达 30%。ILD 在非洲裔美籍患者中倾向于更加严重[7]。典型的病理类型包括常伴有 UIP 的非特异性间质性肺炎（non-specific interstitial pneumonia, NSIP）、隐源性机化性肺炎（cryptogenic organizing pneumonia, COP）和不常见的弥漫性肺泡损伤（diffuse alveolar damage, DAD）。ILD 是本病发病率和死亡率的主因，但临床进展和自然病程可存在很大差异，很难确定什么样的患者处在肺功能下降的最高风险中，从而确定治疗。肺部疾病的发病机制涉及固有免疫系统和适应性免疫系统，成纤维细胞增生和内皮细胞功能障碍。活化的巨噬细胞和 T 细胞诱导生长因子如 TGF-β，其在纤维化发生中起主要作用。其他的生长因子如血小板源性生长因子、几丁质酶和金属蛋白酶如 MMP12 在炎性进程中可能起一定作用，起潜在的靶向治疗作用[8, 9]。在硬皮病患者中，食管功能减退和运动障碍导致明显的或微量吸入频繁发生，其可能在硬皮病及其他结缔组织病的肺实质疾病的初期及进展中起重要作用，其也是一个活跃的临床研究领域[10]。

硬皮病肺疾病的治疗

如前所述，因缺乏清晰的临床终点或预示患者发展为侵袭性或进展性疾病的生物标记物，硬皮病肺疾病的治疗决策变得复杂化。然而，前瞻性数据有望明确和预测预后，从而指导治疗决策，包括 HRCT 上的纤维化程度、FVC 降低、皮肤受累水平、在 GWAS 研究中证实的基因变异，以及肺泡液的特征[5, 11-14]。

使用环磷酰胺的两个研究数据显示，FVC 适度的改善，在纤维化程度越高的患者中越显著，虽然由于副作用和持续治疗的局限性，这种药物治疗获益有限。再者，这些研究的内容不能区别哪些患者可能对治疗应答最积极[15, 16]。硬皮病间质性肺疾病有望使用霉酚酸酯治疗，并正在临床研究中[17]。B 细胞去除药物利妥昔单抗，作为硬化症一个治疗药物也正在积极研究中，虽然其在 ILD 中的作用还不清楚，且目前还没有对照试验[18]。

其他药物，如酪氨酸酶抑制剂、组蛋白脱乙酰酶抑制剂和形态发生通路抑制剂，在硬化症和其他纤维化疾病中为降低纤维化提供了新的方法[19]。

ILD 治疗中激素的作用不清楚，并且没有前瞻性研究。因为应用高剂量激素的患者易诱发肾危象，许多临床医师会考虑中剂量或低剂量的激素联合其他免疫抑制药物治疗。

当时，对于那些活动性或进展性肺实质疾病的患者，免疫调节剂（如环磷酰胺），静脉输入或口服，霉酚酸酯或硫唑嘌呤对疑似进展的或侵袭性的肺疾病都是合理的策略。伴有 ILD 和肺动脉高压的患者带来额外的临床挑战。既用免疫调节剂，又治疗 PAH 可能有困难，死亡率似乎更高。

下面的病历摘要 1 阐明局限性硬皮病患

者如积极治疗可改善 ILD 的放射学表现，虽然会伴发肺动脉高压但必须治疗。

类风湿关节炎

发生类风湿关节炎（rheumatoid arthritis，RA）时，呼吸系统的各个方面均可被累及，但肺实质和气道存在特殊挑战，其影响发病率和死亡率，并且常常同时受累。人口资料提示，RA 患者出现 ILD 导致 RA 患者较高的死亡率，ILD 可以在关节症状出现之前、之后发生，或与其同时发生。基于国家人口资料，ILD 大约发生在 10% 的 RA 患者，主要的病理表型是 UIP，一些研究显示死亡率接近于 IPF 所见[20-22]。在 RA 患者中，吸烟、RA、ILD 的发展以及对 ILD 表现和并发的肺气肿认识的深入研究，均是活跃的研究领域[23]。令人关注的共同表位作用研究提示，RA 患者 ILD 高危因素是 HLA DR2 表达，提示 RA 亚组患者潜在的 ILD 危险因素[24]。

RA 患者肺内气道受累是个严峻挑战。气道受累包括闭塞性细支气管炎伴机化性肺炎 / 隐源性机化性肺炎（bronchiolitis obliterans organizing pneumonia/cryptogenic organizing pneumonia，BOOP/COP）、滤泡性细支气管炎和闭塞性细支气管炎（obliterative bronchiolitis，OB），以对进行抗感染和免疫调节治疗反应多变的阻塞性肺疾病为主[25]。在某些情况下，如 OB 目前没有有效的治疗，肺移植变成唯一可行的策略。正如病历摘要 2 所阐述的，独特诊断线索的识别，如 CT 图像上的马赛克征和肺活量测定显示的阻塞，病理学表现可以与炎性细支气管疾病——对应，并可影响治疗决策。

病历摘要 1

患者，男，50 岁，局限性硬皮病，发生双手痛、指端硬化、进行性呼吸困难，肺功能减退 [一氧化碳弥散量（diffusing capacity for carbon monoxide，DLCO）50%]。图 1.1a 显示双侧磨玻璃影及网织影改变。接受 30mg 泼尼松和每月静脉注射环磷酰胺连续 9 个月治疗，经过 9 个月治疗后这些表现明显消失（图 1.1b）。转变为霉酚酸酯治疗后，导致 DLCO（39%）持续下降，行右心导管检查发现早期肺动脉高压，用西地那非治疗。

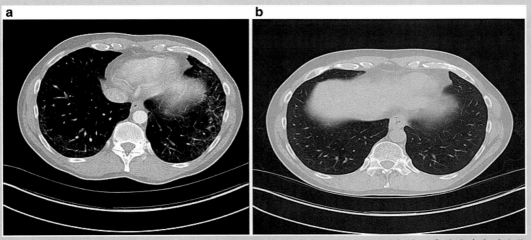

图1.1　（a）双肺的胸膜下区域双侧磨玻璃影和网织影改变。（b）经过9个月环磷酰胺治疗后这些表现明显消失。

病历摘要 2

患者，女，56 岁，长期患有类风湿关节炎，有缓慢进展的劳力性气促，肺功能检查提示阻塞，考虑与哮喘相关。短程激素治疗结果是呼吸系统症状暂时改善。CT 扫描显示空气潴留或马赛克征（图 1.2a），肺活检（图 1.2b）证实存在包绕细支气管的致密的淋巴滤泡。给予患者利妥昔单抗治疗，症状稳定和肺功能检查阻塞改善。

类风湿关节炎患者，类风湿结节是胸部影像的常见表现，有时不易确定性质。虽然不常见，仍有一些病例结节破裂可导致气胸，这些病变可感染，给治疗带来困难。

最后，像 IPF 一样，RA-ILD 治疗策略不十分清晰。正如上述，RA 相关的 UIP 可有与 IPF 相似的死亡率，包括考虑行肺移植时，存在活动的炎性疾病如 COP 或非特异性间质性肺炎（non-specific idiopathic pneumonia, NSIP）的患者，可能应该对其进行抗感染治疗。对 RA-ILD 使用生物制剂如 TNF 抑制剂有争议。部分报道显示，明确伴有 ILD 的患者开始使用 TNF 抑制剂时 ILD 会加重，虽然从国家注册研究的数据显示不支持 RA 的患者使用 TNF 抑制剂的死亡率上升[26, 27]。有显著的 ILD 和支气管扩张的患者，使用 TNF 抑制剂应谨慎。最近的数据显示，所有的生物制剂都与肺实质疾病相关[28]。

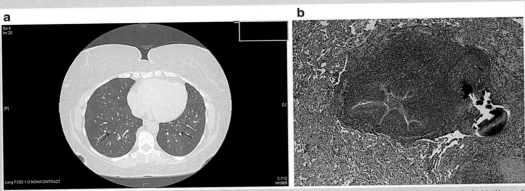

图1.2　（a）胸部CT显示空气潴留或马赛克征，肺活检（b）证实存在包绕细支气管的致密的淋巴滤泡。（见彩图）

炎性肌病

炎性肌病（inflammatory myositis, IIM）肺受累相当常见，其严重程度差异很大并存在生命危险。肌病所致的肌无力和食管运动功能障碍相关的误吸可加重肺实质疾病。虽然总的发病率与死亡率可能较 RA ILD 和硬化症 ILD 更低，但最近有发生迅速进展的病例报道，特别是无肌病性疾病和 MDA5 抗体阳性的患者[29]。IIM/ILD 最常见的病理类型是 NSIP，然而 UIP、COP 和弥漫性肺泡损伤不常见。伴有迅速进展 ILD 的炎性肌病患者，积极的免疫抑制治疗是明确的，可能挽救生命，但不能充分地防止减退，所以有时肺移植评估必须与药物治疗相结合。ILD 在伴有抗合成酶综合征的疾病患者中特别常见，在 Jo-1 抗体阳性的患者和部分肺疾病患者是初始表现且肌病不常见[30-32]。

在 IIM，自发性纵隔气肿是一个不常见的并发症，且常常同 ILD 一起出现，常与无肌病性皮肌炎（dermatomyositis, DM）相关。这一现象的病因不清楚，可能代表气道的血管损伤或间质性肺疾病所致的结构改变。如随后的病历摘要 3 所阐述的，治疗通常针对潜在的肺实质性疾病的治疗[33]。

病历摘要 3

患者，男，30 岁，患有严重皮肌炎，除 ILD 之外，合并有纵隔气肿，胸部 CT（图 1.3a）显示纵隔含有空气的征象以及胸膜下区域网织渗出（图 1.3b）。该患者初期接受环磷酰胺治疗，随后用霉酚酸酯治疗，同时接受肺移植评估。

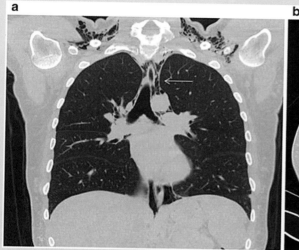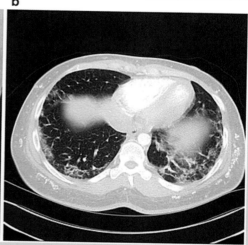

图1.3　（a）胸部CT显示纵隔含有空气的征象。（b）胸膜下的网织渗出。

系统性红斑狼疮

系统性红斑狼疮（systemic lupus erythe-matosus, SLE）可有许多表现，包括胸膜炎、急性肺炎和非常少见的慢性进行性 ILD。在少数患者，弥漫性肺泡出血可以是疾病初期表现的一部分，需要积极治疗干预，虽然目前缺乏大宗病例和前瞻性数据。考虑到在这些患者中免疫复合物所起的作用，其可能是除血管综合征之外的为数不多的情况之一，对于肺泡出血所致的严重呼吸衰竭，血浆置换是初始治疗的一部分。

肺萎缩综合征，最近的证据提示在这个了解不多的综合征中，肺部并发症和胸膜炎相关的疼痛可能扮演一个重要角色，虽然在此情况下的免疫调节治疗的作用不清楚[34]。另外，抗磷脂抗体的存在可能与肺栓塞（pulmonary embolism, PE）、弥漫性肺泡出血（diffuse alveolar hemorrhage, DAH）、肺动脉高压相关。最后，在硬皮病中，肺动脉高压可伴或不伴其他肺部表现发生，在所有呼吸困难日益严重的系统性红斑狼疮患者中必须加以考虑。

干燥综合征

干燥综合征（Sjögren's syndrome, SS）可出现贯穿整个气道的多种多样的肺部表现；支气管疾病如滤泡性细支气管炎；肺实质疾病包括 UIP、NSIP、淋巴细胞性间质性肺炎（lymphocytic interstitial pneumonia, LIP）、结节和囊性肺疾病[35]。区别良性的淋巴融合和潜在的淋巴瘤可能困难，对于某些病例肺活检是必需的。考虑到在 SS 中 B 细胞增生起主要作用，对于肺活检提示淋巴细胞渗出是显著病理特征的部分病例，B 细胞清除治疗显得十分重要[36]。

血管炎

血管炎的肺部表现包括结节性肺疾病、胸膜炎和肺实质疾病。弥漫性肺泡出血是血管炎综合征一个重要的并威胁生命的特征，见于 ANCA（抗中性粒细胞胞质抗体）相关性疾病，诸如肉芽肿病多血管炎（granulomatosis with polyangiitis, GPA）、显微镜下多血管炎（macroscopic polyangiitis, MPA）、Goodpasture 病、少见的冷球蛋白血症和红斑狼疮。肺血管炎和肺动脉瘤可见于白塞综合征，是本病死亡的一个原因。毛细血管炎可表现为大咯血或只在 CT 扫描时发现，表现为磨玻璃影，有时在支气管镜检查时无明显发现。部分患者，血细胞比容或弥散量提高可能是持续咯血的一个临床线索。已经注意到在一些 ANCA 相关疾病的患者中，UIP、气道阻塞和血管炎并存的现象。ANCA 相关性疾病的静脉血栓栓塞症（venous thromboembolism, VTE）的危险因素已得到确立[37]。正在进行的研究关注血浆置换疗法在有肺出血和血管炎患者中的治疗作用，新兴的生物治疗很有希望改善预后和减少药物毒性。

药源性间质性肺疾病

虽然风湿病患者药源性间质性肺疾病少见，事实上这类患者使用的每一个药物都有发生 ILD 的可能[38]。在许多药源性 ILD 患者中，开始使用的缓解病情抗风湿药物（dis-

病历摘要 4

患者，男，55 岁，临床表现考虑应是 IPF。注意到合并鼻出血，且髓过氧化物酶 ANCA 显著阳性。HRCT（图 1.4a）显示蜂窝肺，肺活检显示纤维化炎症（图 1.4b）和淋巴细胞聚集。给予利妥昔单抗和激素联合治疗转换为霉酚酸酯治疗，使肺功能得到稳定。

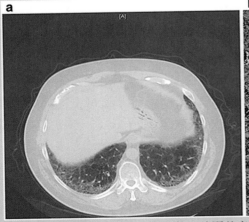
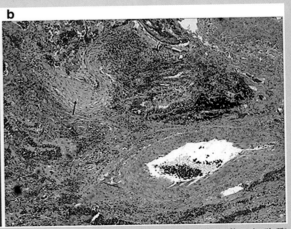

图1.4　（a）HRCT显示蜂窝肺伴双肺野基底部网织改变。（b）肺活检显示纤维化和淋巴细胞聚集，箭所示为一个成纤维细胞灶。（见彩图）

ease-modifying antirheumatic drug, DMARD）和生物制剂可导致一个非感染性的肺部进程，明确认定为一个药源性肺实质反应的短暂时期。然而，在预先存在 ILD 或疑及感染但无明确感染病原体证据的患者中，明确药源性 ILD 可能比较困难，药物反应可从伴有发热和咳嗽的局灶炎症到提示弥漫性肺泡损伤的弥漫性炎症，导致低氧性呼吸衰竭乃至死亡。损伤机制可能与药物针对肺泡壁细胞和呼吸内皮细胞的细胞毒性损伤相关，比如使用甲氨蝶呤，部分病例也可能与免疫介导损伤相关[39, 40]。

虽然明确认定为药物毒性的病例已经得到认同，诸如甲氨蝶呤或 TNF 抑制剂、金制剂和其他药物，但目前对于这些药物是否会导致预先存在的肺实质疾病的加重还存在相当大的争议。特别担心潜在 ILD 疾病的患者使用 TNF 抑制剂时出现问题，尤其是 RA 患者。然而，区分出混杂因素，如混合使用（如MTX）可增加 ILD 危险性或潜在风湿疾病

的严重程度的其他药物，得出诸如此类的结论：疾病加重或初期 ILD 由可疑药物所致极具挑战性。未来，可能找到帮助确立药源性ILD 的高危人群的生物标记物[41]。可以这样说，即便存在轻微的 ILD 的风湿病患者接受DMARD 或生物制剂治疗，风湿病学家和肺病学家之间的密切监督与合作是适宜的，也是必要的。

未分类的和肺部优势的结缔组织病

部分病例，临床表现为难以区分的 CTD伴有新出现的 ILD 特征。这些病例中，ILD可表现为模糊的自身免疫特征（如甲周红斑和缺乏肌无力的光敏皮疹），或表现为伴有疑及特定风湿疾病的血清标记物却无相应疾病的临床表现的 ILD（如 ILD 患者，CCP 抗体阳性并未发生关节炎，如随后的病历摘要5）。最近提出了肺部优势的结缔组织病的概

病历摘要 5

患者，男，85 岁，偶然发现多发性肺结节（图 1.5a），无呼吸系统症状，肺功能测定结果正常。随后出现咳嗽，电视辅助胸腔镜手术（video-assisted thoracic surgery, VATS）术后显示机化性肺炎、纤维化和细支气管炎症（图 1.5b，箭）。血清学检查发现高浓度 CCP 抗体，但至今没有其他 RA 的临床表现。

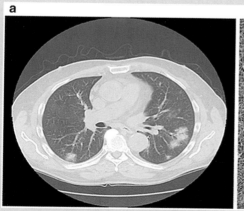
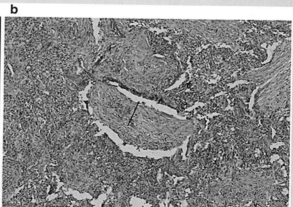

图1.5　（a）CT显示多个无症状的肺结节。（b）肺活检显示机化性肺炎、纤维化和细支气管炎症。（见彩图）

念，通过肺活检发现的某些显著的病理表现，缺乏典型的结缔组织病的临床特征，相应抗体隐约提示局限于肺的自身免疫疾病[42]。

总结

概括起来，ILD 患者可能患有潜在的全身性自身免疫性疾病，且临床表现隐匿或初期没有症状，对于肺病学家来说，拥有开阔的思维是必要的；风湿病学家必须留心和警惕风湿性疾病并发症的发生。同样的，对于富有真正挑战性的患者，为了改善临床结果和生活质量，风湿病专业和肺病专业之间的多学科紧密合作的模式对于临床治疗和研究也是必要的[43]。

（阳云平　译校）

参考文献

1. Bouros D, Wells AU, Nicholson AG, et al. Histologic subsets of fibrosing alveolitis in patients with systemic sclerosis and their relationship to outcome. Am J Respir Med. 2002;165:1581–6.
2. Park JH, Kim DS, Park IN, et al. Prognosis of fibrotic interstitial pneumonia: idiopathic versus collagen vascular disease related subtypes. Am J Respir Crit Care Med. 2007;175:705–11.
3. Kim EJ, Elicker BM, Maldonado F, et al. Usual interstitial pneumonia in rheumatoid arthritis associated interstitial lung disease. Eur Respir J. 2010;35: 1322–8.
4. Raghu G, Anstrom KJ, King Jr TE, Lasky JA, Martinez FJ. Prednisone, azathioprine, and N-acetylcysteine for pulmonary fibrosis. Idiopathic Pulmonary Fibrosis Clinical Research Network. N Engl J Med. 2012;366(21):1968–77.
5. Goh NS, Desai SR, Veeraraghaven S, et al. Interstitial lung disease in systemic sclerosis: a simple staging system. Am J Respir Crit Care Med. 2008;177: 1248–54.
6. Bonella F, Volpe A, Caranachi P, et al. Surfactant protein D and KL-6 serum levels in systemic sclerosis: correlation with lung and systemic involvement. Sarcoidosis Vasc Diffuse Lung Dis. 2011;28:27–33.
7. Steen V, Domsic RT, Lucas M, Fertig N, Medsger Jr TA. A clinical and serologic comparison of African American and Caucasian patients with systemic sclerosis. Arthritis Rheum. 2012;64(9):2986–94.
8. Manetti M, Guiducci S, Romano E, et al. Increased serum levels and tissue expression of matrix metalloproteinase-12 n patients with systemic sclerosis: correlation with severity of skin and pulmonary fibrosis
9. Lee CG, Herzog EL, Ahangari F, et al. Chitinase I is a biomarker for and therapeutic target in scleroderma associated interstitial lung disease that augments TGF-B1 signaling. J Immunol. 2012;189(5): 2635–44.
10. Christmans RB, Wells AU, Capelozzi VL, Silver RM. GE reflux incites interstitial lung disease in systemic sclerosis: clinical, radiologic, histopathologic and treatment evidence. Semin Arthritis Rheum. 2010; 40(3):241–9.
11. Roth MD, Tseng CH, Clements PJ, et al. Predicting treatment outcomes and responder subsets in scleroderma-related ILD. Arthritis Rheum. 2011; 63(9):2797–808.
12. Sharif R, Mayes MD, Tan FK, et al. IRF5 polymorphisms predicts prognosis in pts with SS. Ann Rheum Dis. 2012;71(7):1197–202.
13. Sfriso P, Cozzi F, Oliviero F, et al. CXCL11 in BAL and PFT decline in SS. Clin Exp Rheumatol. 2012;30(2 suppl 71):S71–5.
14. Tiev KP, Hua-Huy T, Kettaneh A, et al. Alveolar concentration of nitric oxide predicts in PFT deterioration in scleroderma. Thorax. 2012;67(2):157–63.
15. Tashkin DP, Elashof R, Clement P, et al. Cyclophosphamide versus placebo in scleroderma lung disease. N Engl J Med. 2006;354:2655–66.
16. Hoyles RK, Ellis RW, Wellsbury J, et al. A multicenter prospective randomized double blind placebo controlled trial of corticosteroids and intravenous cyclophosphamide followed by azathioprine for the treatment of pulmonary fibrosis in scleroderma. Arthritis Rheum. 2006;54:1962–70.
17. Mendoza FA, Nagle SJ, Lee JB, Jimenez SA. A prospective observational study of mycophenolate mofetil treatment in progressive diffuse cutaneous systemic sclerosis of recent onset. J Rheumatol. 2012;39(6):1241–7.
18. Daoussis D, Liossis SN, Tsamandas AC, Kalogeropoulou C, Paliogianni F, Sirinian C, Yiannopoulos G, Andonopoulos AP. Effect of long-term treatment with rituximab on pulmonary function and skin fibrosis in patients with diffuse systemic sclerosis. Clin Exp Rheumatol. 2012;30(2 Suppl 71): S17–22.
19. Beyer C, Distler O, Distler JH. Innovative antifibrotic therapies in SS. Curr Opin Rheumatol. 2012;24(3): 274–80.
20. Tsuchiya Y, Takayanagi N, Sugiura H, et al. Lung disease directly associated with rheumatoid arthritis and their relationship to outcome. Eur Respir J. 2011; 37(6):1411–7.
21. Olson AL, Swigris JJ, Springer DB, et al. rheumatoid arthritis—interstitial lung disease-associated mortality. Am J Respir Crit Care Med. 2011;183(3): 372–6.
22. Kim EJ, Collard HR, King Jr TE. Rheumatoid arthritis-associated interstitial lung disease: the relevance of histopathologic and radiographic pattern. Chest. 2009;136(5):1397–405.
23. Cottin V, Nunes H, Brillet PY, et al. Combined pulmonary fibrosis and emphysema: a distinct underrecog-

nised entity. Eur Respir J. 2005;26(4):586–93.

24. Furukawa H, Oka S, Shimada K, et al. Associate of human leukocyte antigen with interstitial lung disease in rheumatoid arthritis: a protective role of shared epitopes. PLoS One. 2012;7(5):e33133.

25. Lynch 3rd JP, Weigt SS, DerHovanessian A, Fishbein MC, Gutierrez A, Belperio JA. Obliterative (constrictive) bronchiolitis. Semin Respir Crit Care Med. 2012;33(5):509–32.

26. Perez-Alvarez R, Perez-de-Lis M, Diaz-Lagares C, et al. Interstitial lung disease induced or exacerbated by TNF-targeted therapies: analysis of 122 cases. Semin Arthritis Rheum. 2011;41(2):256–64.

27. Dixon WG, Hyrich KL, Watson KD, et al. Influence of anti-TNF therapy on mortality in patients with rheumatoid arthritis associated interstitial lung disease: results from the British Society for Rheumatology Biologics Register. Ann Rheum Dis. 2010;69(6):1086–91.

28. Hadjinicoaou AV, Nisar MK, Bhagat S, et al. Non infectious pulmonary complications of newer biologic agents for rheumatic diseases; a systemic review of the literature. Rheumatology (Oxford). 2011; 50(12):2297–305.

29. Cao H, Pan M, Kang Y, et al. Clinical manifestations of dermatomyositis and clinical amyopathic dermatomyositis patient with positive expression of anti-MDA5 antibody. Arthritis Care Res. 2012;64(10): 1602–10.

30. Marie I, Hatron PY, Dominiqye S, et al. Short term and long term outcomes of interstitial lung disease in polymyositis and dermatomyositis :a series of 107 patients. Arthritis Rheum. 2011;63(11):3439–47.

31. Stanciu R, Guiguet M, Musset DT, et al. Antisynthetase syndrome with anti-Jo-1 antibodies in 48 patients: pulmonary involvement predicts disease-modifying antirheumatic drug use. J Rheumatol. 2012;39: 1835–9.

32. Kalluri M, Sahn SA, Oddis CV, et al. Clinical profile of anti-PL-12 autoantibody. Cohort study and review of the literature. Chest. 2009;135(6):1550–6.

33. Le Goff B, Chérin P, Cantagrel A, et al. Pneumomediastinum in interstitial lung disease associated with dermatomyositis and polymyositis.

Arthritis Rheum. 2009;61(1):108.

34. Henderson LA, Loring SH, Gill RR, et al. Shrinking lung syndrome as a manifestation of pleuritis: a new model based on pulmonary physiological studies. J Rheumatol. 2013;40(3):273–81.

35. Watanabe M, Naniwa T, Hara M, Arakawa T, Maeda TSO. Pulmonary manifestations in Sjogren's syndrome: correlation analysis between chest computed tomographic findings and clinical subsets with poor prognosis in 80 patients. J Rheumatol. 2010;37(2): 365–73.

36. Swartz MA, Vivino FB. Dramatic reversal of lymphocytic interstitial pneumonitis in Sjögren's syndrome with rituximab. J Clin Rheumatol. 2011 Dec;17(8):454. J Rheumatol. 2010;37(2):365.

37. Seo P, Yuan IM, Holbrook JT, et al. For the WGET Research Group. Damage caused by Wegener's granulomatosis and its treatment: prospective data Form the Wegener's Granulomatosis Etanercept Trial (WGET). Arthritis Rheum. 2005;52:2168–78.

38. Roubille C, Haraui B. Interstitial lung diseases induced or exacerbated by DMARDS and biologic agents in rheumatoid arthritis: a systemic literature review. Semin Arthritis Rheum. 2013 Oct 5. pii: S0049-0172(13)00201-1. doi: 10.1016/j.semarthrit.2013.09.005. [Epub ahead of print].

39. Kim YJ, Song M, Ryu JC. Mechanisms underlying methotrexate-induced pulmonary toxicity. Expert Opin Drug Saf. 2009;8:451–8.

40. Guillon JM, Joly P, Autran B, et al. Minocycline-induced cell mediated hypersensitivity pneumonitis. Ann Intern Med. 1992;117:476–81.

41. Furukama H, Oka S, Shimada K. HLA-A *31:01 and methotrexate-induced interstitial lung disease in Japanese rheumatoid arthritis patients: a multidrug hypersensitivity marker? Ann Rheum Dis. 2013;72: 153–5.

42. Fischer A, West SG, Swigris JJ, et al. CTD associated ILD: a call for clarification. Chest. 2010;138(2): 251–6.

43. Castellino F, Goldberg H, Dellaripa PF. The impact of rheumatologic evaluation in the management of patients with interstitial lung disease. Rheumatology. 2011;50:483–93.

第2章

结缔组织疾病患者的肺部疾病评估

Aryeh Fischer, KevinK. Brown

引言

结缔组织疾病涉及系统性风湿性疾病谱，以伴有自身免疫现象（如循环自身抗体）和免疫介导的器官功能障碍的免疫调节异常为特征。一般包括类风湿关节炎（rheumatoid arthritis, RA）、系统性红斑狼疮（systemic lupus erythematosus, SLE）、系统性硬化症（systemic sclerosis, SSc）、多发性肌炎/皮肌炎（包括抗合成酶抗体综合征）、原发性干燥综合征、混合性结缔组织病（mixed connection tissue disease, MCTD）和未分类的结缔组织病。虽然这些疾病常常作为一个组别，但它们之间存在明显的异质性。每个都能潜在影响所有的器官系统，肺是常见的靶器官；临床上所有的 CTD 患者都存在发生与其相关的重大肺疾病[1, 2]。

如第 7 章所述，与 CTD 相关的肺部表现存在较大的差异，基本上呼吸道的每个解剖部位都有损伤风险[1-3]。某些特征性疾病更常与肺受累的特殊类型相关（表 2.1）[1]。例如 SSc 患者，肺受累是首要的死亡原因，典型的是肺间质性疾病（interstitial lung disease, ILD）和肺动脉高压（pulmonary hypertension, PH）。比较起来，在红斑狼疮患者，虽然胸膜疾病十分常见，ILD 和 PH 却很少发生。类风湿关节炎和干燥综合征患者常发生气道疾病（细支气管炎和支气管扩张）和 ILD，然而多发性肌炎/皮肌炎的患者常常发生 ILD，可是很少发生气道并发症[1]。

取决于临床过程，结缔组织病（connection tissue disease, CTD）相关的肺疾病随发病时间、肺受累的类型以及疾病的严重程度而变化。诚然，ILD 可以是 CTD 的初始表现（CTD 肺外特征发生在几个月甚至几年后）[4-7] 或可在确诊的长期生存的 CTD 患者中得到证实[2]。此外，胸部影像或肺部生理异常发现可以是亚临床、无症状或稳定的或缓慢进展，或者以暴发性的致死性的方式出现。

本章讨论结缔组织疾病患者的肺疾病的评估方法。我们特别关注 ILD 的评估，本病的肺部表现与整个 CTD 疾病谱都发生交叉，是潜在的最有临床意义的肺部表现，常常对实际工作中的临床医师的诊断和治疗提出重大挑战，多学科方法在这一领域的重要性已得到证实。

通过临床过程的肺评估

确诊的CTD中的ILD

在预先确诊的结缔组织病患者中发现 ILD 的胸部影像学证据。事实上，最近的研

A. Fischer, M.D. (✉)
Division of Rheumatology, Department of Medicine,
Autoimmune Lung Center, National Jewish Health,
1400 Jackson Street G07, Denver, CO 80206, USA
e-mail: fischera@njhealth.org

K.K. Brown, M.D.
Department of Medicine, National Jewish Health,
1400 Jackson Street, Denver, CO 80401, USA

表 2.1 最常见的 CTD 相关的肺部表现

	SSc	RA	原发性干燥综合征	MCTD	PM/DM	SLE
气道	-	++	++	+	-	+
ILD	+++	++	++	++	+++	+
胸膜	-	++	+	+	-	+++
脉管系统	+++	-	+	++	+	+
DAH	-	-	-	-	-	++

+ 数目表示与每个表现发生率的相关性
SSc，系统性硬化症；RA，类风湿关节炎；MCTD，混合性结缔组织病；PM/DM，多发性肌炎／皮肌炎；SLE，系统性红斑狼疮；ILD，间质性肺疾病；DAH，弥漫性肺泡损伤
Used with permission from Fischer A, du Bois RM. A Practical Approach to Connective Tissue Disease-Associated Lung Disease. In Baughman RP, duBois RM (eds): Diffuse Lung Disease: A Practical Approach. 2nd ed. New York: Springer; 2012

究显示，很多 CTD 队列的亚临床间质性肺疾病的放射学发生率为 33%～57%[8]。ILD 在系统性硬化症、多发性肌炎／皮肌炎、类风湿关节炎、原发性干燥综合征和混合性结缔组织病中特别常见。然而，正因为 CTD 患者被证实合并肺实质疾病，并不意味着两者一定相关。例如，原本存在的 SSc 的表现可

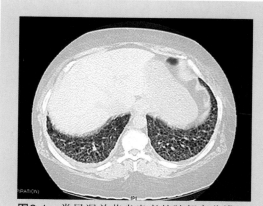

图 2.1 类风湿关节炎患者的肺部高分辨 CT 显示，下叶占优势的纤维化间质性肺炎表现。

病历摘要 1

患者，男，55 岁，确诊为血清学阳性的类风湿关节炎，近期出现咳嗽和呼吸困难。既往吸烟。经过长期的甲氨蝶呤、英夫利息单抗和低剂量泼尼松治疗，患者的类风湿关节炎的关节症状控制良好。经检查未发现滑膜炎。双侧的下肺野可闻及爆裂音。全血计数及代谢指标全套正常。红细胞沉降率（erythrocyte sedimentation rate, ESR）正常。肺功能检测轻度限制性异常，室内休息状态下吸入空气时脉氧计为 91%。肺部高分辨 CT 显示纤维化间质性肺炎表现（图 2.1）。

本患者有 CTD-ILD 吗？应如何对其评估？

能与其他原因导致的肺损伤的发生有关（如吸入相关性肺炎）。此外，CTD 患者常常使用免疫抑制药物治疗，患者出现新的肺部浸润时，应疑似肺部感染——典型的和非典型的病原体感染，以及药物治疗产生的肺毒性。就出现间质性渗出的任何患者来说，综合评估需要探究所有的潜在病因（如感染、药物毒性、环境和职业暴露、家族性疾病、吸烟相关性肺疾病、恶性肿瘤等）。明确 ILD 与预先存在的 CTD 真正相关需要一个全面的

排除过程，同时通过多学科方法使评估得以加强 [5, 9]。

一般情况下，在考虑评估 CTD 患者的 ILD 时，我们建议采用下面讨论的步骤。

确认CTD的表现

这个可能比较简单，特别是在结缔组织病的临床特点典型时，容易确诊，如小关节滑膜炎和类风湿因子（rheumatoid factor, RF）及 CCP 阳性的类风湿关节炎。然而十分常见的是，严格的风湿疾病诊断是含糊的，并且 ILD 的发生可影响其分类。以单纯 SS-A 自身抗体阳性的患者为例，可认为其患有原发性干燥综合征。如果这个患者进而出现暴发性急性呼吸窘迫综合征，伴有非特异性间质性肺炎（non-specific interstitial pneumonia, NSIP）、弥漫性肺泡损伤、重叠机化性肺炎（organizing pneumonia, OP）的肺损伤类型，连同食管运动障碍的放射学特征以及远端手指的"技工手"裂隙，考虑患者可能有抗合成酶抗体综合征，而不是最初考虑的干燥综合征；没有出现肺部疾病时，则更像一个原发性干燥综合征病例。

确定"合适"的ILD类型

已经知道在 CTD 疾病谱中，通过高分辨率 CT（HRCT）扫描能清晰地显示所有的肺损伤图像 [9]，部分类型更常发生在特定的 CTD。例如，NSIP 是 SSc 病程中最常见的 ILD 类型 [11, 12]，普通型间质性肺炎（usual interstitial pneumonia, UIP）似乎在 RA 更多见 [13-15]。诸如 UIP 和 NSIP 或 NSIP 与 OP 的重叠类型不常见，却几乎常规出现在如多发性肌炎 / 皮肌炎（polymyositis/dermatomyositis, PM/DM）中。诸如伴囊性肺疾病的淋巴细胞性间质性肺炎（lymphocytic interstitial pneumonia, LIP）（尤其是干燥综合征）和原发性气道疾病（如细支气管炎）等更不常见的类型可发生在特殊的疾病中。

排除感染和药源性肺炎

正如强调的，正因为 CTD 患者患有不

能排除其他可能病因的 ILD，患有 CTD 和 ILD 的患者需要综合的和多学科的评估。描述 CTD 相关的 ILD 需要排除其他病因的 ILD。尤其肺部感染及药源性肺疾病经常需要鉴别。

临床需要排除感染时行支气管肺泡灌洗

支气管肺泡灌洗在 CTD-ILD 患者中筛查鉴别诊断时十分有用，特别是排除感染。作为一个疾病预后的基础预测因子，其有效性仍不清楚。Silver 及其同事研究发现，SSc-ILD 患者的支气管肺泡灌洗液中的中性粒细胞和嗜酸性细胞是 ILD 进展的有用预测因子 [16, 17]。然而最近两个设计完善的预测研究未能证实 SSc-ILD 患者的支气管肺泡灌洗液中有任何预测意义 [18, 19]，因此不推荐为单纯预测 CTD-ILD 疾病进展的可能性而常规使用肺泡灌洗。

评估 CTD 的肺实质疾病，经支气管肺活检价值有限，但可用来诊断气道中心的并发症，如细支气管炎或评价恶性肿瘤。

不典型情况下的活检

目前资料显示肺损伤的特殊组织学类型影响 CTD-ILD 预后，外科肺活检在预先存在的 CTD 患者中的作用仍然存在争议。在特发性间质性肺炎（idiopathic interstitial pneumonia, IIP）患者中，区别特殊的 ILD 亚型（如 UIP 与 NSIP）有基础预后意义，但在 CTD 患者中没有显示其预后意义。在一个最大的 SSc-ILD 活检系列（n=80）课题中，Bouros 及其同事研究显示弥散量随时间而改变，但不是基本的组织学类型预测预后 [11]。与之相似，在一个 93 例有着多种 CTD-ILD 的队列研究中，Park 及其同事研究证实年龄、肺功能和呼吸困难程度有预测价值，但不同肺损伤类型不影响生存率 [20]。相对较小规模的队列研究和选择以及转诊偏倚的影响不能被低估，因此在 CTD-ILD 不同的肺组织类型的预测价值仍不清楚。此外，CTD-ILD 患者倾向于免疫抑制靶向治疗，包括进行性的 ILD 和肺外炎性特征——无关特殊的 ILD 类型。在此过程中，因为活检发现不会影响治疗决策，包括免疫抑制，当胸部影像图像强烈支持但不能确定符合预期临床疾病的诊断时，临床医生选择不继续进行外科肺活检。

一般情况下，在预先存在 CTD 的病例中，当临床上考虑存在另外的潜在疾病时（如过敏性肺炎）；对于潜在的 CTD，当胸部 HRCT 的影像不典型；当胸部 HRCT 特征提示恶性肿瘤或感染时（如进展性结节、空洞、实变、胸膜增厚或积液）；或特殊影像不能

通过 HRCT 确认时，我们认为外科肺活检是适合的。最后，决定是否进行外科肺活检时应当个体化，适当考虑其相关风险以及其检查结果是否将影响治疗和预后。

ILD作为CTD的首发表现

考虑潜在 CTD 的可能性是评估患者有特发性间质性肺炎的一个重要方面。在此框架内，经常发现隐匿性 CTD。最近一项研究报告通过第三方质控中心对 114 例连续 ILD 患者的评估，17 例（15%）被确立新的 CTD 诊断[21]。目前没有标准的方法评估潜在的 CTD。通行的惯例包括收集完整的病史，详细的查体以及检测循环自身抗体。多中心研究显示，包括风湿病学家在内的多学科讨论的方法是有益的。实际工作中，对所有 ILD 病例都有风湿病学家参与评估是不现实的。但决定何时邀请风湿病学家参与讨论的某些推荐指南可能更现实（表 2.2）[5]。

病历摘要 2

患者，女，40 岁，急性病程，表现为劳累、呼吸困难、咳嗽。患者无相关的既往史、用药史，无吸烟史。系统回顾值得注意是最近发生的关节痛、手指水肿以及雷诺现象。体检发现双手肿胀，无滑膜炎或指端硬化。手掌散在的一过性毛细血管扩张。轻微甲周红斑，双肺底部可闻及湿啰音。实验室检查：抗核抗体（ANA）：1：1280，核仁染色型；抗 Scl-70 抗体阳性。肺功能检查正常。HRCT 显示肺损伤的 NSIP 图像特征（图 2.2）。

本患者有 CTD-ILD 吗？应如何对其评估？

表 2.2　需要风湿病学进一步评估的 ILD 建议分类

1. 女性，特别是年龄 < 50 岁

2. 高度提示 CTD 的肺外表现的任何患者

- 雷诺现象，食管运动功能低下，掌 - 指或腕关节炎，手指水肿，有症状的干燥角膜结膜炎

3. NSIP，LIP，或伴有类似 CTD 继发组织学特征的任何 ILD 类型的所有病例

- 广泛的胸膜炎，致密的血管周围胶原，伴生发中心构成的淋巴细胞聚集，浆细胞渗出为主

4. 高浓度的 ANA 或 RF 阳性（一般认为 ANA > 1：320 或 RF > 60IU/mL），任何浓度核仁染色 ANA 或任何提示 CTD 独有的特异性自身抗体阳性

- 抗 CCP，抗 Scl70，抗 Ro，抗 La，抗 dsDNA，抗 Smith，抗 RNP，抗 tRNA 合成酶

Used with permission from Fischer A, du Bois RM. A Practical Approach to Connective Tissue Disease-Associated Lung Disease. In Baughman RP, duBois RM (eds): Diffuse Lung Disease: A Practical Approach. 2nd ed. New York: Springer; 2012

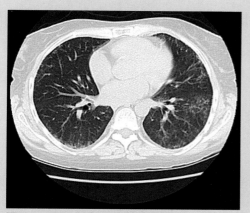

图2.2　HRCT表现为特发性间质性肺炎图像，提示其为非特异性间质性肺炎。

因为隐匿的 CTD 的肺外特征不易被察觉，明确潜在 CTD 的表现富有挑战性。一

个专项研究评估了 ILD 作为 CTD 的唯一表现是否可同特发性间质性肺炎相鉴别。86 例有 ILD 表现的病例前瞻随访超过 11 年。最后 13 例（19%）发展为典型的 CTD。RF 或抗核抗体（ANA）在发展为 CTD 和没有发展为 CTD 患者之间没有差异。作者总结有 IIP 的患者在系统性表现出现之前无法同发展成 CTD-ILD 鉴别[22]。

随后的选择性研究证实，对于 CTD 隐匿的肺外特征，一个全面的、多学科的加强监督评估，大系列的自身抗体评估以及放射学和组织学特征的认识使隐匿性 CTD 的确诊成为可能。

来自于一个合并风湿评估的多学科 ILD 项目的小系列研究，描述了跨度 12 个月对 6 个假定的 IIP 患者进行的评估。所有患者核仁染色 ANA 阳性，连同抗 Th/To 或 Scl-70 阳性，且所有患者均有 SSc 隐匿的肺外特征，包括毛细血管扩张、雷诺现象、手指水肿、食管运动功能低下。这个小系列研究强化了一个概念，即 ILD 可能是 SSc 的表现，ILD 评估加入风湿病学内容是有用的。伴有核仁染色 ANA 阳性，且 NSIP 或 UIP 的患者考虑 SSc 是必要的[23, 24]。来自于多学科 ILD 的另一个研究项目阐述一个连续 114 例的回顾性评估队列研究[21]。34 例（30%）患者被发现患有 CTD-ILD，这其中一半预先存在 CTD。这些研究者们争论的是，当 IIP 出现在较年轻患者时，高浓度的 ANA 和升高的肌酶是否与潜在的 CTD 相关。在另一个研究，对交与第三方质控中心的 50 例 ILD 的队列进行回顾性评估和描述[25]。25 例患者被确认患有 CTD-ILD——只有在多学科评估之后，28% 的患者初期诊断为 IPF！

另一项近期研究强调长期高度怀疑 NSIP 患者潜在 CTD 的重要性，甚至在 ANA 和 RF 阴性时也如此[6]。超过 2 年评估的 9 例特发性 NSIP 患者，ANA 和 RF 阴性，但发现患有抗合成酶抗体综合征，出现抗 tRNA 合成酶抗体（PL-7 或 PL-12）、NSIP，隐匿的肺外表现包括"技工手"、雷诺现象、炎性关节炎、肌炎、食管功能低下[6]。另一项研究，连续 198 例 IIP 病例，经过一组抗 tRNA 合成酶抗体筛查，最后证实 13 例（7%）抗合成酶抗体阳性[26]。他们报道那些抗体阳性的病例更年轻，更可能存在 NSIP 或 UIP 伴淋巴滤泡。此外，13 例中回顾性证实 7 例抗 tRNA 合成酶阳性，并有抗合成酶抗体综合征肺外表现[26]。

总之，对于隐匿性 CTD，在评估假定伴有 IIP 患者时，充满许多易变性。我们发现留心关注下面内容常常有帮助。

临床特征

人口特征可帮助区分潜在的 CTD 患者。相较于 IPF，CTD-ILD 更倾向于在较年轻的女性中发病。详细的系统回顾和全面的查体是有益的。某些特定的临床特征较其他因素对潜在的 CTD 给予更多的支持。伴有 IIP 的患者出现 CTD 症状，可能没有一样有雷诺现象重要。雷诺现象的出现与 NSIP 的一个类型相关，且当其在 ILD 患者证实时，一般情况下强烈提示潜在的 CTD，尤其是 SSc（伴或不伴明显的皮肤增厚）。几乎在所有的 SSc 患者都有雷诺现象，而且在 PM/DM、抗合成酶抗体综合征、原发性干燥综合征、MCTD、SLE 和 UCTD 患者也是一个常见表现。评估伴有雷诺现象的患者，甲襞毛细血管显微镜检查是有益的。尤其是出现膨胀或扭曲的毛细血管循环时或显著缺乏毛细血管循环区域时（如毛细血管中断）可能疑及 SSc 和 PM/DM（图 2.3）。

体检发现的对称性关节肿胀、僵硬或滑膜炎都非常有用。因为所有的 CTD 患者都可能出现炎性关节炎，当出现特定的 CTD 时需要检测自身抗体。相反，食管反流、疼痛、疲劳、干眼、口干、脱发和体重下降几乎没有意义，因为其普遍存在，且对于 CTD 几乎无特异性。

SSc 和抗合成酶抗体综合征的皮肤表现有特殊提示价值，因为这两种疾病通常与 ILD 相关，且肺外表现非常有特异性，却完全隐匿。抗合成酶抗体综合征的"技工手"可以只有轻微的远端指间裂隙（图 2.4）

而且隐匿，手掌的毛细血管扩张可能仅限于少数散在的毛细血管扩张。尽管如此，当 IIP 患者出现这些表现时，它们高度提示潜在的 CTD。

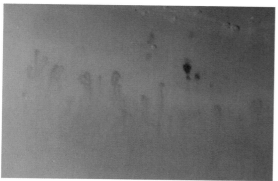

图2.3　来自于系统性硬化症患者的甲襞毛细血管显微镜下图像。注意明显的毛细血管扭曲、膨胀、血管中断区域等表现。（Used with permission from Fischer A, du Bois RM. A Practical Approach to Connective Tissue Disease-Associated Lung Disease. In Baughman RP, duBois RM (eds): Diffuse Lung Disease: A Practical Approach. 2nd ed. New York: Springer; 2012）（见彩图）

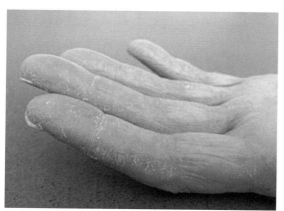

图2.4　抗合成酶抗体综合征患者的"技工手"，显示末端手指裂隙特征。（见彩图）

循环自身抗体

循环自身抗体评估是 IIP 患者评估的重要部分。对于临床怀疑潜在 CTD 的 ILD 患者，我们推荐如表 2.3 所示项目的自身抗体谱进行筛查。当 ANA 阳性时，注意免疫荧光类

型也是重要的，因为 ILD 患者核仁染色的 ANA 可能提示干燥综合征疾病谱[23, 24, 27]。

表 2.3　评估 CTD-ILD 有价值的抗体

自身抗体	常常相关的 CTD
高浓度的 ANA 抗体（≥ 1∶320）	多种
高浓度的 RF 阳性（≥ 60IU/mL）	RA，干燥综合征，SLE
抗 CCP	RA
抗着丝点抗体	系统性硬化症
抗 - 核仁 -ANA	系统性硬化症
抗 Ro（SS-A）	多种
抗 La（SS-B）	SLE，干燥综合征
抗 Smith	SLE
抗 - 核糖核蛋白	SLE，MCTD
抗 dsDNA	SLE
抗 - 拓扑异构酶（Scl-70）	系统性硬化症
抗 tRNA 合成酶	多发性肌炎 / 皮肌炎（抗合成酶抗体综合征）
抗 PM-Scl	多发性肌炎 / 肌炎重叠
抗 Th/To	系统性硬化症
抗 U3 核糖核蛋白	系统性硬化症
抗 MDA-5	临床无肌病性皮肌炎

Used with permission from Fischer A, du Bois RM. A Practical Approach to Connective Tissue Disease-Associated Lung Disease. In Baughman RP, duBois RM (eds): Diffuse Lung Disease: A Practical Approach. 2nd ed. New York: Springer; 2012

重要的是，我们强调 ANA 和 RF 与筛查试验相关性少：它们的特异性低，特别是低浓度时，且还可见于健康人。另外，因考虑到 ANA 和 RF 阴性可能导致部分临床医生放弃继续进一步评估，而错过了那些 ANA 和

RF 可能阴性的隐匿 CTD 患者（如抗合成酶抗体综合征）。

胸部影像特征

通过提供 ILD 的类型、分布、程度的细节信息，胸部 HRCT 在 ILD 评估中起重要作用。实质外异常的表现包括胸膜疾病、心包和食管特征。相较于 IIP，CTD-ILD 患者更倾向于胸腔积液、心包积液、心包增厚、食管扩张 [28]。相比没有 CTD 的患者，CTD 患者更可能有提示 NSIP 的 HRCT 图像 [28]。HRCT 不同程度地与组织学类型相对应。在 CTD-ILD 患者中对于 UIP 有典型的 HRCT 图像，几乎总与组织学相关 [28-30]。有趣的是，反过来并不成立；有 UIP 组织学类型的 CTD 患者，可能有提示 NSIP 的 HRCT 图像 [28-30]。如前所述，注意肺损伤的不典型图像可能影响外科肺活检的决策。

组织病理学特征

在试图区分 CTD-ILD 与 IIP 时，几个组织学特征可能有价值。潜在 CTD 的初步线索是活检组织显示存在多个部位受累及；除肺实质损伤外，可能还包括气道、脉管系统或胸膜疾病 [31, 32]。相较于 IPF，CTD-UIP 有更少的成纤维细胞灶，总体纤维化较少，蜂窝肺较少 [33, 34]。Flahert 及其同事对 9 例 CTD-UIP 和 99 例 IPF 患者的组织病理学特征进行了比较 [34]。结果这些 CTD-UIP 患者年龄更轻，肺功能更好，症状持续时间更短。相比 CTD-UIP，他们发现 IPF 患者有明显更多的成纤维细胞灶数目，同时在这些组别中成纤维细胞灶数目是最具有区别的特征 [34]。Song 及其同事对 39 例 CTD-UIP 与 61 例 IPF 患者的组织病理学特征进行了比较 [33]。他们发现相较于 IPF 患者，CTD-UIP 患者的活检组织的成纤维细胞灶和蜂窝肺均更少，但有更多的生发中心以及更多的炎性渗出证据。

证实为潜在的 CTD 的其他组织学特征包括淋巴细胞聚集、生发中心、脉管周围胶原增多、滤泡性细支气管炎、嗜酸细胞性渗出或胸膜炎 [31, 32]。

决定损伤的严重程度

对于疾病进展的标准评估，对 CTD-ILD 患者的纵向监测是重要的。帮助指导初始治疗决策的制订、调整以及终止治疗。疾病评估的几个常用客观方法在本节详细介绍。

呼吸困难和生活质量评定

患者的可重复的主观指标：气短程度、运动能力和生活质量，可为临床提供重要数据。通过运用标准化的和经过验证的临床工具评估呼吸困难，临床医生可经过一段时间评估呼吸疾病进展和功能。几个呼吸困难指数已经在呼吸疾病中得到验证，相比由医生一直执行主观呼吸困难的可靠量化，选择使用哪个指数就不那么重要了。在一项研究中，多维健康评估问卷的自我测量报告，圣迭戈加利福尼亚大学呼吸困难问卷和呼吸困难 -12 问卷在多种 CTD-ILD 患者的评估中均有价值 [35]。这些测量产生的有用数据比那些肺部生理数据更有价值，并证实 CTD-ILD 的呼吸困难与日常感知功能和全身舒适度强烈相关。

肺功能检测

用力肺活量（forced vital capacity, FVC）和一氧化碳弥散量（diffusing capacity for carbon monoxide, DLCO）的连续评估分别提供通气量和气体交换的客观量化指标。在评估由 ILD 导致的呼吸受损的程度时，这些参数是有价值的，并为合并存在的肺动脉高压（PH）提供线索。当试图评估疾病进展和治疗反应时，这些参数特别有用。FVC 的变化，DLCO 的减少程度，随着时间的推移，预示 IPF 的生存率。因此，通常情况下评估 ILD 的治疗反应，其常常被当作替代标记物 [36]。下降 ≥ FVC 预计值的 10% 或下降 ≥ DLCO 的 15% 的患者，被认为有明确的和有临床重要意义的疾病进展证据。在 CTD-ILD 的患者，诊断时的肺生理被视为比潜在的组织类型似乎更强有力的预测指标。

6分钟步行试验

6 分 钟 步 行 试 验（6-minute walk test, 6MWT）客观评估 ILD 的 严重程度，疾病进展和治疗反应[37-39]。在多中心治疗试验中，6MWT 专门用来评估 SSc-ILD，研究者发现虽然步行距离是可重复的，其同 FVC 和 Borg 呼吸困难指数只有弱相关，建议这些测试测量疾病进展的不同方面[39]。此外，因为有意义的肺外变量——特别是骨骼肌受损，在 CTD-ILD 用 6MWT 作为临床试验终点一直有争议。不过在临床工作中，我们发现 6MWT 将作为一般有价值检测长期使用。它相对价廉，容易开展，并提供一个额外的客观测试，帮助估算患者的纵向的临床病程。

胸部高分辨率CT

正如前面讨论的，HRCT 影像显示关于 ILD 有价值的信息，包括疾病的类型和程度，疾病进展的评估以及肺实质外异常的评估。许多 CTD-ILD 的病例中，一个特殊的放射学图像（如 UIP 或 NSIP）有很高的确认度。在特殊临床过程中的这些图像的识别需要外科肺活检才可以排除，并提供预后信息。放射学图像上显示出纤维化的表现：网织影、牵拉性支气管扩张和蜂窝肺，是 IIP 和 RA-ILD 二者的不良预后的前兆[13, 29, 40, 41]。最近一个含有 215 例 SSc-ILD 患者的研究证实，HRCT 纤维化程度和 FVC 下降的水平提供不同的预后信息[42]。基于 HRCT 的纤维化和 FVC 受损的程度，作者们提出 SSc-ILD 分为"局限型"和"广泛型"两个亚型。相比目前使用的孤立的任何单一指标，这个简单的分期系统提供了更准确的预后区分[42]。

治疗注意事项

重要的是，要意识到，不是所有的 CTD-ILD 患者都需要药物治疗（见第 14 章）。HRCT 的 ILD 放射学表现是常见的，但仅部分患者显示有临床意义的疾病进展。

CTD-ILD 治疗决策，常常取决于患者的临床损害是否由肺疾病造成、疾病是否进展以及何种共患疾病和缓解因素存在[43]。CTD-ILD 的治疗一般用于那些有临床意义、疾病进展的患者，本决策是基于临床评估工具系统，包括呼吸系统受损的主观和客观量化指标[43]。

CTD-ILD 患者的评估和治疗，通过肺病学家和风湿病学家多学科会诊达到最优化效果。特别是考虑 CTD-ILD 的免疫调节治疗策略时，胸内和胸外疾病表现和活跃程度需要评估，以及在设计治疗疗程时纳入考虑。考虑到疾病表现的异质性、可能受影响的多系统、广泛的疾病严重程度，联合治疗是基本的。所有的 CTD-ILD，疾病监测、治疗选择和不间断的纵向评估以及治疗反应的再评估是综合性的，通过肺病学家、风湿病学家以及其他卫生保健提供者协作使治疗效果达到最佳化。

总结

肺疾病是 CTD 的常见表现并与发病率和死亡率明显相关。肺疾病的评估，特别是 ILD 的评估，因 CTD 的异质性、ILD 多变的类型及严重程度，并且 ILD 可在这些患者的任何时间点出现等因素而变得复杂。当 CTD 患者发生 ILD 时或评估 ILD 患者隐匿的 CTD 表现时，需要一个全程的多学科的评估。确立同确诊的 CTD 相关的 ILD，必须排除其他病因，并且全面评估 CTD 和 ILD 二者的临床特征。在所谓的"特发性"ILD 患者的隐匿 CTD 时需仔细留意人口分布、病史线索、详细的体格检查表现、特异的自身抗体阳性以及组织学和放射学特征，并且可让包括风湿病学家协作的多学科方法优化。通过客观测试的连续实施的标准评估以决定疾病的严重程度和进展证据，对纵向监测 CTD-ILD 患者以及帮助引导治疗理念是重要的。

（阳云平 译校）

参考文献

1. Fischer A, du Bois R. Interstitial lung disease in connective tissue disorders. Lancet. 2012;380:689–98.
2. Frankel SK, Brown KK. Collagen vascular diseases of the lung. Clin Pulm Med. 2006;13:25–36.
3. Olson AL, Brown KK. Connective tissue disease-associated lung disorders. Eur Respir Mon. 2009; 46:225–50.
4. Cottin V. Interstitial lung disease: are we missing formes frustes of connective tissue disease? Eur Respir J. 2006;28:893–6.
5. Fischer A, du Bois RM. A practical approach to connective tissue disease-associated lung disease. In: Baughman RP, du Bois RM, editors. Diffuse lung disease: a practical approach. 2nd ed. New York: Springer; 2012.
6. Fischer A, Swigris JJ, du Bois RM, et al. Antisynthetase syndrome in ANA and anti-Jo-1 negative patients presenting with idiopathic interstitial pneumonia. Respir Med. 2009;103:1719–24.
7. Fischer A, West SG, Swigris JJ, Brown KK, du Bois RM. Connective tissue disease-associated interstitial lung disease: a call for clarification. Chest. 2010; 138:251–6.
8. Doyle TJ, Hunninghake GM, Rosas IO. Subclinical interstitial lung disease: why you should care. Am J Respir Crit Care Med. 2012;185:1147–53.
9. Fischer A. Interstitial lung disease: a rheumatologist's perspective. J Clin Rheumatol. 2009;15:95–9.
10. ATS/ERS. American Thoracic Society/European Respiratory Society International Multidisciplinary Consensus Classification of the Idiopathic Interstitial Pneumonias. This joint statement of the American Thoracic Society (ATS), and the European Respiratory Society (ERS) was adopted by the ATS board of directors, June 2001 and by the ERS Executive Committee, June 2001. Am J Respir Crit Care Med. 2002;165:277–304.
11. Bouros D, Wells AU, Nicholson AG, et al. Histopathologic subsets of fibrosing alveolitis in patients with systemic sclerosis and their relationship to outcome. Am J Respir Crit Care Med. 2002; 165:1581–6.
12. Kim DS, Yoo B, Lee JS, et al. The major histopathologic pattern of pulmonary fibrosis in scleroderma is nonspecific interstitial pneumonia. Sarcoidosis Vasc Diffuse Lung Dis. 2002;19:121–7.
13. Kim EJ, Collard HR, King Jr TE. Rheumatoid arthritis-associated interstitial lung disease: the relevance of histopathologic and radiographic pattern. Chest. 2009;136:1397–405.
14. Kim EJ, Elicker BM, Maldonado F, et al. Usual interstitial pneumonia in rheumatoid arthritis-associated interstitial lung disease. Eur Respir J. 2010; 35: 1322–8.
15. Lee HK, Kim DS, Yoo B, et al. Histopathologic pattern and clinical features of rheumatoid arthritis-associated interstitial lung disease. Chest. 2005; 127: 2019–27.
16. Kowal-Bielecka O, Kowal K, Highland KB, Silver RM. Bronchoalveolar lavage fluid in scleroderma interstitial lung disease: technical aspects and clinical correlations: review of the literature. Semin Arthritis Rheum. 2012;40:73–88.
17. Silver RM, Miller KS, Kinsella MB, Smith EA, Schabel SI. Evaluation and management of scleroderma lung disease using bronchoalveolar lavage. Am J Med. 1990;88:470–6.
18. Goh NS, Veeraraghavan S, Desai SR, et al. Bronchoalveolar lavage cellular profiles in patients with systemic sclerosis-associated interstitial lung disease are not predictive of disease progression. Arthritis Rheum. 2007;56:2005–12.
19. Strange C, Bolster MB, Roth MD, et al. Bronchoalveolar lavage and response to cyclophosphamide in scleroderma interstitial lung disease. Am J Respir Crit Care Med. 2008;177:91–8.
20. Park JH, Kim DS, Park IN, et al. Prognosis of fibrotic interstitial pneumonia: idiopathic versus collagen vascular disease-related subtypes. Am J Respir Crit Care Med. 2007;175:705–11.
21. Mittoo S, Gelber AC, Christopher-Stine L, Horton MR, Lechtzin N, Danoff SK. Ascertainment of collagen vascular disease in patients presenting with interstitial lung disease. Respir Med. 2009;103:1152–8.
22. Homma Y, Ohtsuka Y, Tanimura K, et al. Can interstitial pneumonia as the sole presentation of collagen vascular diseases be differentiated from idiopathic interstitial pneumonia? Respiration. 1995;62:248–51.
23. Fischer A, Meehan RT, Feghali-Bostwick CA, West SG, Brown KK. Unique characteristics of systemic sclerosis sine scleroderma-associated interstitial lung disease. Chest. 2006;130:976–81.
24. Fischer A, Pfalzgraf FJ, Feghali-Bostwick CA, et al. Anti-th/to-positivity in a cohort of patients with idiopathic pulmonary fibrosis. J Rheumatol. 2006;33: 1600–5.
25. Castelino FV, Goldberg H, Dellaripa PF. The impact of rheumatological evaluation in the management of patients with interstitial lung disease. Rheumatology (Oxford). 2011;50:489–93.
26. Watanabe K, Handa T, Tanizawa K, et al. Detection of antisynthetase syndrome in patients with idiopathic interstitial pneumonias. Respir Med. 2011;105:1238–47.
27. Steen VD. Autoantibodies in systemic sclerosis. Semin Arthritis Rheum. 2005;35:35–42.
28. Hwang JH, Misumi S, Sahin H, Brown KK, Newell JD, Lynch DA. Computed tomographic features of idiopathic fibrosing interstitial pneumonia: comparison with pulmonary fibrosis related to collagen vascular disease. J Comput Assist Tomogr. 2009;33: 410–5.
29. Lynch DA. Quantitative CT of fibrotic interstitial lung disease. Chest. 2007;131:643–4.
30. Lynch DA, Travis WD, Muller NL, et al. Idiopathic interstitial pneumonias: CT features. Radiology. 2005;236:10–21.
31. Fukuoka JLK. Practical pulmonary pathology. A diagnostic approach. 1st ed. Philadelphia: Churchill-Livingstone; 2005.
32. Leslie KO, Trahan S, Gruden J. Pulmonary pathology of the rheumatic diseases. Semin Respir Crit Care Med. 2007;28:369–78.
33. Song JW, Do KH, Kim MY, Jang SJ, Colby TV, Kim DS. Pathologic and radiologic differences between idiopathic and collagen vascular disease-related usual interstitial pneumonia. Chest. 2009; 136:23–30.

34. Flaherty KR, Colby TV, Travis WD, et al. Fibroblastic foci in usual interstitial pneumonia: idiopathic versus collagen vascular disease. Am J Respir Crit Care Med. 2003;167:1410–5.
35. Swigris JJ, Yorke J, Sprunger DB, et al. Assessing dyspnea and its impact on patients with connective tissue disease-related interstitial lung disease. Respir Med. 2010;104:1350–5.
36. du Bois RM, Weycker D, Albera C, et al. Forced vital capacity in patients with idiopathic pulmonary fibrosis: test properties and minimal clinically important difference. Am J Respir Crit Care Med. 2011;184:1382–9.
37. Buch MH, Denton CP, Furst DE, et al. Submaximal exercise testing in the assessment of interstitial lung disease secondary to systemic sclerosis: reproducibility and correlations of the 6-min walk test. Ann Rheum Dis. 2007;66:169–73.
38. Eaton T, Young P, Milne D, Wells AU. Six-minute walk, maximal exercise tests: reproducibility in fibrotic interstitial pneumonia. Am J Respir Crit Care Med. 2005;171:1150–7.
39. Hallstrand TS, Boitano LJ, Johnson WC, Spada CA, Hayes JG, Raghu G. The timed walk test as a measure of severity and survival in idiopathic pulmonary fibrosis. Eur Respir J. 2005;25:96–103.
40. Flaherty KR, Mumford JA, Murray S, et al. Prognostic implications of physiologic and radiographic changes in idiopathic interstitial pneumonia. Am J Respir Crit Care Med. 2003;168:543–8.
41. Kocheril SV, Appleton BE, Somers EC, et al. Comparison of disease progression and mortality of connective tissue disease-related interstitial lung disease and idiopathic interstitial pneumonia. Arthritis Rheum. 2005;53:549–57.
42. Goh NS, Desai SR, Veeraraghavan S, et al. Interstitial lung disease in systemic sclerosis: a simple staging system. Am J Respir Crit Care Med. 2008;177:1248–54.
43. Fischer A, Brown KK, Frankel SK. Treatment of connective tissue disease related interstitial lung disease. Clin Pulm Med. 2009;16:74–80.

第 **3** 章

类风湿关节炎

Jay H. Ryu，Eric L. Matteson

类风湿关节炎

引言

类风湿关节炎（rheumatoid arthritis, RA）是最常见的免疫介导的关节疾病，特别是中小关节易受累，表现为软骨和骨破坏的滑膜炎症[1]。它也是一个系统性疾病，且有全身炎症效应，有严重关节外类风湿关节炎疾病表现的患者存在发病率上升和更高的过早死亡风险[2, 3]。

流行病学

类风湿关节炎影响大约 1% 的美国人口，更常见于欧洲人和亚洲人，约 75% 的类风湿关节炎患者是女性。类风湿关节炎可困扰任何年龄的人，发病的平均年龄约 55 岁[1, 4]。在疾病病程中超过 40% 的患者有关节外疾病

J.H. Ryu, M.D. (✉)
Division of Pulmonary and Critical Care Medicine,
Mayo Clinic College of Medicine,
Gonda 18 South, Mayo Clinic, 200 1st Street, SW,
Rochester, MN 55905, USA
e-mail: Ryu.jay@mayo.edu

E.L. Matteson, M.D., M.P.H.
Division of Rheumatology, Department of Medicine,
Mayo Clinic College of Medicine,
Rochester, MN 55905, USA

Division of Epidemiology, Department of Health
Science Research, Mayo Clinic College of Medicine,
200 1st Street, SW, Rochester, MN 55905, USA
e-mail: Matteson.eric@mayo.edu

表现，包括结膜干燥症和类风湿结节[4, 5]。约 15% 的患者发生诸如血管炎、费尔蒂综合征（Felty's syndrome）、肾小球肾炎、心包炎、胸膜炎、巩膜炎、间质性肺疾病[4, 5]。

病因和发病机制

类风湿关节炎是一种自身免疫性疾病，其归因于基本丧失了自身免疫耐受[6]。丧失自身免疫耐受的原因尚不清楚；然而，在疾病的发病机制中，有几个因素是很重要的。遗传易感性，包括 HLA-DR4、CTLA5、PTPN22 的出现以及环境因素，最为彻底的是关于吸烟的研究，吸烟可导致 RA 发生风险的增加[1, 6]。免疫应答以发生自身特异性抗体为特点，包括类风湿因子和抗瓜氨酸蛋白抗体（anti-citrullinated protein antibodies, ACPA）[7, 8]。RA 的免疫异常由特异性抗原 T 细胞活化以及 B 细胞和 TH17 细胞共刺激介导。结果是关节炎症和最后破骨细胞生成，伴随骨和软骨的退化、血管翳形成、在关节 X 线图像上可见典型关节破坏和疾病侵蚀[1]。

吸烟的患者存在发生包括肺部疾病的关节外表现的更高风险[5, 9-11]。特别是存在 HLA-DR4、HLA-B40、HLA-DQB1 和 HLA-B54 以及可能存在 α-1 蛋白酶抑制剂的患者，似乎显示发生肺部疾病的可能性增加，尤其是在吸烟的状况下[6, 9, 12]。ACPA，其被认为是 RA 的发病机制，可在有 RA 患者的肺组织中发现，并且在 RA 患者的肺组织中，CD4、CD8、CD54 T 细胞以及巨噬细胞和 CD20 阳性 B 细胞水平升高[13-15]。低水平的

干扰素 γ 和 TGF-β2 与纤维化的出现相关 [16]。推测 RA-ILD 患者巨噬细胞产物 TNF-α 和白介素 -6 升高，外周血高增殖潜能集落形成细胞的出现与 RA-ILD 相关 [17, 18]。

临床与放射学特征

类风湿关节炎患者的关节受损以对称性的四肢关节肿胀，特别是指间关节、掌指关节、跖趾关节以及常伴中、大关节为特点。约 1/4 的患者，疾病的发作是少关节型，常常开始于膝。

关节外疾病表现可以发生在疾病期间的任何时间点，甚至偶可发生在关节疾病之前 [1, 4]。全身炎症反应的体征包括疲乏、低热、体重减轻等全身症状以及 C- 反应蛋白和血沉等炎性生物标记物水平增高。有时在 RA 患者的病程中，约 30% 的患者发生类风湿结节，典型的在肘部的压力部位 [5]。活动性 RA 与慢性疾病的贫血相关。慢性粒细胞减少症伴无淋巴瘤的脾大发生在费尔蒂综合征的患者，典型的发生在长期生存的、血清反应阳性的、结节、畸形的 RA 患者。系统性血管炎可表现为累及皮肤的中小型血管，伴多发性单神经炎的进行性感觉运动性神经病、下肢血管炎、甲床梗死、腿部溃疡、紫癜、手指坏疽 [1, 4, 5]。

类风湿关节炎患者肺受累是常见的，虽然不总是被临床认识，且是导致 RA 患者死亡的主要原因之一 [19, 20]。最常见的肺疾病类型包括 ILD、缩窄性（闭塞性）细支气管炎和胸膜炎。心包炎是类风湿关节炎最常见的心脏表现，可出现伴有心包压塞的急性胸痛和呼吸困难，以及导致慢性缩窄性心包炎。巩膜炎和外围溃疡性巩膜炎是 RA 严重的并发症，并通常发生在长期生存的关节疾病患者，发生巩膜炎时，疾病可能活跃也可能不活跃。RA 患者也可发生较轻微的眼部表现如表层巩膜炎，常常发生在疾病的活跃期，或结膜干燥症，发生在与口腔干燥相关的继发性干燥综合征的病程中。此外，类风湿关节炎患者，特别是那些伴有严重关节外表现的 RA 发生心血管疾病、严重感染和骨质疏松症的风险性大约增高 2 倍 [21-24]。

类风湿因子出现在大约 80% 的 RA 患者中，但特异性低。ACPA 发生在 40% ~ 50% 的 RA 患者中，对本病的特异性为 90% ~ 95%[8]。常规放射学检查在确诊疾病的患者中发现侵蚀。侵蚀和滑膜炎可被 MRI 或超声检查显示。

诊断

RA 的诊断基于特征性的关节肿胀和诸如类风湿因子和 ACPA 的出现。RA 关键性的诊断特点是晨僵大于 1 小时、3 个或 3 个以上关节区域关节炎、手关节炎、对称性关节炎、类风湿结节的出现、自身抗体的出现以及手和足的小关节的放射学改变 [1]。

为了早期诊断 RA，提出了一个新的分类系统，其关注那些与持续性和侵蚀相关的疾病初期的特点，而不是定义疾病的后期特点如放射学显示的侵蚀疾病。如没有其他诊断，可对 RA 患者进行分类，分类基于以下内容：至少一个关节出现骨膜炎，没有其他诊断能更好地解释滑膜炎，个人四项评分 ≥ 6 分（最高 10 分）。四项评分内容：受累关节的数量和部位（0~5 分），血清学异常（0~3 分），急性期反应评估（0~1 分）症状持续时间（2 个水平；0= 症状持续低于 6 周；1= 症状持续大于 6 周）[25]。

治疗

RA 的治疗是根据症状和体征的严重程度针对潜在的自身免疫性疾病病因进行治疗 [26]。几个基于患者和内科医生总体评估的疾病活动性的定量测定包括：关节疼痛、关节肿胀、患者的肢体残疾测量报告以及急性期反应物用于 RA 患者的正规评估。这些测量被概括为疾病活动性评分 28（disease activity score, DAS-28），其包括 28 个关节，同其他测量一样，诸如简化疾病活动性指数（simplified disease activity index, SDAI），临床疾病活动性指数（clinical disease activity index, CDAI）等。这些简易测量在疾病的严重性和治疗实践中均有用 [26]。

过去十年，对 RA 的认识及其处理与治疗取得重要进展，包括新的分类标准和更好的疾病结局和缓解定义，生物反应调节剂的引入极大改变了 RA 的治疗方法[26, 27]。早期诊断和更积极的早期管理以及整个病程使用标准疾病评估工具，取得了改善功能、生活质量、减少合并症以及改善生存率的结果。

RA 的治疗目标是控制潜在炎性疾病、减轻疼痛、恢复生活质量和保护患者的日常生活自理能力。预防关节破坏和疾病的合并症，包括心肺疾病，是这些治疗的基本目标。

RA 治疗的初始目标是缓解，其被定义为没有炎性疾病活动性的症状和体征。RA 患者的初始治疗方法是针对减少炎性症状和体征以及包括运用缓解病情抗风湿药物（disease modifying anti-rheumatic drugs, DMARD），通常是甲氨蝶呤，联用或不联用糖皮质激素，在需要时增加非类固醇抗炎药。联合传统的 DMARD，包括羟基氯喹、柳氮磺胺吡啶和甲氨蝶呤常常使用，对初始治疗的第一个 12 周强化治疗的早期评估是必需的。

用 DAS-28、CDAI 或其他疾病活动性评分系统评分的高分 RA 患者，要强化治疗。单一疗法的患者，治疗可添加柳氮磺胺吡啶或羟基氯喹，或添加包括 TNF 抑制剂、抗细胞因子治疗、T 细胞共刺激阻断或酶抑制剂等生物反应调节剂逐步增强至三联 DMARD 治疗。对已经联用甲氨蝶呤和一种 TNF 抑制剂的患者，一种生物反应调节剂可用于持续活动的疾病[1, 27, 28]。目前批准的生物反应调节剂包括抗 TNF 药物（英夫利昔、阿达木单抗、抗依那西普、赛妥珠单抗、高利单抗）、T 细胞共刺激抑制剂（阿巴西普）、抗白介素 1 阻断剂（阿那白滞素）、抗白介素 6 单克隆抗体（托珠单抗）、Janus 酶抑制剂（托法替尼）以及抗 CD20 导向治疗（利妥昔单抗）。

RA 的现代治疗还包括重视物理治疗、职业治疗以及患者和家庭两者的疾病教育。要重视预防疾病和治疗相关的副作用，包括骨质疏松症和心血管疾病，进行年龄适宜的免疫以减少感染的可能性[26]。关节外疾病的治疗针对特殊的关节外疾病表现，包括眼干、口干等的局部治疗以及用硫唑嘌呤、霉酚酸酯和（或）环磷酰胺治疗更严重的疾病

表现包括血管炎、巩膜炎和肺疾病。

预后

类风湿关节炎与功能障碍相关[1]。在患病 10 年后，超过 75% 的类风湿关节炎患者部分残疾，大约 15% 完全残疾。功能障碍发生得较早，20%～30% 的患者在患病的 2～3 年残疾。预期寿命缩短达 3～7 年，特别是伴有关节外疾病的患者；感染和治疗相关的严重副作用，包括肿瘤和用于治疗 RA 的胃肠毒性效应，增加疾病的发病率和过早死亡率[2,4]。

RA 患者心脏受损的风险增加 50%，伴随生存率降低的心力衰竭发病率增加 2 倍以上风险。伴有 RA-ILD 的患者增加 2 倍以上过早死亡风险[1, 2, 4]。

类风湿关节炎的肺部表现

引言

广泛的肺部表现可以见于 RA 患者，并可累及胸内的任何部分，包括肺实质、胸膜、气道以及肺脉管系统（表 3.1）。肺实质疾病包含 ILD 和风湿肺结节。风湿肺结节可与恶性肿瘤混淆。气道疾病包括环杓软骨炎、支气管扩张和包含可导致进行性气流阻塞的缩窄性细支气管炎的小气道疾病。其他形式的胸内损害包括胸膜炎、胸腔积液和肺血管炎。另外，药源性肺疾病和肺部感染在这个患者人群相对多见。

肺部表现可以是 RA 的特征性表现，在 10%～20% 的 RA 患者的关节表现之前出现[16, 29]。肺部疾病的临床表现可以是由放射检查或肺功能测定发现的伴随症状的亚临床异常，或者是急性呼吸衰竭。

间质性肺疾病

ILD 可能是类风湿关节炎最常见的肺部表现，并且 7%～58% 的患者是通过胸部影像及肺功能检查发现的[20, 30-34]。这个估计的范围宽泛，部分原因是使用不同的检查方法，比如胸部摄片与高分辨率 CT 扫描，也有使用

表 3.1　类风湿关节炎的肺部表现谱

肺实质

普通型间质性肺炎

非特异性间质性肺炎

机化性肺炎

淋巴细胞性间质性肺炎

弥漫性肺泡损伤

脱屑性间质性肺炎

嗜酸细胞性肺炎

重叠型间质性肺炎

类风湿肺结节

Caplan 综合征

气道

支气管扩张

缩窄性细支气管炎

滤泡性细支气管炎

环杓软骨炎（上气道阻塞）

胸膜

胸膜炎

胸腔积液

脓胸

肺脉管系统

血管炎

肺动脉高压

其他

药源性肺疾病

感染

的诊断标准和研究人群（如 RA 的分期）因素。RA-ILD 更常见于中年男性患者 [34, 35]。高类风湿因子水平、活跃的关节疾病以及吸烟都是 RA-ILD 的高危因素 [5, 30, 36-38]。

在 RA 相关的 ILD 患者中，各种潜在的组织病理学类型都可能见到。最常见的类型是普通型间质性肺炎（usual interstitial pneumonia, UIP）和非特异性间质性肺炎（non-specific interstitial pneumonia, NSIP），但其他类型包括弥漫性肺泡损伤（diffusing alveolar damage, DAD）、机化性肺炎（organizing pneumonia, OP）、淋巴细胞性间质性肺炎（lymphocytic interstitial pneumonia, LIP）、脱屑性间质性肺炎（desquamative interstitial pneumonia, DIP）、嗜酸细胞性肺炎（eosinophilic pneumonia, EP）也可能遇到 [29, 38-41]。区别这些组织学类型，一般要求通过外科肺活检获得的大一些的肺组织标本，而不是通过支气管镜活检的标本。潜在的组织学类型似乎有预后意义。例如，有 UIP 或 DAD 的患者相比有 NSIP 或 OP 的患者的生存期要短 [29, 39]。尽管可在肺活检标本中见到重叠的组织学类型，比如，RA-ILD 中 UIP 合并 OP。部分患者的 HRCT 表现可提示主要的组织学类型，避免了肺活检 [42]。

伴有 ILD 的临床表现没有特异性，并且常常包括进行性劳力性呼吸困难和干咳 [16, 43]。在间质性肺疾病早期，患者可能没有任何呼吸系统症状 [16, 30, 43]。有时 RA-ILD 可以急性方式出现，类似于急性呼吸窘迫综合征。在此情形下如果肺活检往往显示 DAD [44-46]。

肺部听诊常常显示肺底部爆裂音 [16, 33, 43]。杵状指不常见。晚期 ILD 可能出现呼吸窘迫和肺动脉高压的体征。

胸部放射学典型表现为双侧间质渗出（网织或网织结节影），下叶更明显 [16, 33, 43]。有时渗出可能是斑片状和均匀的（磨玻璃和实变影），特别是潜在的组织学类型是 OP 时（图 3.1）。胸部高分辨率 CT 将提供肺实质影更多的细节显示，主要包括网织影和磨玻璃影，伴或不伴胸膜下蜂窝肺（参看 UIP 图像）（图 3.2）[37, 47-49]。HRCT 表现可提示潜在的 ILD 的主要的组织学类型，但在其他

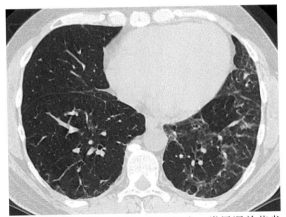

图3.1 患者，男，51岁，有吸烟史，类风湿关节炎并劳力性呼吸困难，行HRCT扫描。可见不对称肺实质渗出，以局限于外周、主要位于左肺的磨玻璃影为特点。经支气管镜肺活检显示机化性肺炎。

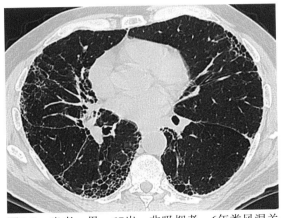

图3.2 患者，男，67岁，非吸烟者，6年类风湿关节炎，2年前出现缓慢的进行性劳力性呼吸困难，行HRCT扫描。可在双肺见到胸膜下蜂窝肺，是UIP的特征。

时候出现则没有特异性的结果。

肺功能检查出现伴有肺容积和弥散功能减退的限制性异常，与其他ILD的检查结果相似[16,33,43]。一个混合类型的异常，如合并阻塞性和限制性改变，可在与RA相关的原先存在诸如慢性阻塞性肺疾病或并存的细支气管疾病患者中见到[50,51]。除休息时低氧血症外，运动后出现氧饱和度下降提示晚期ILD。

在多数合并有ILD的RA的患者中，肺活检不是诊断和治疗所必需的[16,43,52]。如果

有不典型临床表现和放射学特征提示存在与RA不直接相关的疾病，如感染、淋巴细胞增生性疾病等，支气管镜和外科肺活检可能是必要的。

决定是否治疗RA相关的ILD以多种因素为条件，包括肺疾病的严重程度以及症状、进展的依据、合并症、可能的治疗反应、潜在的副作用、患者的选择[16,43]。大多数RA相关的ILD的治疗资料包含病例系列和其他非对照研究[16,43,52,53]。

对于进展性RA相关的ILD患者，药物治疗通常包括皮质类固醇激素，可有不同程度的主观和客观的改善[16,33,43,54]。典型的，口服泼尼松用量0.5~1.0mg/（kg·d）。已证明有效的其他免疫抑制剂如硫唑嘌呤、环磷酰胺、羟基氯喹、环孢霉素、霉酚酸酯、肿瘤坏死因子-α（TNF-α）抑制剂[16,43,54-56]。尽管也有TNF-α抑制剂导致RA相关的ILD急性进展的报道[57-60]。利妥昔单抗也用于治疗RA相关的ILD，得到不确定的效果；同TNF相关的α抑制剂一样，有用其治疗癌症时出现肺功能失代偿的报道[61-62]。不能推断用于治疗类风湿关节炎关节疾病有效的疗法用于治疗包括RA相关的ILD的关节外表现必定有效。调查治疗RA相关的ILD的药物包括新型的生物反应调节剂的系统研究是必要的。对于没有禁忌证的晚期RA相关的ILD患者，肺移植是一个策略。

大多数RA相关的ILD患者肺疾病缓慢进展数年。RA相关的ILD患者的死亡风险比没有ILD的患者约高3倍[20]。此外，RA相关的ILD急性恶化（急性加重）已有报道，并且常常是致命的（图3.3）[44-46]。

类风湿肺结节和Caplan综合征

RA患者X线胸片检查发现有1%存在类风湿肺结节，然而HRCT可发现肺结节的比例达到22%[31,63,64]，这些结节常常多个，边界清楚，直径在几毫米到几厘米之间（图3.4）。病理上，类风湿肺结节显示肉芽肿，伴有围绕坏死核心的巨噬细胞、淋巴细胞、浆细胞、栅栏样上皮细胞聚集[38,40,41]。类风湿肺结节

病理学上与皮下结节相同，且对于 RA 有特异性的唯一肺部表现[40]。

类风湿肺结节通常由放射学检查发现且常常与症状不相关。类风湿肺结节需要与恶性肿瘤和感染性结节鉴别。就这一点而言，类风湿肺结节可被正电子发射（positron emission tomography, PET）扫描氟脱氧葡萄糖（FDG）少量摄取证实。在怀疑肺部病变进展原因根本性质的那些病例，为证实诊断经胸穿刺活检或经支气管肺活检和有时外科

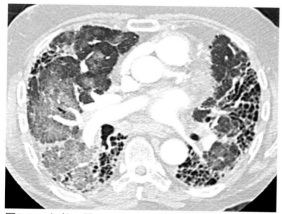

图3.3　患者，男，72岁，有吸烟史，长期类风湿关节炎并间质性肺疾病，几天前出现急性呼吸困难加重，行HRCT扫描。可见到新的磨玻璃影重叠在预先存在的以双侧胸膜下蜂窝肺为特点的ILD上，与重叠在UIP图像的弥漫性肺泡损伤表现相似。2周后，患者死于进行性呼吸衰竭。

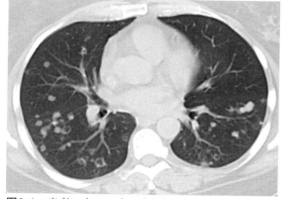

图3.4　患者，女，51岁，非吸烟者，长期类风湿关节炎、双肺结节，行HRCT扫描。在双肺见到数个结节，部分空洞。经皮经胸针吸活检明确类风湿结节诊断。

肺活检可能是需要的。

类风湿肺结节通常有一个良性病程。然而，常常局限于胸膜下的肺结节可以出现空腔，并可导致气胸，有时出现支气管胸膜瘘或脓胸[38, 63, 65-67]。

Caplan 综合征涉及多发肺结节，见于 RA 与尘肺并存的患者，1953 年由 Caplan 最先描述[68-72]。有时 Caplan 综合征被称之为"类风湿尘肺"[68, 70]。尘肺可能与煤、硅、石棉以及其他无机粉尘暴露相关。组织学上，可见坏死结节表现伴随附加无机粉尘颗粒[40, 68, 73]。在这种情况下，这些结节出现相当迅速，历时几周到数月并常常形成空洞，同结核瘤相似[68, 69]。大多数 Caplan 综合征患者没有症状。

气道疾病

类风湿关节炎可导致几种形式的气道疾病，包括上气道阻塞（环杓软骨炎）、支气管扩张、小气道疾病（细支气管炎）[31, 33, 40, 43]。在大多数 RA 患者 HRCT 可发现气道异常征象，诸如支气管扩张、空气潴留以及支气管壁增厚[63, 74, 75]。

环杓软骨炎导致的上气道阻塞可以危及生命[76, 77]。环杓的滑膜炎导致的环杓软骨炎，一般发生在长期生存的 RA 并有严重的关节疾病患者中[33]。达 75% 的 RA 患者的环杓异常可被喉镜检查及 CT 检查发现，但在大多数受检者中与症状不相关。当环杓软骨炎是双侧并严重导致固定气流阻塞，肺功能检测时可见流量 - 容积曲线的吸气支和呼气支扁平（平台）[78]。环杓软骨炎的治疗可能需要外科介入行环杓关节松动术。出现急性喘息的患者，可能需要气管切开[79]。

据报道达 30% 的 RA 患者有支气管扩张（永久性扩大的支气管）[63, 74, 75]。大多这些患者缺乏相关的呼吸症状，支气管扩张没有临床意义。

发生于 RA 患者的细支气管疾病是多变的。在这类人群中或许细支气管疾病最严重的类型是缩窄性细支气管炎（也称为闭塞性细支气管炎或细支气管闭塞）。虽然不常见，

缩窄性细支气管炎可渐进性导致气流阻塞恶化甚至出现呼吸衰竭[51, 78, 80-83]。这些患者常常出现劳力性呼吸困难和咳嗽。肺部听诊声音清晰，不伴有爆裂音或喘息[51, 81]。肺功能检查显示伴有空气潴留和过度充气的气流阻塞证据。气流阻塞是不可逆的，对吸入支气管舒张剂无反应。弥散功能测定正常或轻度降低。胸部 HRCT 显示典型的马赛克图像伴有斑片状空气潴留（低密度区），其在呼气相 CT 图像上更显著（图 3.5）[81, 84]。RA 患者的缩窄性细支气管炎治疗仍然困难，因其对当前可用的治疗没反应，包括激素、免疫调节剂、大环内酯类药物等[80, 81, 85]。

滤泡性细支气管炎是另一个可在类风湿关节炎患者中见到的类型[51, 86, 87]。滤泡性细支气管炎与肺部 HRCT 的小结节影和肺功能测定的各种异常相关[86-88]。相对缩窄性细支气管炎而言，滤泡性细支气管炎患者预后相对较好[86-88]。

肺血管疾病

在类风湿关节炎患者中，系统性血管炎少见，并可累及肺脉管系统[40, 89]。肺血管受累可引起肺泡出血[90]。类风湿关节炎患者的肺动脉高压常常与晚期 ILD 相关，但有时可见于缺乏

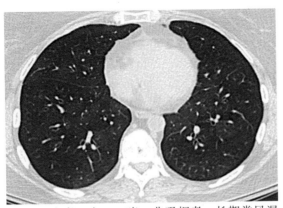

图3.5 患者，女，35岁，非吸烟者，长期类风湿关节炎，几个月前出现进行性劳力性呼吸困难，行 HRCT扫描。由于斑片状空气潴留在双肺可见马赛克图像。FEV1 1.84L（53%预计值），FEV1/FVC值为57.9%。6年后，因为进行性阻塞性肺疾病进行了双肺移植。切除肺确诊为缩窄性细支气管炎。

肺实质纤维化伴肺血管炎的患者中[33, 91, 92]。

胸膜疾病

胸膜疾病在类风湿关节炎患者中常见，尽管其常常是亚临床性的。通过活检，38%～73% 的患者被证实胸膜异常[33, 40, 93, 94]。类风湿关节炎胸膜受累的疾病谱包括胸膜炎、胸腔积液、脓胸、气胸和支气管胸膜瘘。

胸腔积液更常见于长期生存的关节疾病和皮下结节的男性病例[32, 33, 95]。多数类风湿胸腔积液是少量、单侧和无症状的[32, 33, 95, 96]。胸水呈典型的渗出性，生化参数显示低糖（通常 < 30mg/dL）和高浓度类风湿因子。对于持续的有症状的胸腔积液，用激素治疗（如泼尼松 10～20mg/d），据报道其他免疫抑制治疗同非激素抗炎药物一样有效[33, 96, 97]。类风湿胸腔积液的患者很少需要胸膜固定术[66, 96]。

有时类风湿性胸腔积液可显示假性乳糜胸的（也称为乳糜样的，假乳糜的和胆固醇胸腔积液）且伴高胆固醇浓度混浊的或乳白色的特征（典型的 > 200mg/dL）[95, 96, 98]。这可在与胸膜增厚相关的慢性胸腔积液的病程中见到。

胸膜疾病更严重的类型少见，包括自发性气胸、脓胸、纤维胸和支气管胸膜瘘[33, 66, 95, 96]。这些不常见并发症的处理需要外科手段。

总结

类风湿关节炎可导致一个有胸内表现的广泛的疾病谱，部分可导致进行性呼吸窘迫和偶有死亡。这些疾病特点的相关治疗取决于与潜在 RA 的关系，因为相似的临床表现可见于药源性疾病和感染并发症。另外，治疗必须个体化，包括肺部表现的严重程度和合并症。这些情况有时很复杂，并且需要一个合理的临床方法。

（阳云平　译校）

参考文献

1. Scott DL, Wolfe F, Huizinga TWJ. Rheumatoid arthritis. Lancet. 2010;376(9746):1094–108.

2. Gabriel SE, Crowson CS, Kremers HM, Doran MF, Turesson C, O'Fallon WM, et al. Survival in rheumatoid arthritis: a population-based analysis of trends over 40 years. Arthritis Rheum. 2003;48(1):54–8.

3. Turesson C, O'Fallon WM, Crowson CS, Gabriel SE, Matteson EL. Occurrence of extraarticular disease manifestations is associated with excess mortality in a community based cohort of patients with rheumatoid arthritis. J Rheumatol. 2002;29(1):62–7.

4. Myasoedova E, Davis 3rd JM, Crowson CS, Gabriel SE. Epidemiology of rheumatoid arthritis: rheumatoid arthritis and mortality. Curr Rheumatol Rep. 2010;12(5):379–85.

5. Turesson C, O'Fallon WM, Crowson CS, Gabriel SE, Matteson EL. Extra-articular disease manifestations in rheumatoid arthritis: incidence trends and risk factors over 46 years. Ann Rheum Dis. 2003;62(8):722–7.

6. McInnes IB, Schett G. The pathogenesis of rheumatoid arthritis. N Engl J Med. 2011;365(23):2205–19.

7. van der Woude D, Houwing-Duistermaat JJ, Toes REM, Huizinga TWJ, Thomson W, Worthington J, et al. Quantitative heritability of anti-citrullinated protein antibody-positive and anti-citrullinated protein antibody-negative rheumatoid arthritis. Arthritis Rheum. 2009;60(4):916–23.

8. Avouac J, Gossec L, Dougados M. Diagnostic and predictive value of anti-cyclic citrullinated protein antibodies in rheumatoid arthritis: a systematic literature review. Ann Rheum Dis. 2006;65(7):845–51.

9. Carlens C, Hergens M-P, Grunewald J, Ekbom A, Eklund A, Hoglund CO, et al. Smoking, use of moist snuff, and risk of chronic inflammatory diseases. Am J Respir Crit Care Med. 2010;181(11):1217–22.

10. Stolt P, Bengtsson C, Nordmark B, Lindblad S, Lundberg I, Klareskog L, et al. Quantification of the influence of cigarette smoking on rheumatoid arthritis: results from a population based case–control study, using incident cases. Ann Rheum Dis. 2003;62(9):835–41.

11. Silman AJ, Newman J, MacGregor AJ. Cigarette smoking increases the risk of rheumatoid arthritis. Results from a nationwide study of disease-discordant twins. Arthritis Rheum. 1996;39(5):732–5.

12. Klareskog L, Stolt P, Lundberg K, Kallberg H, Bengtsson C, Grunewald J, et al. A new model for an etiology of rheumatoid arthritis: smoking may trigger HLA-DR (shared epitope)-restricted immune reactions to autoantigens modified by citrullination. Arthritis Rheum. 2006;54(1):38–46.

13. Turesson C, Matteson EL, Colby TV, Vuk-Pavlovic Z, Vassallo R, Weyand CM, et al. Increased CD4+ T cell infiltrates in rheumatoid arthritis-associated interstitial pneumonitis compared with idiopathic interstitial pneumonitis. Arthritis Rheum. 2005;52(1):73–9.

14. Atkins SR, Turesson C, Myers JL, Tazelaar HD, Ryu JH, Matteson EL, et al. Morphologic and quantitative assessment of CD20+ B cell infiltrates in rheumatoid arthritis-associated nonspecific interstitial pneumonia and usual interstitial pneumonia. Arthritis Rheum. 2006;54(2):635–41.

15. Bongartz T, Cantaert T, Atkins SR, Harle P, Myers JL,

Turesson C, et al. Citrullination in extra-articular manifestations of rheumatoid arthritis. Rheumatology. 2007;46(1):70–5.

16. Brown KK. Rheumatoid lung disease. Proc Am Thorac Soc. 2007;4(5):443–8.

17. Ancochea J, Giron RM, Lopez-Botet M. Production of tumor necrosis factor alpha and interleukin-6 by alveolar macrophages from patients with rheumatoid arthritis and interstitial pulmonary disease. Arch Bronconeumol. 1997;33(7):335–40.

18. Horie S, Nakada K, Minota S, Kano S. High proliferative potential colony-forming cells (HPP-CFCs) in the peripheral blood of rheumatoid arthritis patients with interstitial lung disease. Scand J Rheumatol. 2003;32(5):273–6.

19. Olson AL, Swigris JJ, Sprunger DB, Fischer A, Fernandez-Perez ER, Solomon J, et al. Rheumatoid arthritis-interstitial lung disease-associated mortality. Am J Respir Crit Care Med. 2011;183(3):372–8.

20. Bongartz T, Nannini C, Medina-Velasquez YF, Achenbach SJ, Crowson CS, Ryu JH, et al. Incidence and mortality of interstitial lung disease in rheumatoid arthritis: a population-based study. Arthritis Rheum. 2010;62(6):1583–91.

21. Maradit-Kremers H, Nicola PJ, Crowson CS, Ballman KV, Gabriel SE. Cardiovascular death in rheumatoid arthritis: a population-based study. Arthritis Rheum. 2005;52(3):722–32.

22. Sihvonen S, Korpela M, Laippala P, Mustonen J, Pasternack A. Death rates and causes of death in patients with rheumatoid arthritis: a population-based study.[Erratum appears in Scand J Rheumatol. 2006 Jul-Aug;35(4):332]. Scand J Rheumatol. 2004;33(4):221–7.

23. Doran MF, Crowson CS, Pond GR, O'Fallon WM, Gabriel SE. Predictors of infection in rheumatoid arthritis. Arthritis Rheum. 2002;46(9):2294–300.

24. Liang KP, Liang KV, Matteson EL, McClelland RL, Christianson TJH, Turesson C. Incidence of noncardiac vascular disease in rheumatoid arthritis and relationship to extraarticular disease manifestations. Arthritis Rheum. 2006;54(2):642–8.

25. Aletaha D, Neogi T, Silman AJ, Funovits J, Felson DT, Bingham 3rd CO, et al. 2010 Rheumatoid arthritis classification criteria: an American College of Rheumatology/European League Against Rheumatism collaborative initiative. Arthritis Rheum. 2010;62(9):2569–81.

26. Davis III JM, Matteson EL, American College of Rheumatology, European League Against Rheumatism. My treatment approach to rheumatoid arthritis. Mayo Clin Proc. 2012;87(7):659–73.

27. Felson DT, Smolen JS, Wells G, Zhang B, van Tuyl LHD, Funovits J, et al. American College of Rheumatology/European League Against Rheumatism provisional definition of remission in rheumatoid arthritis for clinical trials. Arthritis Rheum. 2011;63(3):573–86.

28. Emery P, Breedveld FC, Hall S, Durez P, Chang DJ, Robertson D, et al. Comparison of methotrexate monotherapy with a combination of methotrexate and etanercept in active, early, moderate to severe rheumatoid arthritis (COMET): a randomised, double-blind, parallel treatment trial. Lancet. 2008;

372(9636):375–82.

29. Tsuchiya Y, Takayanagi N, Sugiura H, Miyahara Y, Tokunaga D, Kawabata Y, et al. Lung diseases directly associated with rheumatoid arthritis and their relationship to outcome. Eur Respir J. 2011;37(6): 1411–7.

30. Gochuico BR, Avila NA, Chow CK, Novero LJ, Wu H-P, Ren P, et al. Progressive preclinical interstitial lung disease in rheumatoid arthritis. Arch Intern Med. 2008;168(2):159–66.

31. Dawson JK, Fewins HE, Desmond J, Lynch MP, Graham DR. Fibrosing alveolitis in patients with rheumatoid arthritis as assessed by high resolution computed tomography, chest radiography, and pulmonary function tests. [see comment]. Thorax. 2001; 56(8):622–7.

32. Mayberry JP, Primack SL, Muller NL. Thoracic manifestations of systemic autoimmune diseases: radiographic and high-resolution CT findings. Radiographics. 2000;20(6):1623–35.

33. Tanoue LT. Pulmonary manifestations of rheumatoid arthritis. Clin Chest Med. 1998;19(4):667–85, viii.

34. Gabbay E, Tarala R, Will R, Carroll G, Adler B, Cameron D, et al. Interstitial lung disease in recent onset rheumatoid arthritis. Am J Respir Crit Care Med. 1997;156(2 Pt 1):528–35.

35. Weyand CM, Schmidt D, Wagner U, Goronzy JJ. The influence of sex on the phenotype of rheumatoid arthritis. Arthritis Rheum. 1998;41(5):817–22.

36. Rajasekaran BA, Shovlin D, Lord P, Kelly CA. Interstitial lung disease in patients with rheumatoid arthritis: a comparison with cryptogenic fibrosing alveolitis. Rheumatology. 2001;40(9):1022–5.

37. Saag KG, Kolluri S, Koehnke RK, Georgou TA, Rachow JW, Hunninghake GW, et al. Rheumatoid arthritis lung disease. Determinants of radiographic and physiologic abnormalities. Arthritis Rheum. 1996;39(10):1711–9.

38. Yousem SA, Colby TV, Carrington CB. Lung biopsy in rheumatoid arthritis. Am Rev Respir Dis. 1985;131(5):770–7.

39. Lee HK, Kim DS, Yoo B, Seo JB, Rho JY, Colby TV, et al. Histopathologic pattern and clinical features of rheumatoid arthritis-associated interstitial lung disease. Chest. 2005;127(6):2019–27.

40. Colby TV. Pulmonary pathology in patients with systemic autoimmune diseases. Clin Chest Med. 1998;19(4):587–612, vii.

41. Hakala M, Paakko P, Huhti E, Tarkka M, Sutinen S. Open lung biopsy of patients with rheumatoid arthritis. Clin Rheumatol. 1990;9(4):452–60.

42. Kim EJ, Collard HR, King Jr TE. Rheumatoid arthritis-associated interstitial lung disease: the relevance of histopathologic and radiographic pattern. Chest. 2009;136(5):1397–405.

43. Nannini C, Ryu JH, Matteson EL. Lung disease in rheumatoid arthritis. Curr Opin Rheumatol. 2008; 20(3):340–6.

44. Parambil JG, Myers JL, Ryu JH. Diffuse alveolar damage: uncommon manifestation of pulmonary involvement in patients with connective tissue diseases. Chest. 2006;130(2):553–8.

45. Parambil JG, Myers JL, Aubry M-C, Ryu JH. Causes and prognosis of diffuse alveolar damage diagnosed on surgical lung biopsy. Chest. 2007;132(1):50–7.

46. Churg A, Wright JL, Tazelaar HD. Acute exacerbations of fibrotic interstitial lung disease. Histopathology. 2011;58(4):525–30.

47. Mori S, Cho I, Koga Y, Sugimoto M. Comparison of pulmonary abnormalities on high-resolution computed tomography in patients with early versus long-standing rheumatoid arthritis. J Rheumatol. 2008; 35(8):1513–21.

48. Tanaka N, Kim JS, Newell JD, Brown KK, Cool CD, Meehan R, et al. Rheumatoid arthritis-related lung diseases: CT findings. Radiology. 2004;232(1): 81–91.

49. Horton MR. Rheumatoid arthritis associated interstitial lung disease. Crit Rev Comput Tomogr. 2004; 45(5–6):429–40.

50. Cottin V, Cordier J-F. Combined pulmonary fibrosis and emphysema in connective tissue disease. Curr Opin Pulm Med. 2012;18(5):418–27.

51. Ryu JH, Myers JL, Swensen SJ. Bronchiolar disorders. Am J Respir Crit Care Med. 2003;168(11): 1277–92.

52. Ascherman DP. Interstitial lung disease in rheumatoid arthritis. Curr Rheumatol Rep. 2010;12(5):363–9.

53. Young A, Koduri G. Extra-articular manifestations and complications of rheumatoid arthritis. Best Pract Res Clin Rheumatol. 2007;21(5):907–27.

54. Lamblin C, Bergoin C, Saelens T, Wallaert B. Interstitial lung disease in collagen vascular diseases. Eur Respir J Suppl. 2001;32:69s–80.

55. Saketkoo LA, Espinoza LR. Rheumatoid arthritis interstitial lung disease: mycophenolate mofetil as an antifibrotic and disease-modifying antirheumatic drug. Arch Intern Med. 2008;168(15):1718–9.

56. Vassallo R, Matteson E, Thomas Jr CF. Clinical response of rheumatoid arthritis-associated pulmonary fibrosis to tumor necrosis factor-alpha inhibition. Chest. 2002;122(3):1093–6.

57. Horai Y, Miyamura T, Shimada K, Takahama S, Minami R, Yamamoto M, et al. Eternacept for the treatment of patients with rheumatoid arthritis and concurrent interstitial lung disease. J Clin Pharm Ther. 2012;37(1):117–21.

58. Tournadre A, Ledoux-Eberst J, Poujol D, Dubost J-J, Ristori J-M, Soubrier M. Exacerbation of interstitial lung disease during etanercept therapy: Two cases. Joint Bone Spine. 2008;75(2):215–8.

59. Hagiwara K, Sato T, Takagi-Kobayashi S, Hasegawa S, Shigihara N, Akiyama O. Acute exacerbation of preexisting interstitial lung disease after administration of etanercept for rheumatoid arthritis. J Rheumatol. 2007;34(5):1151–4.

60. Lindsay K, Melsom R, Jacob BK, Mestry N. Acute progression of interstitial lung disease: a complication of etanercept particularly in the presence of rheumatoid lung and methotrexate treatment. Rheumatology. 2006;45(8):1048–9.

61. Matteson EL, Bongartz T, Ryu JH, Crowson CS, Hartman TE, Dellaripa PF. Open-label, pilot study of the safety and clinical effects of rituximab in patients with rheumatoid arthritis-associated interstitial pneumonia. Open J Rheumatol Autoimmune Dis. 2012;

2(3):53–8.

62. Liote H, Liote F, Seroussi B, Mayaud C, Cadranel J. Rituximab-induced lung disease: a systematic literature review. Eur Respir J. 2010;35(3):681–7.

63. Cortet B, Flipo RM, Remy-Jardin M, Coquerelle P, Duquesnoy B, Remy J, et al. Use of high resolution computed tomography of the lungs in patients with rheumatoid arthritis. Ann Rheum Dis. 1995;54(10): 815–9.

64. Walker WC, Wright V. Pulmonary lesions and rheumatoid arthritis. Medicine. 1968;47(6):501–20.

65. Rueth N, Andrade R, Groth S, D'Cunha J, Maddaus M. Pleuropulmonary complications of rheumatoid arthritis: a thoracic surgeon's challenge. Ann Thorac Surg. 2009;88(3):e20–1.

66. Caples SM, Utz JP, Allen MS, Ryu JH. Thoracic surgical procedures in patients with rheumatoid arthritis. J Rheumatol. 2004;31(11):2136–41.

67. Adelman HM, Dupont EL, Flannery MT, Wallach PM. Case report: recurrent pneumothorax in a patient with rheumatoid arthritis. Am J Med Sci. 1994; 308(3):171–2.

68. Schreiber J, Koschel D, Kekow J, Waldburg N, Goette A, Merget R. Rheumatoid pneumoconiosis (Caplan's syndrome). Eur J Intern Med. 2010;21(3):168–72.

69. Arakawa H, Honma K, Shida H, Saito Y, Morikubo H. Computed tomography findings of Caplan syndrome. J Comput Assist Tomogr. 2003;27(5):758–60.

70. Greaves IA. Rheumatoid "pneumoconiosis" (Caplan's syndrome) in an asbestos worker: a 17 years' follow-up. Thorax. 1979;34(3):404–5.

71. Unge G, Mellner C. Caplan's syndrome—a clinical study of 13 cases. Scand J Respir Dis. 1975;56(6): 287–91.

72. Caplan A. Certain unusual radiological appearances in the chest of coal-miners suffering from rheumatoid arthritis. Thorax. 1953;8:28–37.

73. Helmers R, Galvin J, Hunninghake GW. Pulmonary manifestations associated with rheumatoid arthritis. Chest. 1991;100(1):235–8.

74. Perez T, Remy-Jardin M, Cortet B. Airways involvement in rheumatoid arthritis: clinical, functional, and HRCT findings. Am J Respir Crit Care Med. 1998;157 (5 Pt 1):1658–65.

75. Cortet B, Perez T, Roux N, Flipo RM, Duquesnoy B, Delcambre B, et al. Pulmonary function tests and high resolution computed tomography of the lungs in patients with rheumatoid arthritis. Ann Rheum Dis. 1997;56(10):596–600.

76. Geterud A, Bake B, Berthelsen B, Bjelle A, Ejnell H. Laryngeal involvement in rheumatoid arthritis. Acta Otolaryngol. 1991;111(5):990–8.

77. Charlin B, Brazeau-Lamontagne L, Levesque RY, Lussier A. Cricoarytenoiditis in rheumatoid arthritis: comparison of fibrolaryngoscopic and high resolution computerized tomographic findings. J Otolaryngol. 1985;14(6):381–6.

78. Ryu JH, Scanlon PD. Obstructive lung diseases: COPD, asthma, and many imitators. Mayo Clin Proc. 2001;76(11):1144–53.

79. Peters JE, Burke CJ, Morris VH. Three cases of rheumatoid arthritis with laryngeal stridor. Clin Rheumatol. 2011;30(5):723–7.

80. Devouassoux G, Cottin V, Liote H, Marchand E, Frachon I, Schuller A, et al. Characterisation of severe obliterative bronchiolitis in rheumatoid arthritis. Eur Respir J. 2009;33(5):1053–61.

81. Parambil JG, Yi ES, Ryu JH. Obstructive bronchiolar disease identified by CT in the non-transplant population: analysis of 29 consecutive cases. Respirology. 2009;14(3):443–8.

82. Schwarz MI, Lynch DA, Tuder R. Bronchiolitis obliterans: the lone manifestation of rheumatoid arthritis? Eur Respir J. 1994;7(4):817–20.

83. Geddes DM, Webley M, Emerson PA. Airways obstruction in rheumatoid arthritis. Ann Rheum Dis. 1979;38(3):222–5.

84. Devakonda A, Raoof S, Sung A, Travis WD, Naidich D. Bronchiolar disorders: a clinical-radiological diagnostic algorithm. Chest. 2010;137(4):938–51.

85. Ryu JH. Classification and approach to bronchiolar diseases. Curr Opin Pulm Med. 2006;12(2):145–51.

86. Howling SJ, Hansell DM, Wells AU, Nicholson AG, Flint JD, Muller NL. Follicular bronchiolitis: thin-section CT and histologic findings. Radiology. 1999;212(3):637–42.

87. Hayakawa H, Sato A, Imokawa S, Toyoshima M, Chida K, Iwata M. Bronchiolar disease in rheumatoid arthritis. Am J Respir Crit Care Med. 1996;154(5): 1531–6.

88. Aerni MR, Vassallo R, Myers JL, Lindell RM, Ryu JH. Follicular bronchiolitis in surgical lung biopsies: clinical implications in 12 patients. Respir Med. 2008;102(2):307–12.

89. Genta MS, Genta RM, Gabay C. Systemic rheumatoid vasculitis: a review. Semin Arthritis Rheum. 2006;36(2):88–98.

90. Schwarz MI, Zamora MR, Hodges TN, Chan ED, Bowler RP, Tuder RM. Isolated pulmonary capillaritis and diffuse alveolar hemorrhage in rheumatoid arthritis and mixed connective tissue disease. Chest. 1998;113(6):1609–15.

91. Morikawa J, Kitamura K, Habuchi Y, Tsujimura Y, Minamikawa T, Takamatsu T. Pulmonary hypertension in a patient with rheumatoid arthritis. Chest. 1988;93(4):876–8.

92. Kay JM, Banik S. Unexplained pulmonary hypertension with pulmonary arthritis in rheumatoid disease. Br J Dis Chest. 1977;71(1):53–9.

93. Franquet T. High-resolution CT, of lung disease related to collagen vascular disease. Radiol Clin North Am. 2001;39(6):1171–87.

94. Gauhar UA, Gaffo AL, Alarcon GS. Pulmonary manifestations of rheumatoid arthritis. Semin Respir Crit Care Med. 2007;28(4):430–40.

95. Joseph J, Sahn SA. Connective tissue diseases and the pleura. Chest. 1993;104(1):262–70.

96. Balbir-Gurman A, Yigla M, Nahir AM, Braun-Moscovici Y. Rheumatoid pleural effusion. Semin Arthritis Rheum. 2006;35(6):368–78.

97. Avnon LS, Abu-Shakra M, Flusser D, Heimer D, Sion-Vardy N. Pleural effusion associated with rheumatoid arthritis: what cell predominance to anticipate? Rheumatol Int. 2007;27(10): 919–25.

98. Ryu JH, Tomassetti S, Maldonado F. Update on uncommon pleural effusions. Respirology. 2011; 16(2):238–43.

第 4 章

系统性硬化症的间质性肺疾病

Nargues Weir，Virgnia Steen

引言

硬皮病是一种以皮肤及内脏器官进行性纤维化为特征的多系统自身免疫性疾病。在美国和欧洲国家，每年新发病例的发生率为每百万人 4~19 人，但是患病率差异较大，最新的估计在美国是每百万人 276 例[1, 2]。疾病好发年龄为 50 ~ 60 岁且女性更多见，非洲裔美国人比白种人的发病更倾向年轻化[1, 3-5]。纤维化肺疾病很普遍，尸检诊断率约为 74%[6]，并且现已确认间质性肺疾病（interstitial lung disease, ILD）是导致硬皮病死亡的主要原因[7–9]。

危险因素

皮肤增厚是硬皮病总死亡率的一个危险因素，但皮肤增厚与间质性肺疾病之间没有相关性[9, 10]。存在硬皮病特异性自身抗体，尤其是抗拓扑异构酶抗体、U1-RNP 抗体（常与混合性结缔组织病相关）、核仁型抗核抗体（ANA）、抗 U3-RNP 和抗 Th/To 阳性的患

N. Weir, M.D.
Department of Medicine, NIH-Inova Advanced
Lung Disease Program, Falls Church, VA, USA
e-mail: Nargues.weir@inova.org

V. Steen, M.D. (✉)
Department of Medicine, Georgetown University
Medical Center, Washington, DC, USA
e-mail: steenv@georgetown.edu

者比那些着丝粒抗体、抗 -RNA 聚合酶Ⅲ抗体阳性的硬皮病患者更可能发生显著的肺纤维化[11-13]。

· 异常的肺功能测试结果（pulmonary function tests, PFT）可能对识别硬皮病的 ILD 的危险因素最有帮助，因此肺功能检查在首次评估就应进行。硬皮病发病时或最初的 2 年内用力肺活量（forced vital capacity, FVC）和（或）一氧化碳弥散量（diffusing capacity for carbon monoxide, DLCO）降低预示 ILD 进展[14, 15]。FVC 和 DLCO 的进行性下降均提示预后不良和肺部疾病的进展至终末期。伴肺纤维化疾病的患者就诊时多有显著的呼吸困难（纽约心脏病协会分级Ⅲ或Ⅳ级）和肺部检查有啰音[18]。队列研究已经证实的肺纤维化进展的其他危险因素，包括性别为男性[9]、黑种人[19]、弥漫性疾病亚型[4]、手指溃疡[5]、蛋白尿阳性[15]、抗拓扑异构酶抗体阳性[19]、较短的病程。在队列研究中以前认为吸烟与疾病的快速进展及呼吸受限加重相关[20]，但新近许多研究反驳这个相关性，证实了在非吸烟者中呼吸受限严重程度均等[19, 21-23]。

诊断

劳力性呼吸困难和咳嗽是间质性肺疾病的常见症状，但由于高患病率、发病率和死亡率均与肺受累相关，对所有硬皮病患者不管有无症状都推荐做肺功能初筛和定期测试[24]。限制性肺疾病最敏感的肺功能指标是

FVC 和 DLCO[25]。后者是疾病早期发现更敏感的指标[18,26,27]，虽然单独的 DLCO 降低在进展性肺血管疾病中更常见[28]。然而，考虑到肺血管疾病伴随发生，其也与 DLCO 降低相关，硬皮病患者间质性肺疾病的特异性降低[28]。考虑到这个共病问题，FVC%/DLCO% 比值超过 1.6，有时对确定与早期 ILD 截然相反的肺动脉高压的存在有帮助[8,29]。进行 1 年 2 次的筛查及异常值均存在争议，在实践中和临床试验中使用的值的范围从 FVC ≤ 70% 到 FVC ≤ 80% 预测值，或者使用 FVC 的衰减量 ≥ 10%[30]。注意传统认为弥散功能异常值是 DLCO ≤ 80% 预测值或者 DLCO 的衰减量 ≥ 15%[31-33]。然而，考虑到肺功能检查的易变性，一个更可靠的诊断方法是必需的，即高分辨率 CT 图像。

胸部高分辨率 CT（HRCT）扫描比胸部平片或常规 CT 检查更敏感[30,34]，并且它被认为是诊断间质性肺疾病的金标准。其具有低采样率且非常低的放射剂量，使之成为理想的非侵入性诊断工具[35]。在硬皮病中，HRCT 与肺功能检查及其他临床功能指标的相关性很好[21,36]。间质性肺疾病在胸部高分辨率 CT 的早期改变表现为磨玻璃影，其次是小叶间隔增厚和网状或网状结节样改变[18,21,37]。在胸部高分辨率 CT 的更晚期或纤维化改变包括结构破坏征象的牵拉性支气管扩张、囊性改变和非常明显的蜂窝肺[18,21]。这些变化通常开始于肺外周、后部和肺基底区，进而进展至中央、前部和远端[18]。

磨玻璃影（ground-glass opacity, GGO）的发现最初与基于几个临床病理学研究的可逆的疾病相关[38,39]。然而，后来的研究对这一说法提出了质疑。最近，其他系列研究表明磨玻璃影与纤维化、疾病的进展、对治疗缺乏反应有关[40]。虽然有证据证实磨玻璃影和肺泡炎症相关[21,41]，这种细胞构成既不能预测疾病的进展，也不能提示对治疗的反应性[41,42]。

发病机制

间质性肺疾病主要通过肺功能检查做出

诊断，并经胸部高分辨 CT 证实。外科肺活检不作为常规检查，除非临床或影像学表现不典型。病理学方面，手术活检显示炎症和纤维化，下叶比上叶更多，很少累积胸膜。也可看到局灶性支气管周围淋巴增生，偶有滤泡性细支气管炎[43]。虽然病理方面其无法同特发性肺纤维化（idiopathic pulmonary fibrosis, IPF）区分，相较于 IPF，与硬皮病相匹配的有肺功能检查显示较轻的限制性通气功能障碍[43]，较少的呼吸急促，低氧和功能损害[44]，且生存率明显更高[45]，比特发性肺纤维化患者生存率更高[45]。5 年生存率保持为 77% ～ 86%[16,45,46]。

虽然在研究中支气管肺泡灌洗（bronchoalveolar lavage, BAL）仍具有一定作用[47]，目前对于支气管肺泡灌洗在硬皮病纤维化肺疾病诊断中的临床作用不明确[48]。作为诊断目的，研究通过支气管肺泡灌洗和外科肺活检均提示肺泡炎，并且注意到肺泡炎与胸部高分辨 CT 表现有很好的相关性[38,39]。关于支气管肺泡灌洗液的细胞性质是否可提示治疗的反应乃至治疗选择，目前有很多不一致的资料[41,42]。因此，BAL 目前仍然是一个有价值的研究工具，它可以拓展我们对炎症、纤维化、氧化剂和下呼吸道的其他性质的认识。

硬皮病间质性肺疾病的绝大部分是非特异性间质性肺炎（nonspecific interstitial pneumonitis, NSIP）[16]。在已发表的最大的外科系列研究中，纤维化型的非特异性间质性肺炎比细胞型的非特异性间质性肺炎似乎更多见[16]。在那个报道中肺功能检查及生存率在非特异性间质性肺炎的亚型之间没有区别；NSIP 与普通型间质肺炎（usual interstitial pneumonitis, UIP）之间的生存率也无差别[16]。由于硬皮病间质性肺疾病的病理亚型并不影响生存率，因此外科肺活检并不作为常规推荐检查项目。患病率位居第二的是 UIP，随后是终末期肺疾病。不常见的是呼吸性细支气管炎并间质性肺疾病和小叶中心的纤维化[49]。硬皮病间质性肺疾病的总的生存率好于 IPF 的生存率，即使通过肺功能检查、胸部高分辨率

CT 或者病理检查对其也无法区分[44,50]。

最后，在讨论硬皮病肺疾病时应论及胸部恶性肿瘤。虽然 13% 硬皮病死亡率归于癌症死亡，肺癌是硬皮病患者的主要死因，并且病因学方面，许多原发病因的确在胸部[51,52]。这些因素中，非小细胞肺癌是最常见的，但也可出现小细胞肺癌、淋巴瘤、乳腺癌和食管癌[51]。在硬皮病中，肺癌与吸烟强烈相关，这些患者患恶性肿瘤的风险增高 7 倍[53]。然而其自身的肺纤维化不增加患肺癌的风险[53]。

治疗

间质性肺疾病的自然病程变化很大，对许多患者保持病情稳定是主要的治疗原则。治疗应该根据患者对目前使用的免疫抑制剂可能具有的潜在反应来决定。因此，在疾病早期，胸部高分辨率 CT 显示超过 20% 的肺受累，并且与症状或者仅仅是胸部高分辨率 CT 显示的间质性改变相比，在连续肺功能检查显示用力肺活量的变化对于评估病情更有帮助[54]。基于过去的 10 年中完成的大规模临床试验，局限性和弥漫性硬皮病中的肺部疾病治疗相同。第一个环磷酰胺的大型研究证实同安慰剂相比，FVC 的改善不太显著，DLCO 没有改善[55]。除了 FVC 量小，但有统计学差异，该研究证实了在环磷酰胺组其他临床指标改善的重要性。安慰剂组的差别同 HRCT 的纤维化程度更紧密相关，同磨玻璃表现或 BAL 检查显示的肺泡炎完全相反。另一项随机对照试验证实静脉用环磷酰胺联合其他药物干预同样得到 FVC 的轻微改善（不显著），但对于弥散功能仍然没有改善作用[56]。在硬皮病肺研究（Scero-derma Lung Study）中治疗组的咳嗽症状明显好转，但与 FVC 改善没有相关性[57]。在环磷酰胺停药后这一改善消失。同样在硬皮病肺研究中，同显著进展的安慰剂组相比较，环磷酰胺组胸部高分辨率 CT 的纤维化指数稳定，并且这些影像学变化与肺功能测试及呼吸困难指数表现是一致的[58,59]。也曾研

究过另加不同剂量的糖皮质激素治疗，但很少在对照实验中使用，也不在硬皮病肺疾病普遍使用[56,60,61]。其他只在特定环境下使用的药物包括硫唑嘌呤（主要用于维持治疗）[56,62]、吗替麦考酚酯[63,64]。一个正在进行的比较吗替麦考酚酯和环磷酰胺的试验对未来治疗应该有帮助。

硬皮病相关间质性肺疾病的未来发展方向

未来筛查和监测硬皮病肺疾病的生物标记物可包括 IL-15[65] 和血浆同型半胱氨酸[66]。最近，研究证实血清 KL-6 及血清肺表面活性蛋白 D（SP-D）都与硬皮病患者的肺纤维化评分相关，使它们成为有前途的生物标志物[67,68]。同健康对照组相比较，硬皮病患者的血清 KL-6 及血清 SP-D 水平均升高，并且与恶化的肺纤维化相关。支气管肺泡灌洗检测受损肝细胞生长因子 CCL18 有助于发现间质性肺疾病高风险因素[69]。呼出的肺泡一氧化碳量可发现超早期的间质性肺疾病[70,71]。显像模式比如超声，可以发现增厚的小叶间隔，且具有轻便和无辐射的优点[72]。超声可用于频繁的成像检查和普遍筛查。正在研究的未来干预包括伊马替尼[73,74]、N-乙酰半胱氨酸[75,76]、抗-白细胞介素-6 受体抗体[77] 和利妥昔单抗[78-80]。

下面的病例展示了一些处理硬皮病和肺疾病患者的困难和挑战。

病历摘要 1：伴侵袭性间质性肺疾病的局限性硬皮病

患者，女，48 岁，白种人，出现雷诺现象 3 年手肿胀 18 个月，麻木和麻刺感。患者还曾有过胃食管反流病（GERD），但否认气短或咳嗽。风湿病学家发现患者有手和手指的皮肤局限性增厚，抗拓扑异构酶（Scl-70）抗

体阳性，肺功能显示 FVC 占预计值的 70%，DLCO 占预计值的 68%。胸部 X 线片显示轻度肺不张。HRCT 显示细微的网织结节影改变（图 4.1）。患者治疗开始给予硝苯地平、奥美拉唑和甲氧萘丙酸（奈普生），告知患者在 6 个月内复查。在复查时，出现了新的手指溃疡，乏力加重，色素沉着加重，但患者的局限性皮肤增厚没有变化，右侧跟腱有肌腱摩擦感。此次重复肺功能检查显示 FVC 占预计值的 63%，DLCO 占预计值的 65%，HRCT 显示典型的基底部间质纤维化（图 4.2）。

 虽然，与弥漫性的皮肤受累硬皮病患者相比，典型的局限性皮肤受累的硬皮病患者可能较少出现或发生 ILD[18]，目前有几个发生 ILD 的局限性硬皮病患者组，其与弥漫性硬皮病患者所见到的无法区分开。如有拓扑异构酶抗体或 Scl-70 抗体阳性的本例患者，疾病早期，患者甚至有肌腱摩擦感，但并没有弥漫性皮肤增厚是特别危险的。超过 25% 的 Scl-70 阳性患者没有弥漫性的皮肤疾病，但与其他 Scl-70 阳性患者相似，他们可能会出现严重的肺部疾病。同样，核仁型抗核抗体阳性的局限性的皮肤受累硬皮病患者存在高风险，这些患者应密切随访并做 ILD 筛查。只有抗着丝点抗体阳性的局限性的皮肤受累硬皮病患者不太可能发生显著的 ILD，虽然他们的胸部高分辨率 CT 可能会有一些变化，并且可能会断断续续发生导致其他问题的吸入性肺炎。

 局限性疾病的肺部病理改变与弥漫性疾病所见相同，主要的病理诊断是 NSIP，其次最多见的是 UIP[81]。虽然传统认为局限性疾病的肺部病变轻微且进展缓慢，在硬皮病肺研究中，40% 的患者是局限性疾病。他们

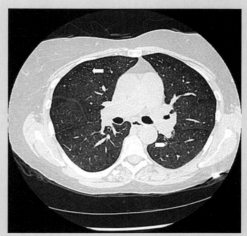

图4.1　早期硬皮病患者HRCT显示，细微的网织结节影改变（箭头）伴牵拉性支气管扩张（箭）。

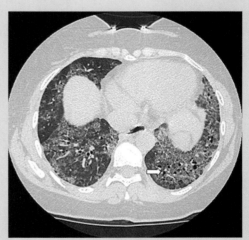

图4.2　硬皮病患者HRCT显示，肺基底部弥漫性分布磨玻璃影，邻近横膈膜的囊性、蜂窝样变证实的纤维化改变。也可见牵拉性支气管扩张（箭）。

的 PFT 同弥漫性疾病患者同等受损，并且对治疗的反应相似，甚至在局限性亚组出现更严重的肺纤维化[82]。因此，局限性皮肤受累硬皮病患者，尤其是那些 SCL-70 抗体或抗核仁抗体阳性的患者，有严重疾病和进展的患者同那些典型的弥漫型皮肤疾病患者相似。

病历摘要 2：终末期肺纤维化

患者，男，58 岁，非洲裔美国人，就诊前 6 年出现雷诺综合征、手和腿肿胀、肌肉无力和气短。初次评估显示为弥漫性硬皮病，核仁型抗核抗体阳性，伴有限制性肺功能受损的间质性肺疾病。患者的肺功能显示 FVC 占预计值的 65%，DLCO 占预计值的 55%。患者的治疗方案采取静脉注射环磷酰胺 6 个月，然后过渡到口服麦考酚酯。虽然最初患者的肺功能检查和 HRCT 扫描提示病情稳定，但在接下来的 4 年多，患者的间质性肺疾病存在缓慢但持续进展，最近的肺功能显示 FVC 占预计值的 45%，DLCO 占预计值的 25%。最近出现逐渐加重的气短，需要依赖于吸氧，并有剧烈的咳嗽。HRCT（图 4.3 和图 4.4）显示过去 1 年来间质性肺疾病并无显著进展，但有心脏增大。超声心动图显示左心室射血分数为 60%，右心室收缩压为 50mmHg（1mmHg 约 0.133kPa）。患者的硬皮病肺疾病需重新进一步评估和治疗。

尽管接受了积极治疗，这位患者仍出现了明显进展的严重终末期肺疾病。进一步的免疫抑制治疗逆转这一进程是不可能的，而且这些药物带来感染的风险可能比任何潜在受益大。他可能会因为间质性肺病和（或）缺氧发生继发性肺动脉高压，或者可能因为硬皮病出现心肌纤维化从而导致肺静脉高压。这时治疗肺动脉高压是否有效尚不得而知，但是需要置入右心导管来确定肺动脉高压的程度和类型。有吸氧支持的心肺运动训练，有助于提高功能容量[83]。重要的是进行积极的抗反流治疗以预防误吸，并且免疫接种预防感染也是极为重要的。咳嗽是患者最大的问题，给治疗带来很大的

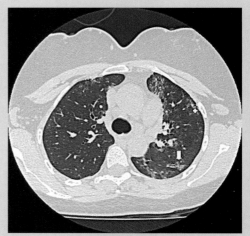

图 4.3 弥漫型硬皮病患者 HRCT 显示，上胸部有较少的肺纤维化改变，但仍有一些磨玻璃影（箭）和胸膜下囊性改变（星号）。在近端和远端可看见间质纹理增加，但保留在胸膜边缘。

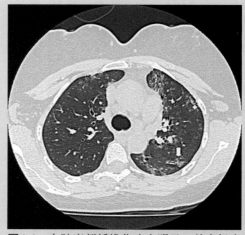

图 4.4 在肺底部纤维化改变明显，并有轻度的心脏肥大。无蜂窝肺改变，但是有明显的牵拉性支气管扩张。

挑战。虽然抗反流和止咳治疗应该尝试，对这个问题目前没有简单的答案。缓解 ILD 的咳嗽症状常见的治疗方法包括本佐那酯镇咳药、支气管扩张剂和阿片类药物。虽然对于这个问题，来自于其他多系统疾病的食管反流和身心障碍可能排斥这类患者，肺移植手术

已在硬皮病患者中成功实施[84, 85]。在这些中心选择的患者的预后与其他间质性肺病的患者预后相同[86]。

病历摘要 3：非典型的肺部病变

患者，女，69 岁，白种人，患有雷诺综合征 20 余年。在此期间也患有胃食管反流病。在过去的几年中，患者曾有过几次与咳嗽和呼吸困难加重相关的支气管炎和（或）肺炎发作，最近 6 个月持续发作。就诊时肺科医生发现患者的手肿胀并有一些毛细血管扩张，肺功能检查显示轻度限制性通气功能障碍疾病表现，FVC 占预计值的 75%，DLCO 占预计值的 45%。HRCT 显示不对称的肺间质纤维化，右上叶和舌叶有轻度的纤维化改变，左下叶有较少的小叶中心纤维化以及明显的食管扩张（图 4.5）。超声心动图检查正常，没有肺动脉高压。抗着丝粒抗体阳性，重新诊断为硬皮病伴间质性肺疾病，患者是否应该接受环磷酰胺治疗成为问题。

这个案例表明，临床表型在硬皮病的肺疾病诊断中是何等的重要。患者有长期的抗着丝点抗体阳性但并无明显硬皮病肺纤维化表现，但患者已经出现了一些继发性纤维化改变，最有可能与反复发生的吸入性肺炎和（或）之前的肺炎有关。比起反应活跃的肺部纤维化进展，患者的肺功能 DLCO 严重降低更有可能提示未来肺血管病变的可能。硬皮病的显著特点之一是食管运动功能障碍和伴随的胃食管反流病（GERD）[87]。在局限性和弥漫性硬皮病亚型患者中 GERD 的发病率是否相同还有争论[25, 88]，但其在伴

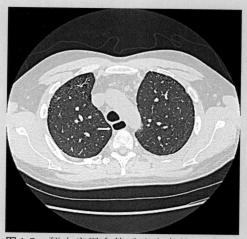

图4.5 硬皮病胃食管反流患者的HRCT显示，食管显著扩张（箭），与气管内径大小相仿。双肺前部见胸膜下囊肿，提示间质性肺疾病。

或不伴肺纤维化疾病的患者中，有症状者和无症状者是均等的[25, 89]。在大的队列研究中，在伴或不伴 GERD 的硬皮病患者之间自身抗体并无区别[27, 90-92]。虽然 HRCT 纤维化评分与胃食管反流频率相关性很好，肺纤维化的程度与是否出现食管裂孔疝之间无相关性。在一些疾病系列研究中，GERD 通过测压法测定，与典型的肺部纤维化疾病的肺功能进行性下降和 HRCT 扫描发现的肺实质异常均相关[27]。终末期肺疾病一旦发生，不管有无症状，所有硬皮病伴间质性肺疾病患者都有 GERD[93]。虽然 GRED 在硬皮病患者中有很高的患病率，并不是伴 GERD 的所有患者都会发生 ILD[25, 89]，相比 GRED 的存在，其他特征比如自身抗体表型与纤维化疾病发生的相关性更密切。

筛查 GRED，可以从 HRCT 开始，因为这个检查对于硬皮病诊断食管扩张的阳性预测值为 83%[94]，特别是在试图区分间质性肺疾病的原因时很有帮助[95]。基于一项研究，HRCT 显示

的食管扩张与肺功能DLCO减低相关，但与纤维化评分不相关，这可能是由于在局限性硬皮病中肺血管病变和食管疾病多联袂出现所致[96]。虽然诊断GERD的金标准是压力测定，此在硬皮病诊断中很少需要，因为GERD的患病率过高。

由 de Souza 等完成的研究报告对硬皮病GRED相关肺疾病病理表现做了最好的描述[49]。他们采取外科肺活检、放射检查、食管和肺功能检查等方式前瞻性评估了28例硬皮病肺间质性纤维化患者。他们描述的病理改变除了非特异性间质性肺炎和少见的普通型间质肺炎外，还有小叶中心性纤维化。那些有孤立的小叶中心性纤维化的患者被发现有异物和管腔内嗜碱性成分。小叶中心性纤维化与食管异常、呼吸系统症状、中度肺功能受限相关。

GERD与食管运动功能障碍的治疗主要是早期和长期使用质子泵抑制剂，可减少胃酸反流和食管疾病的并发症，诸如食管狭窄、Barret食管和腺癌。行为干预是必要的，因为运动功能失调也可导致非酸性反流。比如卧位时抬高胸部和头部，避免饭后4小时内平卧，少吃多餐，避免胃部膨胀和加重反流是一些关键措施[97]。促胃动力药物也是必要的。甲氧氯普胺改善胃动力障碍但不影响食管蠕动停止，同时中枢神经系统的副作用限制了其使用。其他药物没有经FDA批准在美国使用，比如多潘立酮，有时出于同情需要而使用[98]。避免影响胃肠道运动的食物和药物也很重要。虽然通常治疗反流的外科手术也是非常有帮助的，尤其在硬皮病患者中，它们与GERD的高发病率和高比例的并发症相关[99]。当然，在进行肺移植评估时，考虑到食管疾病的移植后并发症和生存率，对硬皮病患者的胃食管疾病进行外科评估是必要的[100]。

总结

间质性肺疾病在系统性硬化病患者中是普遍的，且同很高的发病率和死亡率相关。因此，每年对患者进行筛查，并且有针对证实肺功能检查异常和症状的低剂量影像诊断方法是很重要的。目前，正在进行的大规模临床试验的治疗是为了更好地确定最佳治疗方案。

（雷蕊霞　李義　译校）

参考文献

1. Mayes MD, et al. Prevalence, incidence, survival, and disease characteristics of systemic sclerosis in a large US population. Arthritis Rheum. 2003;48(8): 2246–55.
2. Vonk MC, et al. Systemic sclerosis and its pulmonary complications in The Netherlands: an epidemiological study. Ann Rheum Dis. 2009;68(6):961–5.
3. Arnett FC, et al. Familial occurrence frequencies and relative risks for systemic sclerosis (scleroderma) in three United States cohorts. Arthritis Rheum. 2001;44(6):1359–62.
4. Simeon-Aznar CP, et al. Registry of the Spanish network for systemic sclerosis: clinical pattern according to cutaneous subsets and immunological status. Semin Arthritis Rheum. 2012;41(6): 789–800.
5. Khimdas S, et al. Associations with digital ulcers in a large cohort of systemic sclerosis: results from the Canadian Scleroderma Research Group registry. Arthritis Care Res (Hoboken). 2011;63(1): 142–9.
6. D'Angelo WA, et al. Pathologic observations in systemic sclerosis (scleroderma). A study of fifty-eight autopsy cases and fifty-eight matched controls. Am J Med. 1969;46(3):428–40.
7. Arias-Nunez MC, et al. Systemic sclerosis in northwestern Spain: a 19-year epidemiologic study. Medicine (Baltimore). 2008;87(5):272–80.
8. Steen V. Predictors of end stage lung disease in systemic sclerosis. Ann Rheum Dis. 2003;62(2):97–9.
9. Ioannidis JP, et al. Mortality in systemic sclerosis: an international meta-analysis of individual patient data. Am J Med. 2005;118(1):2–10.
10. Domsic RT, et al. Skin thickness progression rate: a

predictor of mortality and early internal organ involvement in diffuse scleroderma. Ann Rheum Dis. 2011;70(1):104–9.

11. Graf SW, et al. South Australian Scleroderma Register: autoantibodies as predictive biomarkers of phenotype and outcome. Int J Rheum Dis. 2012; 15(1):102–9.

12. Greidinger EL, et al. African-American race and antibodies to topoisomerase I are associated with increased severity of scleroderma lung disease. Chest. 1998;114(3):801–7.

13. Steen VD. Autoantibodies in systemic sclerosis. Semin Arthritis Rheum. 2005;35(1):35–42.

14. Plastiras SC, et al. Scleroderma lung: initial forced vital capacity as predictor of pulmonary function decline. Arthritis Rheum. 2006;55(4):598–602.

15. Morgan C, et al. Predictors of end stage lung disease in a cohort of patients with scleroderma. Ann Rheum Dis. 2003;62(2):146–50.

16. Bouros D, et al. Histopathologic subsets of fibrosing alveolitis in patients with systemic sclerosis and their relationship to outcome. Am J Respir Crit Care Med. 2002;165(12):1581–6.

17. Steen VD, et al. Severe restrictive lung disease in systemic sclerosis. Arthritis Rheum. 1994;37(9): 1283–9.

18. Launay D, et al. High resolution computed tomography in fibrosing alveolitis associated with systemic sclerosis. J Rheumatol. 2006;33(9):1789–801.

19. Assassi S, et al. Predictors of interstitial lung disease in early systemic sclerosis: a prospective longitudinal study of the GENISOS cohort. Arthritis Res Ther. 2010;12(5):R166.

20. Steen VD, et al. Pulmonary involvement in systemic sclerosis (scleroderma). Arthritis Rheum. 1985;28(7): 759–67.

21. Goldin JG, et al. High-resolution CT scan findings in patients with symptomatic scleroderma-related interstitial lung disease. Chest. 2008;134(2):358–67.

22. Hudson M, et al. Cigarette smoking in patients with systemic sclerosis. Arthritis Rheum. 2011;63(1): 230–8.

23. Quadrelli SA, et al. Patterns of pulmonary function in smoking and nonsmoking patients with progressive systemic sclerosis. Rheumatol Int. 2009;29(9): 995–9.

24. Lopes AJ, et al. Systemic sclerosis-associated interstitial pneumonia: evaluation of pulmonary function over a five-year period. J Bras Pneumol. 2011; 37(2):144–51.

25. Savarino E, et al. [Possible connection between gastroesophageal reflux and interstitial pulmonary fibrosis in patients with systemic sclerosis]. Recenti Prog Med. 2009;100(11):512–6.

26. Bellia M, et al. HRCT and scleroderma: semiquantitative evaluation of lung damage and functional abnormalities. Radiol Med. 2009;114(2):190–203.

27. Marie I, et al. Esophageal involvement and pulmonary manifestations in systemic sclerosis. Arthritis Rheum. 2001;45(4):346–54.

28. Steen VD, et al. Isolated diffusing capacity reduction in systemic sclerosis. Arthritis Rheum. 1992;35(7): 765–70.

29. Launay D, et al. Clinical characteristics and survival in systemic sclerosis-related pulmonary hypertension associated with interstitial lung disease. Chest. 2011;140(4):1016–24.

30. Steele R, et al. Clinical decision rule to predict the presence of interstitial lung disease in systemic sclerosis. Arthritis Care Res (Hoboken). 2012;64(4): 519–24.

31. Lung function testing: selection of reference values and interpretative strategies. American Thoracic Society. Am Rev Respir Dis. 1991;144(5): 1202–18.

32. Goh NS, et al. Bronchoalveolar lavage cellular profiles in patients with systemic sclerosis-associated interstitial lung disease are not predictive of disease progression. Arthritis Rheum. 2007;56(6):2005–12.

33. Latsi PI, et al. Fibrotic idiopathic interstitial pneumonia: the prognostic value of longitudinal functional trends. Am J Respir Crit Care Med. 2003; 168(5):531–7.

34. Schurawitzki H, et al. Interstitial lung disease in progressive systemic sclerosis: high-resolution CT versus radiography. Radiology. 1990;176(3):755–9.

35. Winklehner A, et al. Screening for interstitial lung disease in systemic sclerosis: the diagnostic accuracy of HRCT image series with high increment and reduced number of slices. Ann Rheum Dis. 2012; 71(4):549–52.

36. Ooi GC, et al. Interstitial lung disease in systemic sclerosis. Acta Radiol. 2003;44(3):258–64.

37. Daimon T, et al. Nonspecific interstitial pneumonia associated with collagen vascular disease: analysis of CT features to distinguish the various types. Intern Med. 2009;48(10):753–61.

38. Remy-Jardin M, et al. Pulmonary involvement in progressive systemic sclerosis: sequential evaluation with CT, pulmonary function tests, and bronchoalveolar lavage. Radiology. 1993;188(2):499–506.

39. Wells AU, et al. High resolution computed tomography as a predictor of lung histology in systemic sclerosis. Thorax. 1992;47(9):738–42.

40. Shah RM, Jimenez S, Wechsler R. Significance of ground-glass opacity on HRCT in long-term follow-up of patients with systemic sclerosis. J Thorac Imaging. 2007;22(2):120–4.

41. Strange C, et al. Bronchoalveolar lavage and response to cyclophosphamide in scleroderma interstitial lung disease. Am J Respir Crit Care Med. 2008;177(1):91–8.

42. Mittoo S, et al. Persistence of abnormal bronchoalveolar lavage findings after cyclophosphamide treatment in scleroderma patients with interstitial lung disease. Arthritis Rheum. 2007;56(12):4195–202.

43. Harrison NK, et al. Structural features of interstitial lung disease in systemic sclerosis. Am Rev Respir Dis. 1991;144(3 Pt 1):706–13.

44. Wells AU, et al. Functional impairment in lone cryptogenic fibrosing alveolitis and fibrosing alveolitis associated with systemic sclerosis: a comparison. Am J Respir Crit Care Med. 1997;155(5):1657–64.

45. Wells AU, et al. Fibrosing alveolitis associated with systemic sclerosis has a better prognosis than lone cryptogenic fibrosing alveolitis. Am J Respir Crit

Care Med. 1994;149(6):1583–90.

46. Su R, et al. An analysis of connective tissue disease-associated interstitial lung disease at a US Tertiary Care Center: better survival in patients with systemic sclerosis. J Rheumatol. 2011;38(4):693–701.

47. Schmidt K, et al. Bronchoalveoloar lavage fluid cytokines and chemokines as markers and predictors for the outcome of interstitial lung disease in systemic sclerosis patients. Arthritis Res Ther. 2009;11(4):R111.

48. Kinder BW, King Jr TE. Prognostic significance of bronchoalveolar lavage cellular analysis in scleroderma lung disease. Am J Respir Crit Care Med. 2008;177(11):1292–3, author reply 1293.

49. de Souza RB, et al. Centrilobular fibrosis: an underrecognized pattern in systemic sclerosis. Respiration. 2009;77(4):389–97.

50. Wells AU, et al. Fibrosing alveolitis in systemic sclerosis. Bronchoalveolar lavage findings in relation to computed tomographic appearance. Am J Respir Crit Care Med. 1994;150(2):462–8.

51. Tyndall AJ, et al. Causes and risk factors for death in systemic sclerosis: a study from the EULAR Scleroderma Trials and Research (EUSTAR) database. Ann Rheum Dis. 2010;69(10):1809–15.

52. Kuo CF, et al. Cancer risk among patients with systemic sclerosis: a nationwide population study in Taiwan. Scand J Rheumatol. 2012;41(1):44–9.

53. Pontifex EK, Hill CL, Roberts-Thomson P. Risk factors for lung cancer in patients with scleroderma: a nested case–control study. Ann Rheum Dis. 2007; 66(4):551–3.

54. Goh NS, et al. Interstitial lung disease in systemic sclerosis: a simple staging system. Am J Respir Crit Care Med. 2008;177(11):1248–54.

55. Tashkin DP, et al. Cyclophosphamide versus placebo in scleroderma lung disease. N Engl J Med. 2006; 354(25):2655–66.

56. Hoyles RK, et al. A multicenter, prospective, randomized, double-blind, placebo-controlled trial of corticosteroids and intravenous cyclophosphamide followed by oral azathioprine for the treatment of pulmonary fibrosis in scleroderma. Arthritis Rheum. 2006;54(12):3962–70.

57. Theodore AC, et al. Correlation of cough with disease activity and treatment with cyclophosphamide in scleroderma interstitial lung disease: findings from the Scleroderma Lung Study. Chest. 2012; 142(3):614–21.

58. Goldin J, et al. Treatment of scleroderma-interstitial lung disease with cyclophosphamide is associated with less progressive fibrosis on serial thoracic high-resolution CT scan than placebo: findings from the scleroderma lung study. Chest. 2009;136(5): 1333–40.

59. Kim HJ, et al. Quantitative texture-based assessment of one-year changes in fibrotic reticular patterns on HRCT in scleroderma lung disease treated with oral cyclophosphamide. Eur Radiol. 2011;21(12): 2455–65.

60. Griffiths B, et al. Systemic sclerosis and interstitial lung disease: a pilot study using pulse intravenous methylprednisolone and cyclophosphamide to assess the effect on high resolution computed tomography

61. Wanchu A, et al. High-dose prednisolone and bolus cyclophosphamide in interstitial lung disease associated with systemic sclerosis: a prospective open study. Int J Rheum Dis. 2009;12(3):239–42.

62. Paone C, et al. Twelve-month azathioprine as maintenance therapy in early diffuse systemic sclerosis patients treated for 1-year with low dose cyclophosphamide pulse therapy. Clin Exp Rheumatol. 2007; 25(4):613–6.

63. Gerbino AJ, Goss CH, Molitor JA. Effect of mycophenolate mofetil on pulmonary function in scleroderma-associated interstitial lung disease. Chest. 2008;133(2):455–60.

64. Koutroumpas A, et al. Mycophenolate mofetil in systemic sclerosis-associated interstitial lung disease. Clin Rheumatol. 2010;29(10):1167–8.

65. Wuttge DM, et al. Serum IL-15 in patients with early systemic sclerosis: a potential novel marker of lung disease. Arthritis Res Ther. 2007;9(5):R85.

66. Caramaschi P, et al. Homocysteine plasma concentration is related to severity of lung impairment in scleroderma. J Rheumatol. 2003;30(2):298–304.

67. Bonella F, et al. Surfactant protein D and KL-6 serum levels in systemic sclerosis: correlation with lung and systemic involvement. Sarcoidosis Vasc Diffuse Lung Dis. 2011;28(1):27–33.

68. Takahashi T, et al. Dynamics of serum angiopoietin-2 levels correlate with efficacy of intravenous pulse cyclophosphamide therapy for interstitial lung disease associated with systemic sclerosis. Mod Rheumatol. 2013;23(5):884–90.

69. Bogatkevich GS, et al. Impairment of the antifibrotic effect of hepatocyte growth factor in lung fibroblasts from African Americans: possible role in systemic sclerosis. Arthritis Rheum. 2007;56(7):2432–42.

70. Wuttge DM, et al. Increased alveolar nitric oxide in early systemic sclerosis. Clin Exp Rheumatol. 2010;28(5 Suppl 62):S5–9.

71. Hua-Huy T, et al. Increased alveolar concentration of nitric oxide is related to serum-induced lung fibroblast proliferation in patients with systemic sclerosis. J Rheumatol. 2010;37(8):1680–7.

72. Delle Sedie A, et al. Ultrasound lung comets in systemic sclerosis: a useful tool to detect lung interstitial fibrosis. Clin Exp Rheumatol. 2010;28 (5 Suppl 62):S54.

73. Spiera RF, et al. Imatinib mesylate (Gleevec) in the treatment of diffuse cutaneous systemic sclerosis: results of a 1-year, phase IIa, single-arm, open-label clinical trial. Ann Rheum Dis. 2011;70(6): 1003–9.

74. Divekar AA, et al. Treatment with imatinib results in reduced IL-4-producing T cells, but increased CD4(+) T cells in the broncho-alveolar lavage of patients with systemic sclerosis. Clin Immunol. 2011;141(3):293–303.

75. Rosato E, et al. Long-term N-acetylcysteine therapy in systemic sclerosis interstitial lung disease: a retrospective study. Int J Immunopathol Pharmacol. 2011;24(3):727–33.

76. Failli P, et al. Effect of N-acetyl-L-cysteine on

peroxynitrite and superoxide anion production of lung alveolar macrophages in systemic sclerosis. Nitric Oxide. 2002;7(4):277–82.

77. Shima Y, et al. The skin of patients with systemic sclerosis softened during the treatment with anti-IL-6 receptor antibody tocilizumab. Rheumatology. 2010;49(12):2408–12.

78. Daoussis D, et al. Experience with rituximab in scleroderma: results from a 1-year, proof-of-principle study. Rheumatology. 2010;49(2):271–80.

79. Yoo WH. Successful treatment of steroid and cyclophosphamide-resistant diffuse scleroderma-associated interstitial lung disease with rituximab. Rheumatol Int. 2012;32(3):795–8.

80. Haroon M, et al. Cyclophosphamide-refractory scleroderma-associated interstitial lung disease: remarkable clinical and radiological response to a single course of rituximab combined with high-dose corticosteroids. Ther Adv Respir Dis. 2011;5(5):299–304.

81. Fischer A, et al. Unique characteristics of systemic sclerosis sine scleroderma-associated interstitial lung disease. Chest. 2006;130(4):976–81.

82. Clements PJ, et al. Scleroderma lung study (SLS): differences in the presentation and course of patients with limited versus diffuse systemic sclerosis. Ann Rheum Dis. 2007;66(12):1641–7.

83. Huppmann P, et al. Effects of in-patient pulmonary rehabilitation in patients with interstitial lung disease. Eur Respir J. 2013;42(2):444–53.

84. Schachna L, et al. Lung transplantation in scleroderma compared with idiopathic pulmonary fibrosis and idiopathic pulmonary arterial hypertension. Arthritis Rheum. 2006;54(12):3954–61.

85. Saggar R, et al. Systemic sclerosis and bilateral lung transplantation: a single centre experience. Eur Respir J. 2010;36(4):893–900.

86. Massad MG, et al. Outcomes of lung transplantation in patients with scleroderma. World J Surg. 2005;29(11):1510–5.

87. Wipff J, et al. Prevalence of Barrett's esophagus in systemic sclerosis. Arthritis Rheum. 2005;52(9):2882–8.

88. Nishimagi E, et al. Characteristics of patients with early systemic sclerosis and severe gastrointestinal tract involvement. J Rheumatol. 2007;34(10):2050–5.

89. Gilson M, et al. Prognostic factors for lung function in systemic sclerosis: prospective study of 105 cases. Eur Respir J. 2010;35(1):112–7.

90. Liu X, et al. Prevalence and clinical importance of gastroesophageal reflux in Chinese patients with systemic sclerosis. Clin Exp Rheumatol. 2012;30 (2 Suppl 71):S60–6.

91. Savarino E, et al. Gastroesophageal reflux and pulmonary fibrosis in scleroderma: a study using pH-impedance monitoring. Am J Respir Crit Care Med. 2009;179(5):408–13.

92. Marie I, et al. Delayed gastric emptying determined using the 13C-octanoic acid breath test in patients with systemic sclerosis. Arthritis Rheum. 2012; 64(7):2346–55.

93. D'Ovidio F, et al. Prevalence of gastroesophageal reflux in end-stage lung disease candidates for lung transplant. Ann Thorac Surg. 2005;80(4):1254–60.

94. Vonk MC, et al. Oesophageal dilatation on high-resolution computed tomography scan of the lungs as a sign of scleroderma. Ann Rheum Dis. 2008; 67(9):1317–21.

95. Bhalla M, et al. Chest CT in patients with scleroderma: prevalence of asymptomatic esophageal dilatation and mediastinal lymphadenopathy. AJR Am J Roentgenol. 1993;161(2):269–72.

96. Pandey AK, et al. Oesophageal dilatation on high-resolution CT chest in systemic sclerosis: what does it signify? J Med Imaging Radiat Oncol. 2011; 55(6):551–5.

97. Ebert EC. Esophageal disease in progressive systemic sclerosis. Curr Treat Options Gastroenterol. 2008;11(1):64–9.

98. Ndraha S. Combination of PPI with a prokinetic drug in gastroesophageal reflux disease. Acta Med Indones. 2011;43(4):233–6.

99. Kent MS, et al. Comparison of surgical approaches to recalcitrant gastroesophageal reflux disease in the patient with scleroderma. Ann Thorac Surg. 2007;84(5):1710–5. discussion 1715–6.

100. Hoppo T, et al. Antireflux surgery preserves lung function in patients with gastroesophageal reflux disease and end-stage lung disease before and after lung transplantation. Arch Surg. 2011;146(9):1041–7.

第 5 章

炎性肌病/抗合成酶综合征

Cheilonda Johnson，Chester V. Oddis，Sonye K. Danoff

引言

皮肌炎（dermatomyositis，DM）和多发性肌炎（polymyositis，PM）均为特发的炎性肌病（idiopathic inflammatory myositis，IIM），是一组少见的异质性获得性自身免疫性肌病，常累及肺。DM 是一种补体介导的肌肉微血管病，在肌束膜和血管周围组织均发现了 B 细胞及中后期补体成分的存在。临床表现包括 Gottron 皮疹等特征性皮肤变化伴肌无力（图 5.1）[1, 2]。PM 是一种 T 细胞介导的疾病，也可引起肌无力[1]。尽管皮肤表现如此，两种疾病有相似的肌肉及肌肉外表现。因此在后续章节中，除非特别说明，术语肌炎和 IIM 全部指的是 DM 和 PM。

皮肌炎患者典型表现为数周至数月迅速进展的对称性近端肌无力[3]。虽然有很多针对 IIM 的分类标准，但临床最实用的仍是 Bohan 和 Peter 分类[4-7]。基本要素包括体格检查的近端肌无力、血清 CPK 的升高、肌电图（electro-myogram，EMG）异常、肌肉活检符合肌炎，以及（多发性肌炎病例的）典型皮疹（表 5.1）。尽管由 Bohan 和 Peter 提出的标准集中在肌肉部分，但肌炎影响多个器官，肺是肌外受累的最常见部位[8]且是发病率和死亡率的重要来源[9]。皮肌炎患者的肺部表现多样（表 5.2），但本章重点论述最常见且具有损伤性的肺部表现——间质性肺疾病（interstitial lung disease，ILD）[10]。

流行病学

根据人群和所使用的诊断标准，据报道肌炎相关的 ILD（myositis-ILD）发病率为 5%~78%[2, 3, 8-10]。虽然在 PM 及 DM 中，ILD 的发病频率相似，DM-ILD 患者通常更差，出现严重的难治性疾病更为频繁[8-11]。

肌炎 -ILD 的诊断有显著的预后意义，因为相较于单纯的肌炎患者此并发症提示生存率低[2, 8]。总的来说，肌炎相关性 ILD 患者如对治疗反应好，其 1 年、5 年、10 年生存率分别为 94%、90%、87%[2, 12]。包括呼吸困难急性发作的出现、肺组织学符合普通型间质性肺炎（usual interstitial pneumonia，UIP）、皮肌炎合并伴有临床微血管病、指端梗死、临床无肌病性皮肌炎（clinically amyopathic dermato-myositis，CDAM）、最初的 DLCO 和 FVC 分别低于 45% 及 60% 等因素预示预后差[2]。

临床表现

典型表现为伴或不伴咳嗽的呼吸困难。

C. Johnson, M.D., M.H.S.
S.K. Danoff, M.D., Ph.D. (✉)
Division of Pulmonary/Critical Care Medicine,
Department of Medicine, Johns Hopkins University
School of Medicine, Baltimore, MD, USA
e-mail: Cjohn164@jhmi.edu; sdanoff@jhmi.edu

C.V. Oddis, M.D.
Division of Rheumatology, Department of Medicine,
University of Pittsburgh Medical Center,
Pittsburgh, PA, USA
e-mail: Cvo5@pitt.edu

病历摘要 1

患者，女，35岁，因双手出现红色皮疹而到家庭保健医生处就诊（图5.1），同时伴有甲床边缘出现皲裂，疼痛明显，在天气冷的时候症状加重。病灶皮肤活检提示界面性皮炎。在随后的12个多月，患者发生近端肌无力及炎性小关节炎。肌肉活检为符合皮肌炎的血管周围炎症，且患者抗Jo-1自身抗体阳性。经过激素治疗后病情得到几个月的改善，激素逐渐减量并停药。后来患者肌无力复发并出现劳力性呼吸困难。胸部HRCT扫描显示弥漫性磨玻璃影，肺功能提示轻度限制性通气功能障碍、DLCO中到重度减退。支气管镜排除了感染性疾病，开胸肺活检提示机化性肺炎。给予泼尼松联合硫唑嘌呤治疗。在随后的1年多，患者的皮肤、肌肉和肺部症状均有好转（图5.2），且泼尼松逐渐减量至停药。通过小剂量硫唑嘌呤维持，患者病情稳定。

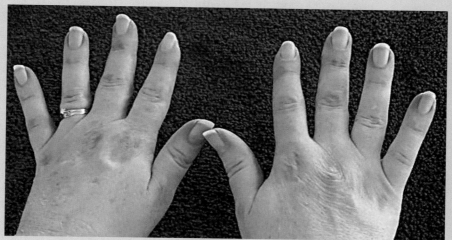

图5.1　双侧红色Gottron丘疹。（见彩图）

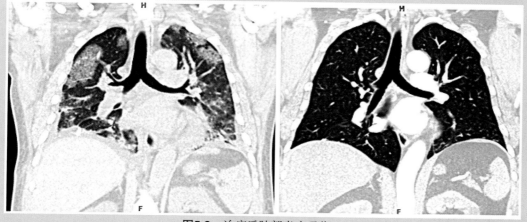

图5.2　治疗后肺部炎症吸收。

表5.1 多发性肌炎／皮肌炎的诊断标准

Bohan 和 Peter[4, 5]	Dalakas 和 Hohlfeld[6]
1. 对称的肌病肌无力	1. 对称的肌病肌无力
2. 肌肉活检提示微细的肌纤维坏死，吞噬、再生、肌纤维直径变化，以及炎性渗出	2. 肌肉活检表现 (a) CD8/MHC-I 复合物 (b) 仅有 MHC-I 表达 (c) 皮肤血管肌肉周围浸润物
3. 血清骨骼肌酶升高	3. 血清骨骼肌酶升高
4. 肌电图显示肌病表现	4. 肌电图显示肌病表现
	5. 皮疹或钙沉积 (a) 有 (b) 没有

多发性肌炎		皮肌炎		多发性肌炎		皮肌炎	
确诊	疑诊	确诊	疑诊	确诊	疑诊	确诊	疑诊
所有 4 项	2～3 项	3～4 项 + DM 皮疹	2 项 + DM 皮疹	1, 2a, 3～4, 5b	1, 2b, 3～4, 5b	1, 2c, 3～4, 5a	1, 2c, 3～4, 5b

Adapted from with permission from Kalluri M, Oddis CV. Pulmonary manifestations of the idiopathic inflamatory myopathies. Clinics in Chest Medicine. 2010;31(3):501–12

表5.2 肌炎的肺部表现

肺实质	肺脉管系统	另外的实质
ILD	肺动脉高压	横膈肌无力
肺炎 肺炎药源性 ILD	肺毛细血管炎／弥漫性肺泡损害	肋间肌无力 气胸 纵隔气肿 吞咽困难（误吸） 心肌炎（肺水肿） 心肌病（肺水肿）

表现和病程存在很大差异，从轻微、亚急性或慢性病程到必需机械通气的急性呼吸衰竭的迅速暴发。而且 ILD 可以在 IIM 诊断之前或之后出现，或伴随发生。就如在病历摘要 1 中阐述的一样，ILD 可以在皮肤或肌肉疾病之后发作，故对呼吸系统疾病的监测是重要的，即使是在疾病更多典型症状改善的时候。

肺功能检查（pulmonary function test，PFT）通常显示典型表现为限制性通气功能障碍、伴有肺总量 TLC、FVC、FEV1 降低的限制性通气功能障碍，并且 FEV1/FVC 正常或升高 [2] 伴有 DLCO 的降低 [2]。

放射学及组织病理学表现

肺部 HRCT 的典型表现为没有蜂窝肺改变的网状磨玻璃影（图 5.3），其与非特异性间质性肺炎（nonspecific interstitial pneumonia, NSIP）的组织病理学表现相符 [2, 8]。UIP 的典型蜂窝肺图像也可见到 [8]。

因为 HRCT 肺部表现与开胸肺活检结果相对应，已经确诊为肌炎的患者通常不必做肺活检[2]。当需要肺活检时，外科肺活检优于经支气管活检的方法[2]。最常见的组织学亚型是 NSIP，随后是 UIP，弥漫性肺泡损伤（diffuse alveolar damage，DAD）和 OP[2, 8]。

自身抗体

在肌病谱中识别细胞内抗原的自身抗体对应独特的临床表型，并在疾病的发病机制和治疗中有重要意义[3, 13, 14]。肌炎自身抗体分为两类：肌炎特异性自身抗体（myositis-specific autoantibodies，MSA）和肌炎相关性自身抗体（myositis-associated autoantibodies，MAA）（表 5.3）[13]。MSA 几乎只见于特发性炎性肌病（idiopathic inflammatory myopathy，IIM），且 60%～80% 的 IIM 患者有一种抗体阳性[3, 14]，而 MAA 在与另一个

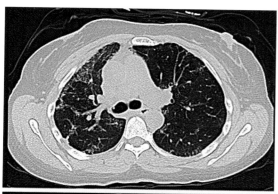

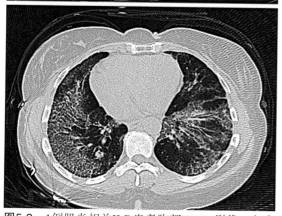

图5.3　1例肌炎相关ILD患者胸部HRCT影像。包含弥漫磨玻璃影的CT表现。

结缔组织疾病重叠的肌炎患者中更常见[13]。下面将讨论出现在肌炎相关的间质性肺疾病（interstitial lung disease，ILD）中的 MSA。

抗合成酶自身抗体

最常见的 MSA 是抗合成酶自身抗体，针对催化氨基酸黏附到它们的同源 tRNA 氨酰转移核糖核酸合成酶（aminoacyl transfer RNA synthetase，ARS）[3, 13]。迄今为止已发现了针对 ARS 的 8 种自身抗体（表 5.3），抗 Jo-1（抗 - 组氨酰转移核糖核酸合成酶）在 PM/DM 患者中是最常见的，出现频率为 20%～30%[2, 3, 13, 15]。非 Jo-1 抗合成酶自身抗体出现频率共占 IIM 患者的 20%（表 5.2）[3, 13, 15]。抗合成酶自身抗体阳性的患者，具有抗合成酶综合征的部分或者全部临床特征，包括发热、肌炎、Raynaud 现象、多关节炎、"技工手"及间质性肺疾病（表 5.3）。一般来说这些患者对糖皮质激素反应良好[3, 13]，虽然复发很常见。纵向分析，抗 Jo-1 抗体水平显示与肌肉、关节、肺以及全身疾病活动度相关[16, 17]，且对监测疾病活跃程度及对治疗反应可能有用[16, 17]。虽然 8 种 MSA 中的任何一种自身抗体的存在，通常与部分或全部的抗合成酶综合征特征相关，但对于肌炎的亚型（PM 与 DM）、CK 的水平，肺受累及肌炎的严重程度可能多样化（表 5.3）[3, 13]。

皮肌炎特异性自身抗体

抗p-155/140自身抗体

针对相当于转录中介因子 1γ（TIF1-γ）的一个分子量在 155/140kDa 成倍体的自身抗体（表 5.3），在多达 20% 的皮肌炎患者中发现，且与癌症相关性肌炎（cancer-associated myositis，CAM）风险增加相关[18, 19]。

抗SUMO-1

抗 SUMO-1（小分子泛素样修饰体 1）在 8% 的皮肌炎患者中发现，且与恶性肿瘤及间质性肺疾病相关[3, 13]。有趣的是，在一个大多数抗 SUMO-1 自身抗体阳性的病例系

表 5.3　肌炎特异性自身抗体

	自身靶抗原	临床相关性
肌炎特异性自身抗体		
抗合成酶自身抗体 抗 Jo-1 PL-12 PL-7 EJ OJ KS Ha Zo	氨酰核糖核酸转移合成酶 组氨酰 丙氨酰 苏氨酰 甘氨酰基 异亮氨酰 天冬酰胺 酪氨酰 苯丙氨酰	抗合成酶综合征：肌炎，间质性肺疾病，雷诺现象，关节炎，技工手，发热
抗 SRP	信号识别蛋白	坏死性肌病
抗 Mi-2	组蛋白去乙酰霉复合物（NuRD）	DM
抗 p-155/140	转录中介因子 1γ（TIF1-γ）	DM 及恶性肿瘤
抗 SUMO-1	小分子泛素样修饰体	DM
抗 CADM-140	黑色素瘤分化相关基因 5	CADM 及 ILD
抗 p140	核基质蛋白 2（NXP2）	DM 及 ILD
抗 200/100	3 羟基 -3 甲基 - 辅酶 A 还原酶	坏死性肌病

Adapted with permission from Betteridge ZE, Gunawardena H, McHugh NJ. Novel autoantibodies and clinical phenotypes in adult and juvenile myositis. Arthritis research & therapy. 2011;13(2):209

列中，证实皮肤表现早于肌炎和 ILD [3, 20]。

抗MDA5

临床上无肌病性皮肌炎（clinically amyopathic dermatomyositis, CADM）是皮肌炎中少见而重要的亚型，其皮肤表现符合皮肌炎但临床上无明显肌肉受损 [2]。CADM 与急性的且迅速进展的间质性肺疾病有关。已经确定靶抗原为一黑色素瘤分化相关基因 5（melanoma differentiation associated gene 5, MDA5）编码的 RNA 解旋酶 [21]。CADM 的更多细节将在病历摘要 3 后讨论。

治疗

目前没有随机对照实验评估过肌炎相关性间质性肺疾病的治疗，激素是经验性治疗的最基本组成部分，且大部分患者能在一定时期内得到一定程度的反应 [1, 8]。在伴有 ILD 的患者，其他免疫抑制治疗可在初期使用，但对于糖皮质激素治疗无反应的患者，免疫抑制药物作为二线药也常常是必需的 [8]。在表 5.4 中提供的是肌炎相关性间质性肺疾病治疗的治疗方法概要。

治疗肌炎的部分药物也可引起间质性肺疾病。甲氨蝶呤可以引起伴有发热的急性肺炎，其通常发生在用药的第一年内。甲氨蝶呤对肌炎很有效，还可以用于抗 Jo-1 抗体阳性伴较轻的、稳定的 ILD 患者，如果肺部疾病是活动的，应避免使用该药 [2, 8]。

辅助治疗

推荐肺康复作为慢性肺疾病患者的辅助

表 5.4　肌炎相关的 ILD 的治疗

药物 / 剂量	临床方案
糖皮质激素 泼尼松 1mg/(kg·d) 基泼尼松龙 1g IV × 3d	为肌炎相关的 ILD 的一线治疗
环磷酰胺（CYC） 1 ~ 2mg/(kg·d)	急性的或难治性肌炎相关的 ILD
钙调磷酸酶抑制剂 环孢霉素 2 ~ 5mg/(kg·d) 他克莫司（基于低谷期水平）	难治性肌炎相关的 ILD
利妥昔单抗 每隔 1 周 1g × 2 剂量	难治性抗合成酶综合征
甲氨蝶呤 15 ~ 25mg/W	难治性 PM/DM；在 ILD 有争议
硫唑嘌呤 2 ~ 3mg/(kg·d)	二线治疗，CYC 治疗后维持
吗替麦考酚酯 1g/bid	进展疾病的激素助减剂
静脉注射免疫球蛋白	挽救疗法

Adapted with permission from Kalluri M, Oddis CV. Pulmonary manifestations of the idiopathic inflammatory myopathies. Clinics in chest medicine. 2010;31(3): 501–12

治疗[22, 23]。肺康复涉及运动训练、生活方式的改变、呼吸治疗，且已经表明上述方式能改善 6 分钟步行试验距离和伴有 ILD 患者的生活质量[22, 24]。

对于伴有慢性肺疾病的患者及那些使用免疫抑制治疗的患者，推荐根据标准指南每年进行一次流感疫苗及肺炎链球菌疫苗接种，以减少肺部感染发生风险[25-27]。

氧疗可以缓解伴有慢性肺部疾病患者的症状，应对任何伴有休息或劳力性低氧血症的患者提供氧疗[28]。

筛查

正如病历摘要 2 中所述，此例的 ILD 同抗合成酶抗体相关，可出现在肌炎之前。因此，在表现为 ILD 的患者中，应该确保对隐匿的风湿性疾病提高警惕和初期评估[29]，且注意观察到诸如皮肌炎特征、雷诺现象、关

病历摘要 2

患者，女，55 岁，非洲裔美国人，曾是一名大学生代表队的运动员，体力活动很好，直到患者感觉购物时呼吸困难进行临床评估之前 9 个月。患者被收住院，HRCT 显示肺部弥漫性磨玻璃影，拟诊肺炎，给予静脉注射抗生素。呼吸困难持续存在，1 个月后开胸肺活检提示普通型间质性肺炎（usual interstitial pneumonia, UIP）。随后的几个月，呼吸困难加重，且下肢近端的肌无力发展到在上楼时不得不用双手拉着扶手的程度。其后出现干眼及口干的症状。在症状发作后，被介绍到第三方治疗 ILD 的诊所治疗大约 9 个月，当时呼吸急促和心动过速，血氧饱和度正常。体格检查发现，双肺干湿啰音，P2 亢进，双下肢水肿。手法肌力测试，三角肌及髋屈肌肌力 4/5 级，但远端肌力正常。皮肤检查发现甲周红斑，但没有 Gottron 丘疹或向阳性皮疹。肺功能提示严重的限制性通气功能障碍及 DLCO 明显下降。血 ANA 及抗 Jo-1 阴性，但血清类风湿因子达 122（nL < 80）、且抗 PL-12 滴度很高。给予静脉注射甲基泼尼松龙脉冲治疗，继之给予逐渐减量的口服激素和硫唑嘌呤。在随后的 1 年，患者因呼吸困难及肌无力的影响很小，但是肺容量及 DLCO 持续降低。

节炎等隐匿表现，应考虑潜在的结缔组织疾病的可能。临床诊断为 ILD 连续 114 例的系列研究中，15% 的患者又被新诊断出结缔组织病[29]，相当比例的患者是肌炎[29]。在这个系列研究中，同潜在 CTD 相关的唯一人口预测因子是较轻的年龄[29]。所以，我们推荐对表现为 ILD 还未诊断为结缔组织病的患者进行筛查，包括同 ANA、CK、醛缩酶及肌炎抗体，应该对 CTD 进行彻底的系统回顾[29]。

MDA5

最初，MDA5 是在日本的一个队列研究中被提及，在新诊断的 CADM 患者中的 ILD 迅速进展[21]，如病历摘要 3 所述，MDA5 抗体相关性疾病现已在更广泛的 DM 患者中描述过[30]。MCP 关节皮肤糜烂性病变连同在手指皱纹处点状的疼痛性病变的出现常常预示临床症状的出现（图 5.5）。肺部表现与抗合成酶综合征的那些表现相似，但作为靶标的自身抗原是黑色素瘤分化相关基因 5，其不是 tRNA 合成酶家族成员。在美国两个独立的第三方转介中心统计的这种自身抗体占 DM 患者的 8%～13%[30]。

> **病历摘要 3**
>
> 患者，女，42 岁，非洲裔美国人，因肌无力伴双手及背部皮疹 2 个月被送往急诊科。患者有雷诺现象及体重下降 20 磅（约 9kg）。在休息时有呼吸急促及低氧血症表现。肺部听诊：双肺湿啰音，严重的肌无力，掌指（metarcarpophalangeal, MCP）关节、手掌、肘部、耳廓皮肤皱褶处的溃疡病变。HRCT 提示肺部呈弥漫的磨玻璃影。最初的实验室检查，CK 为 452、AST 及 ALT 升高、肝炎血清标识阴性、ANA 滴度 1:40、抗 Jo-1 阴性、抗 - 拓扑异构酶阴性。血清免疫沉淀反应显示，抗 -MDA5 自身抗体阳性。给予甲基泼尼松龙脉冲治疗，但患者发生了扩展到胸壁部和颈部软组织的广泛的纵隔气肿（图 5.4）。
>
> 患者出院给予口服激素和硫唑嘌呤强化。因患者依从性差，导致呼吸困难加重及皮肤病变复发。再次使用甲基泼尼松龙脉冲治疗并口服免疫抑制剂。病情逐渐改善，糜烂性皮肤病变吸收（图 5.5）且运动耐量改善。

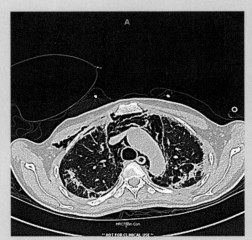

图5.4　扩展到胸壁的广泛的纵隔气肿。

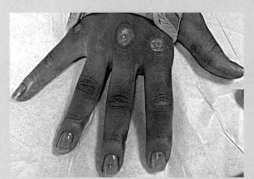

图5.5　MDA5表型特征性的手背部糜烂性皮肤病变。（见彩图）

癌症相关性肌病

在数十年前就已经有资料描述过 IIM 与恶性肿瘤之间的相关性，近来大宗的流行病学研究证实其风险增加[31]。

流行病学

肌炎患者中恶性肿瘤的估计患病率为 10%～30%[31]。绝大部分癌症是在诊断肌炎后发现的，发生率峰值在第 1 年内[31, 32]。总的来说，大多数癌症类型，在回到基线比率以前，风险倾向于诊断后的头 5 年[31, 32]。

CAM 的平均发病年龄为 50～60 岁，但年龄范围宽[31, 32]。CAM 在男女均可发生，男性发病风险稍高[31]。

腺癌最常见，约占相关恶性肿瘤的70%[31,33]。此由腺癌为主的 DM 显著上升的风险所驱动[31,33]。相比之下，多发性肌炎患者患血液系统恶性肿瘤的风险最高（表5.5）[31,32]。流行病学随种族而变化。西方国家主要以卵巢、肺、胃肠道的腺癌为主，而东南亚、中国南方、非洲北部以鼻咽癌更常见[31,34]。

正如所料，相比于没有 CAM 的患者，伴 CAM 的癌症患者1年和5年生存率更差[31]。在 DM 患者，同时诊断有恶性肿瘤及 DM 的结果更严重[31]。

表 5.5　炎性肌病相关的恶性肿瘤

皮肌炎	多发性肌炎
肺癌	非霍奇金淋巴瘤
卵巢癌	肺癌
宫颈癌	膀胱癌
大肠癌	
胃癌	
乳腺癌	
胰腺癌	
淋巴瘤	

危险因素

最重要的危险因素是 DM[31]。高龄、女性、严重的肌无力、耐药、皮肤溃疡或坏死、甲周红斑、V 形或披肩征都与隐匿的恶性肿瘤相关[31,33]。相反，有病案报道称抗合成酶抗体及 ILD 的存在似有保护效应[31]。因此在有相应的抗合成酶综合征出现时，不能遗漏对恶性肿瘤的筛查[31]。同样的，MAA 或 MSA 阳性的患者发展为 C A M 不常见，但 CAM 仍然出现[31]。在皮肌炎患者中抗 -p155/140 自身抗体同 CAM 的高频度发生相关[31,33]。

病理生理学

提出过很多理论，但具体的机制仍不明确。第一种理论是 CAM 是一种副肿瘤综合征，肿瘤自身产生一些生物活性介质导致对皮肤及肌肉产生自身免疫反应[31]。其他的理论假设了免疫减弱和肿瘤发生之间的原因[31]。此外，治疗 IIM 的细胞毒性药物的使用可能诱导恶性转化[31]。可能一个共享的环境暴露既有致癌性又产生免疫性[31]。最后一些假设提出对肿瘤本身的免疫反应引起皮肤和肌肉抗原的交叉反应[31,35]。

恶性肿瘤的筛查

由于没有确切的共识指南，临床医生的筛查多样化。一些适当限制年龄的恶性肿瘤筛查，只是在有症状提示时才额外研究[31]。然而其他人实施更多详细评估，不管症状如何，包括 CT、PET 扫描、上下呼吸道内镜、肿瘤标志物、骨髓活检等[31]。

治疗

潜在的恶性肿瘤的治疗可能使肌炎得到缓解，但患者常常需要长期的免疫抑制治疗，甚至在癌症缓解之后仍需使用[31,36]。此外，肿瘤复发可引起肌炎症状复发，甚至在症状消失数年之后亦如此[31,36]。

（何秋颖　李羲　译校）

参考文献

1. Dalakas MC. Pathogenesis and therapies of immune-mediated myopathies. Autoimmunity Rev. 2012; 11(3):203–6.
2. Kalluri M, Oddis CV. Pulmonary manifestations of the idiopathic inflammatory myopathies. Clin Chest Med. 2010;31(3):501–12.
3. Mammen AL. Autoimmune myopathies: autoantibodies, phenotypes and pathogenesis. Nat Rev Neurol. 2011;7(6):343–54.
4. Bohan A, Peter JB. Polymyositis and dermatomyositis (second of two parts). N Engl J Med. 1975; 292(8): 403–7.
5. Bohan A, Peter JB. Polymyositis and dermatomyositis (first of two parts). N Engl J Med. 1975; 292(7):344–7.
6. Dalakas MC, Hohlfeld R. Polymyositis and dermatomyositis. Lancet. 2003;362(9388):971–82.
7. Love LA, Leff RL, Fraser DD, Targoff IN, Dalakas M, Plotz PH, et al. A new approach to the classification of idiopathic inflammatory myopathy: myositis-specific autoantibodies define useful homogeneous patient groups. Medicine. 1991;70(6):360–74.
8. Mimori T, Nakashima R, Hosono Y. Interstitial lung disease in myositis: clinical subsets, biomarkers, and treatment. Curr Rheumatol Rep. 2012;14(3):264–74.

9. Solomon J, Swigris JJ, Brown KK. Myositis-related interstitial lung disease and antisynthetase syndrome. J Bras Pneumol. 2011;37(1):100–9.

10. Labirua A, Lundberg IE. Interstitial lung disease and idiopathic inflammatory myopathies: progress and pitfalls. Curr Opin Rheumatol. 2010;22(6):633–8.

11. Yamasaki Y, Yamada H, Ohkubo M, Yamasaki M, Azuma K, Ogawa H, et al. Longterm survival and associated risk factors in patients with adult-onset idiopathic inflammatory myopathies and amyopathic dermatomyositis: experience in a single institute in Japan. J Rheumatol. 2011;38(8):1636–43.

12. Marie I, Hachulla E, Cherin P, Dominique S, Hatron PY, Hellot MF, et al. Interstitial lung disease in polymyositis and dermatomyositis. Arthritis Rheum. 2002;47(6):614–22.

13. Betteridge ZE, Gunawardena H, McHugh NJ. Novel autoantibodies and clinical phenotypes in adult and juvenile myositis. Arthritis Res Ther. 2011; 13(2):209.

14. Gunawardena H, Betteridge ZE, McHugh NJ. Myositis-specific autoantibodies: their clinical and pathogenic significance in disease expression. Rheumatology (Oxford). 2009;48(6):607–12.

15. Hirakata M. Autoantibodies to aminoacyl-tRNA synthetases. Intern Med. 2005;44(6):527–8.

16. Miller FW, Twitty SA, Biswas T, Plotz PH. Origin and regulation of a disease-specific autoantibody response. Antigenic epitopes, spectrotype stability, and isotype restriction of anti-Jo-1 autoantibodies. J Clin Invest. 1990;85(2):468–75.

17. Stone KB, Oddis CV, Fertig N, Katsumata Y, Lucas M, Vogt M, et al. Anti-Jo-1 antibody levels correlate with disease activity in idiopathic inflammatory myopathy. Arthritis Rheum. 2007;56(9):3125–31.

18. Kaji K, Fujimoto M, Hasegawa M, Kondo M, Saito Y, Komura K, et al. Identification of a novel autoantibody reactive with 155 and 140 kDa nuclear proteins in patients with dermatomyositis: an association with malignancy. Rheumatology (Oxford). 2007;46(1): 25–8.

19. Targoff IN, Mamyrova G, Trieu EP, Perurena O, Koneru B, O'Hanlon TP, et al. A novel autoantibody to a 155-kd protein is associated with dermatomyositis. Arthritis Rheum. 2006;54(11):3682–9.

20. Betteridge ZE, Gunawardena H, Chinoy H, North J, Ollier WE, Cooper RG, et al. Clinical and human leucocyte antigen class II haplotype associations of autoantibodies to small ubiquitin-like modifier enzyme, a dermatomyositis-specific autoantigen target, in UK Caucasian adult-onset myositis. Ann Rheum Dis. 2009;68(10):1621–5.

21. Sato S, Hoshino K, Satoh T, Fujita T, Kawakami Y, Kuwana M. RNA helicase encoded by melanoma differentiation-associated gene 5 is a major autoantigen in patients with clinically amyopathic dermatomyositis: association with rapidly progressive interstitial lung disease. Arthritis Rheum. 2009;60(7): 2193–200.

22. Huppmann P, Sczepanski B, Boensch M, Winterkamp S, Schonheit-Kenn U, Neurohr C, et al. Effects of in-patient pulmonary rehabilitation in patients with interstitial lung disease. Eur Respir J. 2013;42(2): 444–53.

23. Garvey C. Interstitial lung disease and pulmonary rehabilitation. J Cardiopulm Rehabil Prev. 2010; 30(3):141–6.

24. Holland AE, Hill CJ, Glaspole I, Goh N, McDonald CF. Predictors of benefit following pulmonary rehabilitation for interstitial lung disease. Respir Med. 2012;106(3):429–35.

25. Kelly C, Saravanan V. Treatment strategies for a rheumatoid arthritis patient with interstitial lung disease. Expert Opin Pharmacother. 2008;9(18):3221–30.

26. CDC. Prevention and control of influenza with vaccines: recommendations of the Advisory Committee on Immunization Practices (ACIP)—United States, 2012–13 influenza season. MMWR Morb Mortal Wkly Rep. 2012;61(32):613–8.

27. Centers for Disease Control and Prevention (CDC); Advisory Committee on Immunization Practices. Updated recommendations for prevention of invasive pneumococcal disease among adults using the 23-valent pneumococcal polysaccharide vaccine (PPSV23). MMWR Morb Mortal Wkly Rep. 2010; 59(34):1102–6.

28. Swinburn CR, Mould H, Stone TN, Corris PA, Gibson GJ. Symptomatic benefit of supplemental oxygen in hypoxemic patients with chronic lung disease. Am Rev Respir Dis. 1991;143(5 Pt 1):913–5.

29. Mittoo S, Gelber AC, Christopher-Stine L, Horton MR, Lechtzin N, Danoff SK. Ascertainment of collagen vascular disease in patients presenting with interstitial lung disease. Respir Med. 2009;103(8): 1152–8.

30. Fiorentino D, Chung L, Zwerner J, Rosen A, Casciola-Rosen L. The mucocutaneous and systemic phenotype of dermatomyositis patients with antibodies to MDA5 (CADM-140): a retrospective study. J Am Acad Dermatol. 2011;65(1):25–34.

31. Aggarwal R, Oddis CV. Paraneoplastic myalgias and myositis. Rheum Dis Clin North Am. 2011;37(4): 607–21.

32. Hill CL, Zhang Y, Sigurgeirsson B, Pukkala E, Mellemkjaer L, Airio A, et al. Frequency of specific cancer types in dermatomyositis and polymyositis: a population-based study. Lancet. 2001;357(9250): 96–100.

33. Azar L, Khasnis A. Paraneoplastic rheumatologic syndromes. Curr Opin Rheumatol. 2013;25:44–9.

34. Zahr ZA, Baer AN. Malignancy in myositis. Curr Rheumatol Rep. 2011;13(3):208–15.

35. Suber TL, Casciola-Rosen L, Rosen A. Mechanisms of disease: autoantigens as clues to the pathogenesis of myositis. Nat Clin Pract Rheumatol. 2008;4(4): 201–9.

36. Andras C, Ponyi A, Constantin T, Csiki Z, Szekanecz E, Szodoray P, et al. Dermatomyositis and polymyositis associated with malignancy: a 21-year retrospective study. J Rheumatol. 2008;35(3):438–44.

第 6 章

系统性红斑狼疮的肺部表现

Shikha Mittoo，Jeffrey J．Swigris

引言

系统性红斑狼疮（systemic lupus erythe-matosus，SLE）是一种全身性炎症性疾病，以血清中出现核抗原反应诱导的自身抗体反应以及临床上表现为多个器官系统的损伤和（或）功能障碍为特征。在这些病程中，有高达 50% 的 SLE 患者将发生肺部表现[1]。这些包括胸膜炎（伴或不伴积液）、炎症型和纤维化型间质性肺疾病、肺泡出血、肺萎缩综合征、肺动脉高压、气道疾病和肺血栓栓塞性疾病。表 6.1 概括了本章讨论的 SLE 相关临床因素和主要肺部表现的频度。正如 SLE 的一般特点，其肺部表现是多变的，产生异质性的临床表型，从轻微或基本无症状到严重和危害生命。虽然肺部疾病被认为是 SLE 患者死亡和致残的主要原因，随着时间的推移，许多 SLE 患者有肺弥散功能和（或）呼吸动力学的亚临床损伤变得越来越清晰。本章将重点介绍 SLE 相关肺部疾病的临床表现、发病机制、病理学、治疗及预后。虽然

S. Mittoo, M.D., M.H.S., F.R.C.P.C. (✉)
Department of Medicine/Rheumatology,
Mount Sinai Hospital, 60 Murray Street, L2-003,
Toronto, ON, Canada M5T 3LP
e-mail: shikha.hopkins@gmail.com

J.J. Swigris, D.O., M.S.
Autoimmune Lung Center and Interstitial
Lung Disease Program, National Jewish Health,
1400 Jackson Street, Denver, CO 80206, USA
e-mail: swigrisj@njc.org

SLE 患者经常发生肺癌或肺部感染，但它们不一定直接促进 SLE 疾病活动，在此就不进行讨论了[2]。

概要

在开始讨论与 SLE 相关的肺部表现前，我们强烈要求读者记住潜在细微的或亚临床肺部表现、临床表型的异质性以及潜在的严重疾病，当在任何时候一个 SLE 患者有胸部或呼吸道症状时，临床医生必须牢记广泛的鉴别诊断，以及可被明确识别的这些症状的病因，只有通过跨学科的对话/讨论进行治疗。因为本章涵盖了 SLE 影响呼吸系统的所有方式，在进入临床症状讨论前我们先回顾解剖的简要概述。我们使用了"部分"的方式来讨论 SLE 是如何影响呼吸系统的血管、肺实质、胸膜或气道。

胸腔解剖概要

呼吸系统包括气道（气管、支气管、细支气管和肺泡）、胸膜、肺脉管系统及肺实质，位于胸腔内，与食管、胸腺、淋巴结、心脏及其大血管毗邻[3]。胸腔是由胸椎、肋骨、胸骨及肋软骨组成的骨软骨复合体（胸廓）构成，并由肋间肌、神经和血管包绕而成。胸腔通过膈肌与腹腔分开[3]。起于上臂和颈部的某些肌肉（前锯肌、胸大肌、背阔肌、斜角肌）与胸廓相连，可以作为呼吸的辅助肌肉[3]。喉，包括声带，是胸腔外的结构，

表 6.1　SLE 中与特异性肺部表现相关的类型、频度和临床因素

病变肺受累类型	估计的频度 / 发病率	同肺受累的特殊类型的相关临床特点
胸膜	30%~50%[56, 57, 69]	胸腔积液抗核抗体（ANA）阳性，滴度 ≥ 1：160，血清抗核糖核蛋白和抗 Sm 抗体阳性，SLE 晚期发病年龄大（＞50 岁），更大的累积损害，且持续时间长[57, 58]
肺动脉高压	0.5%~17.5%[16]	成年女性，＜40 岁，在 SLE 发病的最初 5 年内，血清抗心磷脂抗体和抗核糖核蛋白抗体阳性，雷诺现象，类风湿因子[18, 21]
肺萎缩综合征（SLS）	0.5%~10%[52, 53]	持续时间长，胸膜炎病史，血清中抗核糖核蛋白抗体阳性[53]
间质性肺疾病	1%~15%[38]	SLE 的发病年龄较大（＞50 岁），持续时间长（＞10 年），硬皮病，甲襞毛细血管异常，血清高浓度 C- 反应蛋白、补体降低、血清冷球蛋白、红斑狼疮细胞[38, 41-43]
弥漫性肺泡出血	少见	并发肾炎，疾病活动性高，高浓度抗双链核酸抗体（抗 -DSDNA），低血清补体 C3 水平[30, 70]
喉部和气道疾病	少见，喉部[67, 68] 少见，气道[71]	不详

位于气管之上，由小关节和软骨组成，声带的直接参与或喉内结构的间接损伤 / 疾病都可能影响声带的完整，而声带的完整是声音质量和呼吸必不可少的。SLE 可直接或间接影响这些结构中的任何一个。

SLE 肺部疾病的临床表现和模拟

　　咳嗽、胸痛、呼吸困难是系统性红斑狼疮最常见的呼吸系统症状，虽然它们可以提示病变，但它们并不是呼吸系统疾病特异性临床表现。系统性红斑狼疮患者的咳嗽可以由气道或肺实质的问题引起，但在一般人群中，它往往是由胃食管反流病（gastroesophageal reflux disease, GERD）或鼻后滴漏综合征引起[4]。与其他结缔组织病患者一样，系统性红斑狼疮患者有患食管疾病的风险，包括 GERD 和蠕动障碍。它们与肺部并发症的发展和恶化有关，包括吸入性（化学性）肺炎、吸入性（感染性）肺炎、间质性肺疾病进展[5-9]。SLE 患者可出现 SLE 相关的喉受累，如声带矛盾运动，其症状可能很难与胸部异常状态区分。SLE 患者可以由骨骼肌、

心脏、肺、食管病变或精神等原因而出现胸痛。考虑到 SLE 患病人群心血管疾病的高发病率和死亡率，当患者出现胸痛和（或）呼吸困难时应进行心血管疾病 [加速的动脉粥样硬化导致冠状动脉综合征和（或）充血性心力衰竭] 的评估[10, 11]。在这一人群中，与心血管性胸痛相似的病变包括胸膜病变、食管痉挛、肋软骨炎或胸锁关节炎（由于 SLE 疾病活动）。细心的临床医生也能注意到常常在 SLE 见到的合并症，如纤维肌痛或情绪障碍（焦虑、抑郁）[12-15]。

血管 "部分"

肺动脉高压

流行病学与临床表现

　　在不同的研究中，SLE 中肺动脉高压（pulmonary hypertension, PH）的发病率为 0.5%~17.5%，取决于所使用的诊断标准[16]。同其他结缔组织病一样，SLE 中的 PH 发病原因有多种，所以必须仔细考虑到各种因素。在确诊 SLE 相关肺动脉高压之前 [如世界卫

生组织（WHO）第 1 组或动脉性肺动脉高压（pulmonary arterial hypertension, PAH）]，必须排除 WHO 第 2～5 组 PH 的原因[17]。SLE 患者可能发生 WHO 第 2 组 PH，从左心室功能障碍或左心瓣膜异常（与 SLE 相关或不相关）。具有明显的间质性肺疾病（interstitial lung disease, ILD）的 SLE 患者可以由慢性缺氧（WHO 第 3 组 PH）发展成肺动脉高压，而那些抗磷脂综合征有可能发展为 WHO 第 4 组 PH（慢性血栓栓塞性肺动脉高压，chronic thromboembolic PH, CTEPH）。WHO 肺动脉高压第 5 组包括多个不同的疾病，包括肺动脉的外源性压迫，与 SLE 患者没有特别密切的关系，但是，在其他患者中，在系统性红斑狼疮患者评估肺动脉高压时，这些疾病必须排除。

典型的，SLE 患者在发病 5 年之内可发生肺动脉高压；胸外 SLE 疾病活动性与 PH 的发展之间没有相关性。大多数伴有 PH 的 SLE 患者是 40 岁以下的成年女性[18]。尽管一些 SLE-PH 患者无症状，多数出现一个或多个症状，包括胸痛、气短或咳嗽[19]。约 1/3 的肺动脉高压患者存在胸腔积液，常常同右心房高压和右心衰竭相关[16, 20]。体格检查可发现肺动脉瓣音和（或）第二心音固定分裂、三尖瓣或肺动脉瓣反流杂音、右心室扩大、沿胸骨左缘可触及搏动，在疾病晚期，出现明显的右心衰竭迹象。147 例 SLE 患者进行病例对照研究，雷诺现象和存在抗心磷脂抗体和抗 U1 核糖核蛋白（RNP）抗体可以提示肺动脉高压，优势比值（odds ratio, OR）分别为 3.2、3.8 和 5.4[21]。在另一项研究中，研究人员发现类风湿因子阳性在伴有 SLE-PH 患者比那些没有的患者可能更显著[19]。

病理生理学

推动 SLE-PH 发展的主要机制是直接针对肺脉管系统的改变器官的自身免疫效应。慢性炎症、免疫失调、血管损伤及重塑都共同参与。少有血管炎或肺静脉闭塞性疾病（pulmonary venoocclusive disease, PVOD）

导致 SLE 相关肺动脉高压[22]。除肺静脉闭塞性疾病之外，SLE 合并肺动脉高压的病理学表现包括中层肥大、内膜纤维化，并且严重病例出现丛状病变。

评估，预后和治疗

对于怀疑 SLE-PH 的患者可以通过经胸超声心动图检查（transthoracic echocardiogram, TTE）筛选评估；然而，在估计右心室收缩压不显著升高或缺乏右心压力的其他体征（如扩张，收缩功能受损）时，众所周知 TTE 是不准确的。确诊 PH，右心导管检查（right heart catheterization, RHC）是必需的。在做右心导管检查时，肺动脉高压的血流动力学定义为平均肺动脉压 ≥ 25mmHg，即使肺毛细血管楔嵌压 <15mmHg[23]。与无 SLE 的患者一样，对于那些 SLE 合并肺动脉高压的患者应该进行导致肺动脉高压的其他原因的评估。完整的病史询问，现在或过去有无使用减肥药或毒品，检查包括多导睡眠图筛查排除阻塞性睡眠呼吸暂停，胸部计算机断层扫描（computed tomography, CT）血管造影和通气灌注扫描评估急性或慢性血栓栓塞性疾病，以及人类免疫缺陷病毒和慢性肝病的血清学测试建议作为肺动脉高压诊断检查的一部分。如果病史、体征或肺功能提示 ILD 的可能，可以进一步行高分辨率 CT 检查确定。

目前没有关于 SLE-PH 治疗的共识指南。在双盲试验中，其中只有少量的患者（n=16～35）登记入组，证实肺动脉高压的特异性治疗（选择性和非选择性内皮素受体拮抗剂和磷酸二酯酶 -5 抑制剂）能改善临床和生理学的终点[16]。数据显示免疫抑制药物的使用，如静脉注射环磷酰胺和糖皮质激素，对 SLE-PH 作用是有限的。在一些少量患者的回顾性研究中，研究人员报道使用免疫抑制联合血管舒张药治疗的生理获益较小[24]。最近的一个系统回顾证实，平均肺动脉压升高、雷诺现象、血小板减少症、丛状病变、感染、血栓形成、怀孕、肺血管炎和抗心磷脂抗体均与 SLE-PH 患者的存活率下降相关[25]。总的来说，SLE-PH 患者的 3 年存活率为 75%[26]。

弥漫性肺泡出血

流行病学与临床表现

弥漫性肺泡出血（diffuse alveolar hemorrhage, DAH）是 SLE 一种少见的和潜在的灾难性的肺部表现。对于系统性红斑狼疮患者，DAH 是肺毛细血管炎的直接后果，通过中性粒细胞浸润和血管壁的破坏在病理学上确诊[27]。其临床表现常常是急剧的：患者经常表现为呼吸困难和发热。因为咯血只发生在约 30% 的有 DAH 的患者中，其漏诊远远超出所诊断的。胸部影像显示明显的弥漫性、双侧实变或磨玻璃影（图 6.1a）。患者也可能存在血细胞比容的下降和（或）明显的贫血，这取决于失血量。已有在出现弥漫性肺泡出血期间发生肾炎的报道[28]。值得注意的是，DAH 可导致肺终末气道（肺泡）的病理改变，其与 SLE 肾脏受累病变类似；在确定的 DAH 的肺泡壁可能发现除血液之外的免疫复合物[29]。在 DAH 期间，可能发现 SLE 疾病活动性高，抗双链 DNA 抗体高滴度和低补体 C3 水平等现象[30]。

治疗和预后

灾难性抗磷脂抗体综合征和原发性血管炎重叠必须排除，因为他们的治疗与 SLE 相关肺泡弥漫性出血不同。所有出现 DAH 患者除筛查血清补体 C3、C4、ANA、抗 ds-DNA 之外，还应筛查抗磷脂抗体、抗肾小球基底膜和抗中性粒细胞胞浆抗体的存在。肺部感染作为 DAH 的原因之一，也应对患者进行相应评估。甲泼尼龙脉冲治疗，每日 1g，共 3 天，随后的几天改为口服泼尼松 1～2mg/（kg·d），这是 DAH 的初始治疗。血浆置换和细胞毒性剂也可以使用。某些研究人员已经使用环磷酰胺或利妥昔单抗成功治疗 SLE 相关的 DAH[28,31]。DAH 预后差的指标包括肾功能不全、血小板减少和临床表现严重（即需要机械通气）[28]。患者可能出

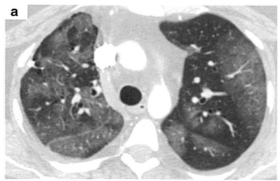

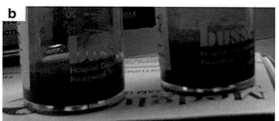

图6.1　（a）患者奇静脉水平的轴位胸部螺旋CT扫描图像。图像显示双侧斑片状磨玻璃影，支气管肺泡灌洗证实（b）是由弥漫性肺泡出血所致。（见彩图）

病历摘要 1

患者 J. 女士，30 岁，非洲裔美国人，SLE 病程长，使用羟氯喹单药治疗。患者在诊断 SLE 时发现抗磷脂抗体升高，但是没有动脉或静脉血栓形成的病史。患者在急诊科（emergency department, ED）就诊是因为呼吸困难、咳嗽、低烧到 38℃ 2 天，并伴有上胸部阵发性隐痛。

急诊室检查显示，患者在不吸氧、休息情况下外周血氧饱和度为 89%，红细胞比容从 2 周前的 40% 下降到 30%。胸部 CT 造影排除急性或慢性肺栓塞，但证实双侧斑片状磨玻璃影（图 6.1a）。支气管镜检查并进行支气管肺泡灌洗（bronchoalveolar lavage, BAL）；从连续 BAL 分段回收的液体显示血色越来越浓（图 6.1b）。

现 DAH 反复发作，因此，必须注意随访。

肺栓塞

抗磷脂抗体（antiphospholipid antibodies, APLA）是一组异质性自身抗体，包括抗心磷脂抗体、狼疮抗凝物和抗糖蛋白 - I 抗体。APLA 出现在约 1/3 的 SLE 患者中[32]。与那些没有狼疮抗凝物或抗心磷脂抗体的 SLE 患者相比，存在这些抗体的患者更容易发生深静脉血栓（deep venous thrombosis, DVT）或肺栓塞（pulmonary embolism, PE）（分别是 6 倍和 2.5 倍）[33]。另外，在诊断 SLE 20 年内病程的患者中，狼疮抗凝物阳性同 50% 的深静脉血栓形成概率相关[34]。有趣的是，男性是 SLE 血栓形成的独立预测因素，且除高血压之外，甚至在没有 APLA 的情况下，其也是血栓形成的重要危险因素[32]。

与多数肺栓塞一样，SLE 患者肺栓塞的发生几乎都来自于下肢静脉血栓；SLE 患者罕见发生心内血栓，即便在那些抗磷脂抗体综合征患者中[35]。表现为呼吸困难和（或）胸部疼痛的系统性红斑狼疮患者，尤其当他们的 APLA 阳性时，肺栓塞必须成为鉴别诊断的一部分。PE 的进一步诊断检查应考虑行双侧下肢静脉多普勒超声、APLA 筛查以及 CT 血管造影检查。

急性可逆性低氧血症

SLE 患者突然发生潜在重度低氧血症极为罕见。其原因是肺血管内白细胞聚集[36, 37]。血液中的 C3a 浓度大幅度升高暗示扮演关键角色的补体活化。治疗包括糖皮质激素和阿司匹林。相信预后将是良好的。

肺实质 "部分"

间质性肺疾病和肺炎

流行病学

临床上明显的 ILD 在 SLE 患者中远没有其他结缔组织病常见，在 1% ~ 15% 的 SLE 患者中发生[38]。虽然肺实质异常也可发生在 SLE 病程中，他们往往不是自身免疫方面的直接后果[39]。例如，相比纤维化 / 炎性肺实质疾病，有 X 线阴影的 SLE 患者更像感染。

临床表现和危险因素

SLE 相关的间质性肺病（SLE-ILD）典型表现为劳力性呼吸困难，并可能出现干咳。据报道，在所有 SLE 患者中近 2/3 存在呼吸困难，其可能是除 ILD 外的原因所致，因此直到疾病后期，ILD 才得到诊断[40]。这可以部分解释为什么 2/3 的 SLE-ILD 患者在 ILD 出现时，胸部听诊检查时闻及湿啰音。杵状指和周围性发绀等体征在特发性肺纤维化中并不少见，而在 SLE-ILD 患者中很少发现[41]。少数 SLE-ILD 预测因子存在。久病的患者（>10 年的病程）、存在雷诺现象、血清抗（U1）RNP 抗体阳性、指端硬化和异常甲襞毛细血管袢，均与 ILD 的 X 线影像学证据相关[41, 42]。SLE 患者的发病年龄较大（> 50 岁），显著比那些发病低龄化者更容易患 ILD[43]。SLE-ILD 相关的血清学异常包括高浓度超敏 C 反应蛋白、冷球蛋白、补体减少症、血清红斑狼疮细胞[38]。

评估和诊断

SLE-ILD 的诊断主要依靠临床特征、胸部影像学、组织病理学和肺生理学的结合。在作出 SLE-ILD 诊断之前，排除包括药物治疗相关的 ILD 的其他原因，是非常重要的。用于治疗 SLE 的改善病情的药物，例如甲氨蝶呤、来氟米特、硫唑嘌呤、肿瘤坏死因子抑制剂、利妥昔单抗、环磷酰胺和柳氮磺吡啶均与 ILD 的发生相关。此外，必须进行环境因素或职业暴露的筛查（例如二氧化硅、石棉、铍、粉尘、真菌、鸟的羽毛）[44]。同样重要的是要排除那些可能导致 ILD（结节病，其他结缔组织病）的重叠疾病。

尽管外科肺活检是用来诊断 ILD 的金标准，但并不经常进行。SLE-ILD 的最常见的组织学类型是非特异性间质性肺炎（non-specific interstitial pneumonia, NSIP）；不常见的类型包括机化性肺炎（organizing pneumonia, OP）、淋巴细胞间质性肺炎（lymphoid interstitial pneumonia, LIP）、普通型间质性肺炎（usual interstitial pneumonia, UIP）、脱屑性间质性肺炎（desquamative interstitial pneumonia, DIP）以及弥漫性肺泡损伤（diffuse alveolar damage, DAD）[45]。替代侵入性检查的方法，胸部高分辨率计算机断层扫描（high-resolution computed tomography, HRCT）结合限制性生理学 [肺功能检查（pulmonary function test, PFT）发现用力肺活量（forced vital capacity, FVC）、肺总量和（或）一氧化碳弥散量（diffusion capacity for carbon monoxide, DLCO）的下降] 和（或）相应的临床特征可确定 ILD 的诊断。然而，临床医生必须警惕排除酷似 ILD 的疾病，诸如弥漫性肺泡出血、药物中毒、充血性心力衰竭、尿毒症或感染。

治疗和预后

对 SLE-ILD 的治疗主要是根据专家的意见。严重 ILD 患者起始治疗多采用口服高剂量皮质类固醇激素（口服泼尼松 1mg/kg，最多 60mg，或其等效剂量药物）和激素助减剂，往往使用环磷酰胺（每日口服 1~2mg/kg，其用量取决于肾功能和年龄或静脉注射等效剂量）。轻到中度的 ILD 患者的治疗有时从使用中等剂量皮质类固醇激素联合硫唑嘌呤或霉酚酸酯调节剂开始。皮质类固醇激素治

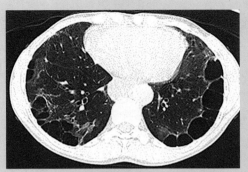

图6.2　D夫人下肺部胸部计算机断层扫描图像显示一个较低肺野，以外周和胸膜下为主的纤维化的有趣图像。

疗的减量常常根据良好的临床症状、生理和（或）影像学反应来调节。

狼疮性肺炎及其同ILD的相关性

SLE 患者的狼疮性肺炎（lupus pneumonitis, LP）可能最具有急性间质性肺炎（acute interstitial pneumonia, AIP）样反应特征。这是一个致死性的综合征，具有急性起病的发热、胸膜炎性胸痛、气促的特征；这种少见的疾病目前死亡率高达 50%。LP 常伴有听诊湿啰音，而咯血可能很少发生。胸部影像学检查通常显示双侧阴影[46]。如果发现存在肺泡出血，我们更喜欢命名为弥漫性肺泡出血（diffuse alveolar hemorrhage, DAH），而 LP 用于急性呼吸困难的原因，是 AIP 样反应的病例。肺炎可为某些患者慢性 ILD 的前兆[46]。在一个病例系列中，尽管使用大剂量糖皮质激素治疗，12 例肺炎中有 3 例进展到慢性 ILD。在 LP 和 ILD 中，免疫复合物、淋巴细胞聚集、血管异常均是常见的[46]。

生理障碍：限制性肺疾病与肺萎缩综合征

限制性肺疾病

流行病学

SLE 患者肺功能异常是很常见的，可以发生在不曾怀疑有肺部受累的患者[47, 48]

病历摘要 2

患者 D 夫人，58 岁，非洲裔美国人，从不吸烟，10 年前诊断 SLE。患者没有其他疾病，没有使用同肺纤维化发生相关的药物，患者没有饲养宠物，没有任何接触暴露史，包括羽毛或灰尘。在过去的 18 个月余，患者出现了逐渐加重的劳力性呼吸困难和干咳。其胸部薄层计算机断层扫描，如图 6.2 所示，证实了肺间质纤维化的存在。

在一个 43 例 SLE 患者的研究中，88% 有肺功能障碍，最常见的异常是肺功能检查发现 DLCO 降低（72%），其次是限制性（49%）、阻塞性（9%）通气功能障碍[48]。在一个纳入 70 例不吸烟的 SLE 患者的研究中，其中大多数无症状，X 线胸片正常；67% 仅仅表现为 DLCO 的减少，6% 患者表现为限制性通气功能障碍[49]。在另一项纳入 110 例日本 SLE 患者的研究中，异常 DLCO 和限制性的变化分别在 47% 和 8% 的患者中发现；只有 13% 的肺功能异常患者存在其他临床和（或）影像学证据证明肺部受累[50]。

肺萎缩综合征

临床表现

呼吸困难和生理的限制，胸部影像学检查没有实质病变，是肺萎缩综合征（shrink-

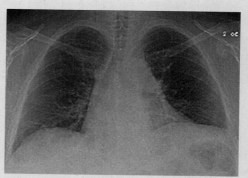

图6.3　后前位胸片显示肺容积减小。

表6.2　最大心肺运动试验结果显示在测试时无法完成补（即增加）潮气量（VT）

时间	功 (W)	呼气容积 (L/min)	潮气量 (mL)	呼吸频率 （次 / 分）
1:00	0	10.6	493	22
2:00	0	8.4	542	16
3:00	0	8.8	459	19
开始测试				
4:00	5	19.9	634	31
5:00	10	21.3	590	36
6:00	15	17.2	509	34
7:00	20	23.2	504	46
8:00	25	23.9	519	46
9:00	30	30.0	528	57

这是限制性肺生理的一个标志，但在呼吸肌无力的病例最明显

病历摘要 3

患者 P 女士，40 岁，白种人，存在几年的颧部红斑、光敏感性、雷诺现象和口腔溃疡，在 2 年多前出现顽固性咳嗽，就医时诊断患有系统性红斑狼疮。在过去的 2 年多时间，患者出现了渐进性的劳力性呼吸困难。

后前位胸片显示 SLS 肺容积减小的特点（图 6.3）。胸部计算机断层扫描显示无肺实质或胸膜异常。患者坐位时的肺活量是 1.7L，这是基于患者的年龄、身高、体重的预计值的 45%。患者仰卧时的肺活量为 1.2L，比坐位时下降了 29%。患者的最大吸气压（maximal inspiratory pressure, MIP）只有预测值的 30%。一个最大的心肺运动试验的结果见表 6.2。注意在测试过程中患者的补潮气量（tidal volume, VT）衰退；整个运动过程中每分通气量的增加仅仅是因为患者的呼吸次数过快增加。以上的种种发现支持的 SLS 的诊断。

ing lung syndrome, SLS）的主要特征。在由 Hoffbrand 及其同事最初报道的 SLS 论文中，SLS 的特点是原因不明的呼吸困难、小肺容积、限制性肺生理学、有或没有膈肌抬高，而没有间质、肺泡或血管性肺疾病[51]。

流行病学和危险因素

SLS 通常被认为是 SLE 患者的少见表现，发生在 0.5% 的 SLE 患者中。在最近的一项研究中，对纳入的 110 例连续 SLE 患者进行系统的评估是否存在肺部受累，令人惊讶的是 10% 符合 SLS 的定义 [53]。与以前的报道相比，SLS 的较高发病率部分原因可能是由于采用了肺功能检查和胸部影像学筛选方法研究 SLE 患者的肺实质受累。在这项研究中，多变量分析揭示更长的病程、抗 RNP 抗体阳性和既往有胸膜炎均是与 SLS 的独立因素 [53]。SLS 确切原因仍不清楚，但一些数据表明，膈肌呼吸运动的渐进性障碍是主要的促成因素 [54]。

治疗

有关 SLS 的治疗和预后的资料有限。皮质类固醇（中度到高剂量），细胞毒性药物，生物治疗（利妥昔单抗），茶碱和高剂量 β- 受体激动剂均已被成功地用于治疗此种情况 [54]。

胸膜 "部分"

流行病学和临床表现

胸膜炎（伴或不伴胸腔积液）是最常见的与 SLE 相关的肺部表现，且是 SLE 分类标准中的一部分 [55]。来自于欧洲和加拿大的大型观察性队列研究中，近 1/3 前瞻性随访的 SLE 患者发展为临床上可识别的胸膜炎，然而多达 2/3 则通过尸检发现 [24, 56, 57]。病程长、SLE 诊断年龄偏大（50 岁以后）、更大的累积损伤以及合并抗 RNP 抗体和抗 SM 抗体阳性，这些因素增加了患胸膜炎近 2 倍的风险 [57, 58]。胸膜炎性胸痛是最常见的症状，但患者也可能表现为咳嗽、呼吸困难和发热。

评估、预后和治疗

体格检查可能会听到胸膜摩擦音，胸部影像可显示胸腔积液。胸腔积液通常是双侧少量积液；在 SLE 疾病活动期的积液超过肺野的 2/3 较罕见 [24]。在诊断 SLE 相关性胸膜炎前，引起系统性红斑狼疮患者胸腔积液的其他原因，如心脏或肾衰竭，必须排除 [59]。通过胸腔穿刺术和（或）胸膜活检诊断积液不是必须的，且很少进行。在怀疑感染、血性胸水或恶性胸水时才进行这些操作检查。

大多数 SLE 相关的胸腔积液都没有生命危险，非甾体类抗炎药用于轻或无症状的积液治疗反应好；对中度至重度积液使用或加用口服糖皮质激素，剂量为 20 ~ 40mg/d [60]。根据临床反应治疗可在 3 ~ 4 周内停止。对于顽固性、难治性病例可考虑胸膜固定术 [61]。

气道疾病和喉部疾病

SLE 可能影响大和（或）小气道。支气管扩张症可出现在 SLE，但往往是在胸部影像学检查偶然发现的；其在这一人群中的临床意义尚不清楚 [62]。可能发生炎性细支气管炎（如淋巴细胞性）。闭塞性细支气管炎（obliterative bronchiolitis, OB）是系统性红斑狼疮一种不常见的表现，可表现为咳嗽和呼吸困难。它是严重的，往往是呈渐进的，肺功能检查结果提示气道阻塞（FEV1/FVC 比值减小）、空气潴留（通常在呼气相成像时明显），但通常 DLCO 正常 [63, 64]。虽然已经尝试了各种药物，没有任何疗法被证明是有效的 [65, 66]。从肺移植的文献中借鉴，临床医生经常给 OB 患者使用大环内酯类抗生素，是由于其公认的抗炎和可能的抗纤维化作用。

喉受累是 SLE 的一种罕见的表现，常表现为声音嘶哑、呼吸困难。在对 97 例有喉部受累的 SLE 患者的回顾中，发现有多种多样的病理改变，从轻度溃疡到声门下狭窄，但喉头水肿、声带麻痹更常见到，比率分别为 28% 和 11% [67]。它导致不同程度的上气道黏膜炎症反应，口服皮质类固醇激素治疗有效。在少数的情况下，黏膜炎症伴随水肿，并可导致气道阻塞 [68]。

如何评估表现为呼吸困难的 SLE 患者

在任何 SLE 患者出现呼吸问题，特别是呼吸困难，必须排除感染。对正在接受长期免疫调节治疗的呼吸困难的患者，要进一步重视感染。对于仅仅使用糖皮质激素治疗或结合免疫调节剂治疗的患者，可能不会有感染的典型症状，因此要高度警惕感染典型病原体（细菌）和非典型病原体（分枝杆菌、真菌、卡氏肺孢子菌）。对任何使用免疫抑制药物治疗且胸部影像检查发现有阴影的患者，应考虑行支气管镜检查。除了确认或排除肺部感染之外，就像讨论过的典型病例那样，支气管镜检查所见可能对明确患者症状的真正原因有用（例如，DAH）。如果可以明确排除感染，考虑呼吸困难的其他潜在病因；特别在伴有血栓栓塞（如高凝状态或血栓栓塞病史的）危险因素的 SLE 患者，首当其冲的是 PE。在适当的情况下，CT 血管造影，有或无下肢静脉多普勒超声，对于确定或排除血栓栓塞性疾病是有用的。CT 血管造影的额外好处是可以很好地显示肺实质以及脉管系统。然而，由于静脉造影和指定用于 CT 血管造影的低肺容积技术，肺实质会比高分辨率 CT 扫描更不易透过射线；这可使辨别磨玻璃影的存在与否相当具有挑战性。症状的剧烈、用力时的肺功能和外周血氧饱和度（SpO_2）可用作直接辅助评估的重要补充信息。DLCO 在弥漫性肺泡出血中可升高，在间质性肺疾病或肺动脉高压中降低。对其他不能解释的呼吸困难或劳力性氧饱和度下降的任何患者（较休息时血氧饱和度下降≥4，运动期间最低点仍 >90%），应该考虑肺血管疾病，并对其表现进行评估。

无呼吸道症状和已知SLE相关肺部并发症的SLE患者

目前没有指导医生是否和如何评估无呼吸道症状的 SLE 患者的资料。在无症状 SLE 患者，肺活量测定和（或）弥散功能测定轻度异常是常见的；通常，这些异常随着时间的推移仍保持稳定。我们的做法是使用影像和适合于临床方案的其他测试，并且不"筛查"无症状的 SLE 患者。尽管如此，在使用缓解病情药物之前患者应行 X 线胸片检查，尤其开始甲氨蝶呤治疗之前，以排除任何潜在的预先存在的肺实质疾病。我们随访有已知 SLE 相关肺部并发症患者的方法，随特定并发症的出现而变化。例如，我们临床上常规每 3~4 个月评估 SLE-ILD 患者，采用肺功能检查、DLCO 以及他们的功能状态和运动相关的氧需求的评估。

总结

在 SLE 病程中，肺部受累是常见的，且可侵及呼吸道的任何部位。当肺部损害发生时，确定潜在病因是重要的；在归于 SLE 表现前，临床医生需要特别警惕排除其他病因，如感染。留心临床背景，包括患者的血清学状况，对支持特异的 SLE 相关的肺部表现的诊断可能有帮助。肺部表现的治疗主要是根据大量的临床经验和病例系列；为了建立系统性红斑狼疮中肺疾病有效的治疗方法，需要大的队列和（或）临床试验的研究。

（曾丽 李義 译校）

参考文献

1. Pines A, et al. Pleuro-pulmonary manifestations of systemic lupus erythematosus: clinical features of its subgroups. Prognostic and therapeutic implications. Chest. 1985;88(1):129–35.
2. Bernatsky S, et al. Mortality in systemic lupus erythematosus. Arthritis Rheum. 2006;54(8):2550–7.
3. Moore KL, Agur A, Dalley AF. Essential Clinical Anatomy. 4th ed. Philadelphia: Lippincott Williams & Wilkins; 2010.
4. Azad AK, et al. Cough in systemic lupus erythematosus. Mymensingh Med J. 2013;22(2):300–7.
5. Zhang XJ, et al. Association of gastroesophageal factors and worsening of forced vital capacity in systemic sclerosis. J Rheumatol. 2013;40(6):850–8.
6. Marie I, et al. Esophageal involvement and pulmonary manifestations in systemic sclerosis. Arthritis Rheum. 2001;45(4):346–54.
7. Marie I, et al. Polymyositis and dermatomyositis: short term and longterm outcome, and predictive factors of prognosis. J Rheumatol. 2001;28(10):2230–7.
8. Savarino E, et al. [Possible connection between gastroesophageal reflux and interstitial pulmonary fibrosis in patients with systemic sclerosis]. Recenti Prog Med. 2009;100(11):512–6.
9. Fagundes MN, et al. Esophageal involvement and interstitial lung disease in mixed connective tissue disease. Respir Med. 2009;103(6):854–60.

10. Symmons DP, Gabriel SE. Epidemiology of CVD in rheumatic disease, with a focus on RA and SLE. Nat Rev Rheumatol. 2011;7(7):399–408.

11. Sinicato NA, da Silva Cardoso PA, Appenzeller S. Risk factors in cardiovascular disease in systemic lupus erythematosus. Curr Cardiol Rev. 2013;9(1):15–9.

12. Wolfe F, et al. Fibromyalgia, systemic lupus erythematosus (SLE), and evaluation of SLE activity. J Rheumatol. 2009;36(1):82–8.

13. Palagini L, et al. Depression and systemic lupus erythematosus: a systematic review. Lupus. 2013;22(5): 409–16.

14. Donmez S, et al. Autoimmune rheumatic disease associated symptoms in fibromyalgia patients and their influence on anxiety, depression and somatisation: a comparative study. Clin Exp Rheumatol. 2012;30(6 Suppl 74):65–9.

15. Peppercorn MA, Docken WP, Rosenberg S. Esophageal motor dysfunction in systemic lupus erythematosus. Two cases with unusual features. JAMA. 1979;242(17):1895–6.

16. Dhala A. Pulmonary arterial hypertension in systemic lupus erythematosus: current status and future direction. Clin Dev Immunol. 2012;2012:854941.

17. Simonneau G, et al. Updated clinical classification of pulmonary hypertension. J Am Coll Cardiol. 2009; 54(1 Suppl):S43–54.

18. Badesch DB, et al. Medical therapy for pulmonary arterial hypertension: ACCP evidence-based clinical practice guidelines. Chest. 2004;126(1 Suppl):35S–62.

19. Kamel SR, et al. Asymptomatic pulmonary hypertension in systemic lupus erythematosus. Clin Med Insights Arthritis Musculoskelet Disord. 2011;4:77–86.

20. Luo YF, et al. Frequency of pleural effusions in patients with pulmonary arterial hypertension associated with connective tissue diseases. Chest. 2011; 140(1):42–7.

21. Lian F, et al. Clinical features and independent predictors of pulmonary arterial hypertension in systemic lupus erythematosus. Rheumatol Int. 2012;32(6):1727–31.

22. Kishida Y, et al. Pulmonary venoocclusive disease in a patient with systemic lupus erythematosus. J Rheumatol. 1993;20(12):2161–2.

23. Galie N, et al. Guidelines for the diagnosis and treatment of pulmonary hypertension: the Task Force for the Diagnosis and Treatment of Pulmonary Hypertension of the European Society of Cardiology (ESC) and the European Respiratory Society (ERS), endorsed by the International Society of Heart and Lung Transplantation (ISHLT). Eur Heart J. 2009; 30(20):2493–537.

24. Swigris JJ, et al. Pulmonary and thrombotic manifestations of systemic lupus erythematosus. Chest. 2008;133(1):271–80.

25. Chow SL, et al. Prognostic factors for survival in systemic lupus erythematosus associated pulmonary hypertension. Lupus. 2012;21(4):353–64.

26. Condliffe R, et al. Connective tissue disease-associated pulmonary arterial hypertension in the modern treatment era. Am J Respir Crit Care Med. 2009;179(2):151–7.

27. Fishbein GA, Fishbein MC. Lung vasculitis and alveolar hemorrhage: pathology. Semin Respir Crit Care Med. 2011;32(3):254–63.

28. Martinez-Martinez MU, Abud-Mendoza C. Predictors of mortality in diffuse alveolar haemorrhage associated with systemic lupus erythematosus. Lupus. 2011;20(6):568–74.

29. Hughson MD, et al. Alveolar hemorrhage and renal microangiopathy in systemic lupus erythematosus. Arch Pathol Lab Med. 2001;125(4):475–83.

30. Chen GX, Dong Y, Ju ZB. [A clinical analysis of 32 patients with diffuse alveolar hemorrhage in diffuse connective tissue diseases]. Zhonghua Nei Ke Za Zhi. 2008;47(5):362–5.

31. Narshi CB, et al. Rituximab as early therapy for pulmonary haemorrhage in systemic lupus erythematosus. Rheumatology (Oxford). 2010;49(2):392–4.

32. Tektonidou MG, et al. Risk factors for thrombosis and primary thrombosis prevention in patients with systemic lupus erythematosus with or without antiphospholipid antibodies. Arthritis Rheum. 2009;61(1): 29–36.

33. Wahl DG, et al. Risk for venous thrombosis related to antiphospholipid antibodies in systemic lupus erythematosus—a meta-analysis. Lupus. 1997;6(5):467–73.

34. Somers E, Magder LS, Petri M. Antiphospholipid antibodies and incidence of venous thrombosis in a cohort of patients with systemic lupus erythematosus. J Rheumatol. 2002;29(12):2531–6.

35. Pardos-Gea J, et al. Cardiac manifestations other than valvulopathy in antiphospholipid syndrome: long-time echocardiography follow-up study. Int J Rheum Dis 2013 Oct 17. doi:10.1111/1756-185X.12191 [Epub ahead of print].

36. Martinez-Taboada VM, et al. Acute reversible hypoxemia in systemic lupus erythematosus: a new syndrome or an index of disease activity? Lupus. 1995;4(4):259–62.

37. Abramson SB, et al. Acute reversible hypoxemia in systemic lupus erythematosus. Ann Intern Med. 1991;114(11):941–7.

38. Mittoo S, Fischer A, Strand V, Meehan R, Swigris JJ. Systemic lupus erythematosus-related interstitial lung disease. Curr Rheumatol Rev. 2010;6(2):99–107.

39. Quadrelli SA, et al. Pulmonary involvement of systemic lupus erythematosus: analysis of 90 necropsies. Lupus. 2009;18(12):1053–60.

40. Hellman DB, et al. Dyspnea in ambulatory patients with SLE: prevalence, severity, and correlation with incremental exercise testing. J Rheumatol. 1995;22(3): 455–61.

41. Eisenberg H, et al. Diffuse interstitial lung disease in systemic lupus erythematosus. Ann Intern Med. 1973;79(1):37–45.

42. ter Borg EJ, et al. Clinical associations of antiribonucleoprotein antibodies in patients with systemic lupus erythematosus. Semin Arthritis Rheum. 1990;20(3): 164–73.

43. Ward MM, Polisson RP. A meta-analysis of the clinical manifestations of older-onset systemic lupus erythematosus. Arthritis Rheum. 1989;32(10):1226–32.

44. Schwaiblmair M, et al. Drug induced interstitial lung disease. Open Respir Med J. 2012;6:63–74.

45. Galie N, et al. Guidelines on diagnosis and treatment of pulmonary arterial hypertension. Rev Esp Cardiol. 2005;58(5):523–66.
46. Matthay RA, et al. Pulmonary manifestations of systemic lupus erythematosus: review of twelve cases of acute lupus pneumonitis. Medicine (Baltimore). 1975;54(5):397–409.
47. Groen H, et al. Pulmonary function in systemic lupus erythematosus is related to distinct clinical, serologic, and nailfold capillary patterns. Am J Med. 1992;93(6):619–27.
48. Silberstein SL, et al. Pulmonary dysfunction in systemic lupus erythematosus: prevalence classification and correlation with other organ involvement. J Rheumatol. 1980;7(2):187–95.
49. Andonopoulos AP, et al. Pulmonary function of non-smoking patients with systemic lupus erythematosus. Chest. 1988;94(2):312–5.
50. Nakano M, et al. Pulmonary diffusion capacity in patients with systemic lupus erythematosus. Respirology. 2002;7(1):45–9.
51. Hoffbrand BI, Beck ER. "Unexplained" dyspnoea and shrinking lungs in systemic lupus erythematosus. Br Med J. 1965;1(5445):1273–7.
52. Bertoli AM, Vila LM, Apte M, Fessler BJ, Bastian HM, Reveille JD, Alarcon GS. Systemic lupus erythematosus in a multiethnic US Cohort LUMINA XLVIII: factors predictive of pulmonary damage. Lupus. 2007;16(6):410–7.
53. Allen D, et al. Evaluating systemic lupus erythematosus patients for lung involvement. Lupus. 2012; 21(12):1316–25.
54. Carmier D, Diot E, Diot P. Shrinking lung syndrome: recognition, pathophysiology and therapeutic strategy. Expert Rev Respir Med. 2011;5(1):33–9.
55. Tan EM, Cohen AS, Fries JF, Masi AT, McShane DJ, Rothfield NF, Schaller JG, Talal N, Winchester RJ. The 1982 revised criteria for the classification of systemic lupus erythematosus. Arthritis Rheum. 1982;25(11):1271–7.
56. Cervera R, et al. Systemic lupus erythematosus in Europe at the change of the millennium: lessons from the "Euro-Lupus Project". Autoimmun Rev. 2006; 5(3):180–6.
57. Mittoo S, et al. Clinical and serologic factors associated with lupus pleuritis. J Rheumatol. 2010;37(4): 747–53.
58. Boddaert J, et al. Late-onset systemic lupus erythematosus: a personal series of 47 patients and pooled analysis of 714 cases in the literature. Medicine (Baltimore). 2004;83(6):348–59.
59. Badui E, et al. Cardiovascular manifestations in systemic lupus erythematosus. Prospective study of 100 patients. Angiology. 1985;36(7):431–41.
60. Winslow WA, Ploss LN, Loitman B. Pleuritis in systemic lupus erythematosus: its importance as an early manifestation in diagnosis. Ann Intern Med. 1958;49(1):70–88.
61. Glazer M, et al. Successful talc slurry pleurodesis in patients with nonmalignant pleural effusion. Chest. 2000;117(5):1404–9.
62. Fenlon HM, et al. High-resolution chest CT in systemic lupus erythematosus. AJR Am J Roentgenol. 1996;166(2):301–7.
63. Weber F, et al. Cyclophosphamide therapy is effective for bronchiolitis obliterans occurring as a late manifestation of lupus erythematosus. Br J Dermatol. 2000;143(2):453–5.
64. Porter DR. Bronchiolitis obliterans in systemic lupus erythematosus. Ann Rheum Dis. 1992;51(7):927.
65. Kawahata K, et al. Severe airflow limitation in two patients with systemic lupus erythematosus: effect of inhalation of anticholinergics. Mod Rheumatol. 2008;18(1):52–6.
66. Godeau B, Cormier C, Menkes CJ. Bronchiolitis obliterans in systemic lupus erythematosus: beneficial effect of intravenous cyclophosphamide. Ann Rheum Dis. 1991;50(12):956–8.
67. Teitel AD, et al. Laryngeal involvement in systemic lupus erythematosus. Semin Arthritis Rheum. 1992;22(3):203–14.
68. Karim A, et al. Severe upper airway obstruction from cricoarytenoiditis as the sole presenting manifestation of a systemic lupus erythematosus flare. Chest. 2002; 121(3):990–3.
69. Cervera R, et al. Systemic lupus erythematosus: clinical and immunologic patterns of disease expression in a cohort of 1,000 patients. The European Working Party on Systemic Lupus Erythematosus. Medicine (Baltimore). 1993;72(2):113–24.
70. Martinez-Martinez MU, Abud-Mendoza C. Recurrent diffuse alveolar haemorrhage in a patient with systemic lupus erythematosus: long-term benefit of rituximab. Lupus. 2012;21(10):1124–7.
71. Hariri LP, et al. Acute fibrinous and organizing pneumonia in systemic lupus erythematosus: a case report and review of the literature. Pathol Int. 2010;60(11): 755–9.

第7章

混合性结缔组织病的肺部表现

引言

混合性结缔组织病（mixed connective tissue disease, MCTD）定义为 U1 核糖核蛋白自身抗体阳性和包括雷诺现象、双手肿胀、肢端硬化、关节痛 / 关节炎、胸膜炎、心包炎、肌炎、食管运动障碍、肾脏疾病、肺动脉高压和间质性肺疾病（interstitial lung disease, ILD）等临床特征联合出现的疾病 [1]。疾病病程中最常见的临床表现是雷诺现象、关节痛、双手肿胀、手指腊肠样表现、肌无力。它们出现在 90% 的患者且常常隐匿发生 [2]。本病虽然在 30 多岁的女性更多见，但也有发生在儿童和 80 岁以上老年患者的报道 [3]。MCTD 的患病率不清楚，但多数研究提示总的患病率为 $^{(3\sim10)}/_{100\,000}$，约 1/4 的病例在青少年期发病 [4-6]。

一直争论的是 , 本病实际上是否为独特的疾病或表现为系统性硬化症（systemic sclerosis, SSc）、多发性肌炎 / 皮肌炎（polymyositis/dermatomyositis, PM/DM）和系统性红斑狼疮(systemic lupus erythematosus, SLE)之间的重叠。

K.B. Highland, M.D., M.S.C.R. (✉)
Respiratory Institute, Cleveland Clinic, Desk A90,
9500 Euclid Avenue, Cleveland, OH 44195, USA
e-mail: highlak@ccf.org

R.M. Silver, M.D.
Division of Rheumatology and Immunology,
Medical University of South Carolina, 96 Jonathan
Lucas Street, Suite 816, Charleston, SC 29425, USA
e-mail: silver@musc.edu

因为许多抗 -U1 RNP 抗体的患者在他们的临床病程中常常最终满足 SLE、SSc、PM/DM 和（或）RA 的诊断标准 [7, 8]，从而导致 MCTD 同 SLE、SSc、PM/DM 和 RA 鉴别困难。

现在 MCTD 的呼吸并发症被视作 MCTD 的主要特征（表 7.1），且均与 MCTD 的最高发病率和死亡率相关。在 MCTD 的 4 个推荐诊断标准中的两个，肺

表 7.1 混合性结缔组织病（MCTD）相关的肺部表现

- 吸入性肺炎 / 肺炎
- 横膈功能紊乱
- 弥漫性肺泡出血
- 间质性肺疾病（ILD）
  - 非特异性间质性肺炎
  - 机化性肺炎
  - 普通型间质性肺炎
- 恶性肿瘤
- 阻塞性气道疾病
  - 细支气管炎
  - 支气管扩张
- 胸腔积液
- 胸膜炎
- 气胸
- 动脉性肺动脉高压（pulmonary arterial hypertension, PAH）
- 肺水肿

（待续）

表 7.1（续）　混合性结缔组织病（MCTD）相关的肺部表现

- 肺部感染
- 肺血管炎
- 呼吸肌无力
- 血栓栓塞性疾病

部特征为其主要部分（表 7.2）[9-12]，且报道高达 90% 的患病率[3, 13-15]。MCTD 的最常见两个肺部并发症是肺动脉高压（pulmonary hypertension, PH）和 ILD。

间质性肺疾病

虽然在大多数成人 MCTD 中发现 ILD

表 7.2　混合性结缔组织病推荐标准

	主要标准	次要标准	诊断要求
Sharp[11]	1. 肌炎 2. 肺受累 　• DLCO < 70% 　• PH 　• 活检证实 PAH 3. 雷诺现象 4. 食管运动减弱 5. 双手肿胀 6. 抗 -ENA > 1∶10000 并抗 -U1 RNP（＋）和抗 -Smith（－）	1. 脱发 2. 白细胞减少 3. 贫血 4. 胸膜炎 5. 心包炎 6. 关节炎 7. 三叉神经病变 8. 颊部红斑 9. 血小板减少 10. 轻度的肌炎 11. 双手肿胀史	总结： 1. 包括 4 个主要标准 ＋ 抗 -U1 RNP ≥ 1∶4000 或 2. 标准 1、2、3 中 2 个主要标准 ＋2 个次要标准 ＋ 抗 -U1 RNP 滴度至少 1∶1000 排除： 抗 -Smith 抗体（＋）
Alarcón-Segovia[12]	抗 -RNP 滴度 > 1∶1600	1. 双手水肿 2. 滑膜炎 3. 肌炎 4. 雷诺现象 5. 肢端硬化症	主要标准 ＋ 至少 3 个次要标准（其中 1 个是滑膜炎或肌炎）
Kasukawa[10]	1. 雷诺现象 2. 手指或双手肿胀 3. 抗 -RNP（＋）	1. SLE 样症状 　• 多关节炎 　• 淋巴结肿大 　• 面部红斑 　• 心包炎或胸膜炎 　• 白细胞 - 血小板减少 2. SSc 样表现 　• 肢端硬化 　• 肺纤维化、限制性 PFT 或 DLCO 降低 　• 食管运动障碍或扩张 3. PM 样表现 　• 肌无力 　• 肌酶升高 　• 心电图呈肌源性图形	（＋）抗 -U1 RNP+1 个其他的主要标准 ＋ 在 3 个疾病分类至少 2 个中 1 个以上的次要标准
Kahn[9]	1. 高滴度抗 -U1 RNP 与斑点型 ANA 滴度一致 ≥ 1∶2000 2. 雷诺现象	1. 滑膜炎 2. 肌炎 3. 手指肿胀	2 个主要标准和至少 3 个次要标准中的 2 个

取决于诊查方法，但大多数患者是无症状的。不过，呼吸困难、咳嗽、心动过速和双肺底湿啰音的出现常常与活动性 ILD 相关[16]。

虽然 ILD 也可发生在青少年期 MCTD，但其通常不常见且不严重。在一个纳入 24 例青少年期 MCTD 的研究中，ILD 只在 25% 患者中得到证实，且在肺实质中，中等程度的 ILD 只有 2%。放射学表现似乎与肺功能结果及病程不相关。在这个研究中，患者倾向于细微的纤维化并缺少蜂窝肺图像，也没有气道疾病的证据，并且通过 HRCT 扫描发现只有较轻的胸膜疾病[4]。

在来自于三级转诊中心的成人患者的研究中，高达 90% 的 MCTD 患者的异常肺功能检查结果显示限制性异常占优势[2, 3, 5, 17]。最常见的肺功能异常是一氧化碳弥散量（diffusing capacity for carbon monoxide, DLCO）降低，随后是 FEV1 和 TLC 降低。DLCO 的降低对预测 ILD 在 HRCT 的出现是最敏感的。尽管如此，总体上，肺功能和放射学的相关性差[16]。

MCTD 最常见的胸部异常影像是间质图

病历摘要

患者，女，57 岁，白种人，干咳 3 年，日间活动后进行性气短和呼吸困难。因伴有肌病，患者运动耐量受限。由于指端溃疡而出现 10 年的雷诺现象。最近出现发作性近乎晕厥。没有明显的晕厥。否认胸痛，偶有心悸。否认产后抑郁（postnatal depression, PND）、端坐呼吸或下肢水肿。过去史有严重的胃食管反流病，系统回顾也是明显的干燥症状。

物理检查：心率 97 次/分，呼吸 20 次/分，血压 101/60mmHg，吸入室内空气氧饱和度 88%。黏膜干燥，胸部听诊双侧爆裂音，并有高度颈静脉扩张。心脏检查发现符合三尖瓣反流的 II / VI 级收缩期柔和杂音，P2 增强。肢体末端可见伴有明显的雷诺现象的肢端硬化和手指凹陷瘢痕表现。轻度的下肢水肿。骨骼肌检查无明显异常。肌力接近 4-/5 级。

实验室评估：ANA > 1 : 2560（斑点型）；ENA 指标值得注意，RNP > 8.0 AI 和 SSA 3.1 AI。CPK：547 且醛缩酶 10.7。PM-1（PM-Scl）抗体阳性。NT-BNP：723pg/mL。

肺功能测试（pulmonary function testing, PFT），值得注意的是 FVC，1.53L（43% 预计值）；1 秒用力呼气容积，1.36L（49% 预计值）；FEV1/FVC，89%；弥散，26% 预计值，符合严重的限制性障碍。FVC%

预计值 /DLCO% 预计值是 1.6。6 分钟步行 332m（59% 预计值）。尽管吸氧 2L/min，但最低的氧饱和度是 90%。患者运动后出现异常的心血管反应，舒张压从 73mmHg 降到 58mmHg。

HRCT 显示双侧磨玻璃影、小叶内间隔增厚和 NSIP 型的牵拉性支气管扩张。存在明显的食管扩张（图 7.1）。超声心动图（图 7.2）显示心包积液，而且右心室压力负荷过重。右心房和右心室扩大，并且右心室收缩峰压估计达 100mmHg。右心导管显示 RA 17mmHg，平均 PAP 54mmHg，肺毛细血管楔压（pulmonary capillary wedge pressure, PCWP）13mmHg，CI 1.9L/（min·㎡），PVR 12 Wood 单位。

患者被诊断为 MCTD，其满足所有 4 个推荐标准（表 7.2），也和 ILD 一样，感觉严重的肺动脉高压同 ILD 不成比例，更像动脉性肺动脉高压（PAH）所致。也感觉严重的胃食管反流是肺部异常的重要参与者，GERD 的治疗是服用 PPI 1 天 2 次和睡前服用 H2 阻断剂。患者也接受激素和口服环磷酰胺治疗 ILD，也联合 PDE5 抑制剂、ERA 治疗，并吸入前列环素治疗严重 PAH。次年病程中，这个治疗方案适度改善了患者的肺功能、运动耐量和血流动力学。

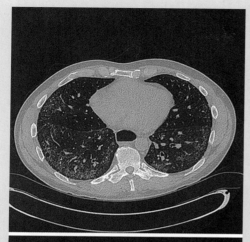

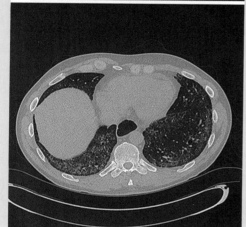

图7.1　伴有MCTD和ILD患者的HRCT图像，注意巨大的食管扩张、基底部和周围明显的网织影、缺少蜂窝肺的磨玻璃影，并出现牵拉性支气管扩张。

很少有公开发表关于 MCTD 的 ILD 的组织学文献，虽然相信主要的组织学损伤包括非特异性间质性肺炎和普通型间质性肺炎[20, 22-24]。同 III 型胶原蛋白沉积一样，肺泡隔有淋巴细胞和浆细胞渗出也曾报道过[25, 26]。

在 MCTD 引发 ILD 的病理学机制仍不清楚。肺泡巨噬细胞和 CD8+ T 细胞倾向于扮演主要角色。MCTD-ILD 患者的支气管肺泡灌洗液一致显示中性粒细胞占优势[27, 28]。细胞总数和 CD8+ 淋巴细胞计数也显示同 DLCO 呈负相关[27]。也有报道嗜酸性细胞和 CD4+ 淋巴细胞升高及 CD71+ 肺泡巨噬细胞降低[27, 28]。

虽然食管和肺受累的因果关系仍未得到证明，但在 MCTD 患者食管运动障碍和 ILD 之间强烈相关。在一个 MCTD 食管扩张的连续 50 例患者的研究中，发现胃食管反流和食管运动障碍相当普遍；而且对于伴有食管扩张的患者，HRCT 检查发现其肺间质改变表现明显增高（图 7.1），同时这些患者中还有严重的食管运动障碍[21]。

严重的肺纤维化在 MCTD 常见，影响肺功能和全部生理容量，并同上升的死亡率相关。严重纤维化的危险因素（表 7.3）包括高龄、疾病早期出现 ILD、肺功能 / 功能状态基线恶化、食管功能障碍。伴有严重 ILD 的患者也更容易满足所有的 MCTD 诊断标准[6, 21]。

虽然超过20%的患者将出现血氧过低[3]，尽管经过治疗 30% 的患者将发生纤维化[16]，出现 ILD 的患者将增加死亡风险[6]，但不是 MCTD-ILD 的结果都可预测。挪威的 126 例 MCTD 患者的队列研究，平均随访超过 4.2 年，相比 HRCT 正常的患者 3.3% 的死亡率，有 ILD 的死亡率是 7.9%。严重纤维化患者的死亡率是 20.8%，且有 HRCT 基础异常的患者死亡率是 12.3%[6]。

目前，在 MCTD-ILD 没有前瞻性随机对照试验。回顾性报道和小病例系列提示服用激素，单独或加用环磷酰胺或霉考酚酸酯，病情可得到改善，据报道，部分患者的症状、爆裂音、放射学和肺功能异常消失。在一个

像[18, 19]。在 HRCT 方面，报道的符合肺纤维化异常的频度为 0 ~ 20%，然而磨玻璃影衰减的频度为 12% ~ 100%[16, 19, 20]。MCTD-ILD 患者的 HRCT 异常的初始特征是磨玻璃影、小叶间隔和肺间隔线影和胸膜下微结节，其均存在一个周围的和下叶优势的特征[16, 19-21]（图 7.1）。在 HRCT 的图像最符合 NSIP，并与在 SSc 或 PM/DM 的患者中所发现的相似[6]。在一个小的回顾性研究中[19]，同其他 CTD 患者比较，MCTD 患者的磨玻璃影的出现频率明显较低；蜂窝肺的频率低于 SSc，但高于 PM/DM。

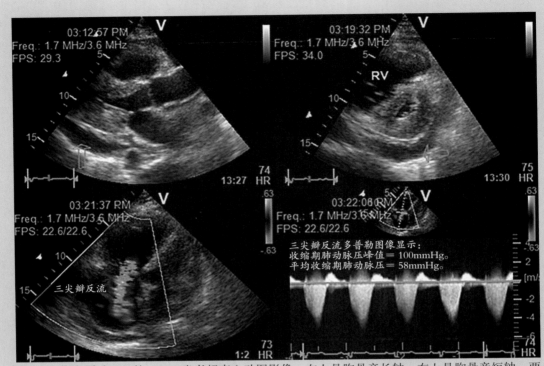

图7.2　伴有严重PAH的MCTD患者超声心动图影像。左上是胸骨旁长轴，右上是胸骨旁短轴。两个切面均显示心包积液（箭头），也显示右心负荷过重；注意在胸骨旁轴线切面左心室隔成D形扁平。左下角的心尖四腔切面显示扩大的右心房和心室，伴三尖瓣反流的多普勒图像。右下是常见的三尖瓣反流喷射的多普勒图像，显示测得的右心室收缩期肺动脉压峰值为100mmHg，并估计平均收缩期肺动脉压为58mmHg。（见彩图）

表7.3　严重纤维化/ILD危险因素

- 高龄
- 疾病早期
- 食管扩张
- 食管运动功能障碍
- 满足所有四条诊断标准
- 基线功能状态更差
- 基线肺功能更差

包括96例MCTD-ILD的病例系列中[16]，46.9%的患者对激素[2mg/（kg·d）]反应良好，然而53.1%的患者必须联合激素和环磷酰胺治疗。尽管如此，30%的患者发展成轻度的肺纤维化，1例患者甚至出现胸膜下蜂窝肺改变。

肺动脉高压

在确定的MCTD中，肺动脉高压可由多个原因所致（表7.4），包括在动脉性肺动脉高压所见到的肺动脉闭塞、肺静脉闭塞性疾病（pulmonary veno-occlusive disease, PVOD）、复发性血栓性疾病、肺血管炎、肺实质疾病（ILD）、左心室功能不全、瓣膜性心脏病或心肌炎；常常是多因子的。PH被认为是最严重的、常常致死的MCTD并发症[5, 29-32]。

被定义为平均肺动脉压＞25mmHg且无肺毛细血管楔嵌压增高（PWCP ≤ 15mmHg）的PAH是一个显著的致死原因，并且是大约

表 7.4　MCTD 肺动脉高压的原因

- 慢性血栓性疾病

- 横膈功能障碍

- ILD

- 左心舒张功能障碍

- 左心收缩功能障碍

- 心肌炎

- PAH

- 肺血管炎

- 肺静脉闭塞性疾病

- 瓣膜性心脏病（疣状心内膜炎）

高达 50% 的 MCTD 患者的死亡原因[3, 33]。

同特发性肺动脉高压患者相比较，提示在 MCTD-PAH 患者存在更显著的炎症、内皮细胞功能减退、血管生成异常，这些可部分解释其更差的预后。从组织学观点，并发于 MCTD 的 PAH 的肺脉管病变证实存在内膜增生、平滑肌细胞肥大中间增厚、丛样病变、原位血栓[25]，其几乎无法同 IPAH 的表现区别。这些病变导致肺脉管阻力上升，最后导致右心衰竭甚至死亡。

基于肺动脉高压的定义和诊断方法，估计 MCTD 的 PAH 的发生率差别很大，报道范围为 25% ~ 75%[3, 34]。

在 MCTD 患者中，PAH 发生的危险因素（表 7.5）包括病程长；有高血清浓度的 IL-6 证实的更严重炎症；严重的全部器官受累；雷诺现象；弥散量进行性下降；高滴度的抗 -U1 RNP、抗 -β2 糖蛋白 I 抗体和 von Willebrand 因子抗原以及高血清浓度的血栓调节蛋白的存在[30, 33, 35, 36]。

PAH 的症状常无特异性，并且疾病早期无阳性体征。使用多普勒超声心动图作为筛查工具，研究者发现相当数量的（13.3%）伴有估计的右心室收缩压增高的硬皮病和

MCTD 患者符合未确诊的 PAH。许多患者有右心室（right ventricle, RV）功能障碍的多普勒超声心动图依据、异常低的 DLCO、运动耐量下降，从而提示疾病晚期。这些资料支持对 MCTD 患者（无关乎症状）应用多普勒超声心动图评估，从而为了发现可能需要进一步评估、严密监测和（或）治疗潜在 PAH 的患者[37]。

在一个大型的国际注册研究中，发现相比于 IPAH 患者，伴有 PAH 的 MCTD 患者有更好的血流动力学和更良好的心脏超声表现，但心包积液的发生率更高（图 7.2）。发现他们有较高的 B 型钠尿肽浓度和较低的 DLCO。同合并 PAH 的 SLE、SSc、RA 患者相比，伴有 MCTD 患者的 1 年生存率和出院率较低[38]。

目前还没有专门针对 MCTD 相关 PAH 的治疗试验。对于 MCTD 相关 PAH 的治疗方法包括使用抗凝剂、氧疗、利尿剂、肺血管扩张药，包括 5 型磷酸二酯酶抑制剂、内皮素受体拮抗剂和前列腺素。治疗策略主要

表 7.5　MCTD 动脉性肺动脉高压的危险因素

- 抗 - 心磷脂抗体

- 抗 - 内皮素抗体

- 抗 -β2 糖蛋白 I 抗体

- B 型钠尿肽升高

- 高浓度的 IL-6

- 高血清浓度的血栓调节蛋白

- 高血清 von Willebrand 因子抗原水平

- 高滴度的抗 -U1 RNP

- 顽疾

- 更严重的全部器官受累

- 弥散量进行性下降

- 雷诺现象

来源于对硬皮病疾病谱患者和 IPAH 患者研究的推测，因为只有少量的 MCTD 患者在关键试验中登记 [39, 40]。两个警示，使用高剂量的钙通道阻滞剂进行扩血管治疗可能对 MCTD 患者没有疗效，不大可能证实在血流动力学测试期间有急性的扩血管反应 [41]，并且抗凝剂存在争议，因其增加潜在胃肠源性出血患者出血风险的可能性，如黏膜毛细血管扩张。

目前也没有治疗 MCTD-PAH 的免疫抑制治疗的疗效评估的随机对照试验。不过，有几个关于部分 MCTD 患者免疫抑制治疗阳性反应的报道，进一步支持炎症和自身免疫可能在 MCTD-PAH 的发病机制中起主要作用 [42, 43]。在报道的病例中，免疫抑制治疗的疗程和持续时间差异很大；对免疫治疗有反应的患者倾向于较轻的功能分级（纽约心脏协会 I 或 II 级）和不严重的血流动力学损害 [心脏指数 > 3.1L / （min·㎡）] [43]。

在现代 PAH 治疗时代，MCTD-PAH 的 1 年和 3 年生存率分别为 83% 和 66%[44]，然而过去 PAH 发病的中位生存期是 4.4 年 [31]。这个提示同 IPAH 患者相比，MCTD-PAH 患者对现代 PAH 治疗缺少反应。在这些患者中，这似乎应归于伴有多种并发症的 MCTD 的系统特征和一个加重的炎症状态，从而促成 PAH 的发病机制。年龄、性别、混合静脉血氧饱和度、心脏指数和 WHO 功能分级均被证实为 MCTD-PAH 患者的独立预后因素，并可能在制订治疗决策时有用 [43,44]。

胸膜表现

MCTD 的胸膜表现常见。在 MCTD, 胸腔积液和胸膜炎胸痛的总的发生率估计高达 50% 和 40%，并偶尔成为 MCTD 的症状 [3, 45]。胸腔积液本质上常常是渗出性的,并常常呈自限性。

肺泡出血

有 MCTD 患者表现为肺泡出血的病例报道 [46, 47]。MCTD 肺泡出血的病因不清楚，虽然其病因与在 SLE 所见的大概相似且可能涉及免疫复合物沉积，并对联合或不联合血浆置换的积极的免疫抑制治疗起反应。

总结

肺胸膜表现是 MCTD 的主要特征，特别是 PAH 和 ILD，其显著增加发病率和死亡率。我们提出，对 MCTD 的肺筛查建议如表 7.6 所示。遗憾的是，缺乏有关流行病学、发病机制和治疗的资料，且推断必须根据其他类型的 CTD，主要是 SSc。未来研究应关注 MCTD 的肺胸膜表现。

表 7.6　推荐 MCTD 的心肺筛查

测试	MCTD 人群和频数
超声心动图	• 所有 MCTD 患者的基线，每年一次
肺量计	• 所有 MCTD 患者的基线，每年一次 • 有症状或有肺纤维化高危因素的患者每 3～4 个月（表 7.3）
肺容量	• 所有 MCTD 患者的基线，每年一次
弥散量	• 所有 MCTD 患者的基线，每年一次 • 有症状或有肺纤维化高危因素的患者每 3～4 个月（表 7.3）
MVV、MIP/MEP、坐位或仰卧位肺量计	• 限制性肌炎患者的基线
HRCT	• 所有 MCTD 患者的基线 • 对于症状 / 肺功能恶化的需要重复

（待续）

表 7.6（续）　推荐 MCTD 的心肺筛查

测试	MCTD 人群和频数
右心导管	• 超声心动图 PRVSP > 40mmHg 或右心室压力 / 容量负荷过载或功能障碍 • FVC%/DLCO% > 1.6 • 单纯的弥散 < 40% • 肺动脉高压有症状的和存在高危因素的（表 7.5）
通气 / 灌注扫描	• 经右心导管证实的肺动脉高压
6 分钟步行试验（血氧定量法）	• 所有 MCTD 患者的基线，每年一次 • 有 PAH 或 ILD 的患者每 3 ~ 4 个月一次
BNP 或 NT-BNP	• 经右心导管证实的肺动脉高压

（阳云平　译校）

参考文献

1. Sharp GC, Irvin WS, Tan EM, Gould RG, Holman HR. Mixed connective tissue disease—an apparently distinct rheumatic disease syndrome associated with a specific antibody to an extractable nuclear antigen (ENA). Am J Med. 1972;52:148–59.

2. Bennett RM, O'Connell DJ. Mixed connective tissue disease: a clinicopathologic study of 20 cases. Semin Arthritis Rheum. 1980;10:25–51.

3. Sullivan WD, Hurst DJ, Harmon CE, Esther JH, Agia GA, Maltby JD, et al. A prospective evaluation emphasizing pulmonary involvement in patients with mixed connective tissue disease. Medicine (Baltimore). 1984;63:92–107.

4. Aaløkken TM, Lilleby V, Søyseth V, Mynarek G, Pripp AH, Johansen B, et al. Chest abnormalities in juvenile-onset mixed connective tissue disease: assessment with high-resolution computed tomography and pulmonary function tests. Acta Radiol. 2009;4:430–6.

5. Burdt MA, Hoffman RW, Deutscher SL, Wang GS, Johnson JC, Sharp GC. Long-term outcome in mixed connective tissue disease: longitudinal clinical and serologic findings. Arthritis Rheum. 1999;42:899–909.

6. Gunnarsson R, Aaløkken TM, Molberg Ø, Lund MB, Mynarek GK, Lexberg ÅS, et al. Prevalence and severity of interstitial lung disease in mixed connective tissue disease: a nationwide, cross-sectional study. Ann Rheum Dis. 2012;71:1966–72.

7. Zimmerman C, Steiner G, Skriner K, Hassfeld W, Petera P, Smolen JS. The concurrence of rheumatoid arthritis and limited systemic sclerosis: clinical and serological characteristics of an overlap syndrome. Arthritis Rheum. 1998;41:1938–45.

8. Ortega-Hernandez O-D, Shoenfeld Y. Mixed connective tissue disease: an overview of clinical manifestations, diagnosis and treatment. Best Pract Res Clin Rheumatol. 2012;26:61–72.

9. Kahn MF, Appelboom T. Syndrome de Sharp. In: Kahn MF, Peltier AP, Meyer O, Piette JC, editors. Les maladies systemiques. 3rd ed. Paris: Flammarion; 1991. p. 454–6.

10. Kasukawa R, Tojo T, Miyawaki S. Preliminary diagnostic criteria for classification of mixed connective tissue disease. In: Kasukawa R, Sharp G, editors. Mixed connective tissue disease and antinuclear antibodies. Amsterdam: Elsevier; 1987. p. 41–7.

11. Sharp GC. Diagnostic criteria for classification of MCTD. In: Kasukawa R, Sharp GC, editors. Mixed connective tissue diseases and antinuclear antibodies. Amsterdam: Elsevier; 1987. p. 23–32.

12. Alarcón-Segovia D, Villareal M. Classification and diagnostic criteria for mixed connective tissue disease. In: Kasukawa R, Sharp GC, editors. Mixed connective tissue disease and antinuclear antibodies. Amsterdam: Elsevier; 1987. p. 33–40.

13. O'Connell DJ, Bennett RM. Mixed connective tissue disease: clinical and radiological aspects of 20 cases. Br J Radiol. 1977;50:620–5.

14. Wiener-Kronish JP, Solinger AM, Warnock ML, Churg A, Ordonez N, Golden JA. Severe pulmonary involvement in mixed connective tissue disease. Am Rev Respir Dis. 1981;124:499–503.

15. Derderian SS, Tellis CJ, Abbbrecht PH, Welton RC, Rajagopal KR. Pulmonary involvement in mixed connective tissue disease. Chest. 1985;88:45–8.

16. Bodolay E, Szekanecz Z, Dévényl K, Galuska L, Csípő I, Veègh J, et al. Evaluation of interstitial lung disease in mixed connective tissue disease (DMTC). Rheumatology. 2005;44:656–81.

17. Alpert MA, Goldberg SH, Singsen BH, Durham JB, Sharp GC, Ahmad M, et al. Cardiovascular manifestations of mixed connective tissue disease in adults. Circulation. 1983;68:1182–93.

18. Prakash UB. Lungs in mixed connective tissue disease. J Thorac Imaging. 1992;7:55–61.

19. Saito Y, Terada M, Takada T, Ishida T, Moriyama H, Ooi H, et al. Pulmonary involvement in mixed connective tissue disease: comparison with other collagen vascular disease using high resolution CT. J Comput

Assist Tomogr. 2002;36:349–57.

20. Kozuka T, Johkoh T, Honda O, Mihara N, Koyama M, Tomiyama N, et al. Pulmonary involvement in mixed connective tissue disease: high resolution CT findings in 41 patients. J Thorac Imaging. 2001;16:94–8.

21. Fagundes MN, Caleiro MTC, Navarro-Rodriguez T, Baldi BG, Kavakama J, Salge JM, et al. Esophageal involvement and interstitial lung disease in mixed connective tissue disease. Respir Med. 2009;103: 854–60.

22. American Thoracic Society/European Respiratory Society International Multidisciplinary Consensus Classification of the Idiopathic Interstitial Pneumonias. This Joint Statement of the American Thoracic Society (ATS) and the European Respiratory Society (ERS) was adopted by the ATS Board of Directors, June 2001, and The ERS Executive Committee, June 2001. Am J Respir Crit Care Med. 2002;165:277–304.

23. Bull TM, Fagan KA, Badesch DB. Pulmonary vascular manifestations of mixed connective tissue disease. Rheum Dis Clin North Am. 2005;31:451–64.

24. Kim EA, Lee KS, Johkoh T, Kim TS, Suh GY, Kwon OJ, Han J. Interstitial lung diseases associated with collagen vascular diseases: radiologic and histopathologic findings. Radiographics. 2002;22:15S–65.

25. Hosada T. Review of pathology of mixed connective tissue disease. In: Kasukawa R, Sharp GC, editors. Mixed connective tissue disease and anti-nuclear antibodies. Amsterdam: Excerpta Medica; 1987. p. 281–90.

26. Hurst DJ, Baker WM, Gilbert G. Lung collagen synthesis and type analysis in patients with mixed connective tissue disease (MCTD). Arthritis Rheum. 1980;19:801–4.

27. Enomoto K, Takada T, Suzuki E, Ishida T, Moriyama H, Ooi H, et al. Bronchoalveolar lavage fluid cells in mixed connective tissue disease. Respirology. 2003;8:149–56.

28. Nagai N. The value of BALF cell findings for differentiation of idiopathic UIP, BOOP, and interstitial pneumonia associated with collagen vascular disease. In: Harasawa M, Fukuchi Y, Morinari H, editors. Interstitial pneumonia of unknown etiology. Tokyo: University of Tokyo Press; 1989. p. 27.

29. Jensen GG. Reversible pulmonary hypertension in a woman with connective tissue disease. Ugeskr Laeger. 1992;154:3065–6.

30. Ueda N, Mimura K, Maeda H, Sugiyama T, Kado T, Kobayashi K, Fukuzaki H. Mixed connective tissue disease with fatal pulmonary hypertension and a review of literature. Virchows Arch A Pathol Anat Histopathol. 1984;404:335–40.

31. Nishimaki T, Aotuka S, Kondo H, Yamamoto K, Takasaki Y, Sumiya M, Yokohari R. Immunological analysis of pulmonary hypertension in connective tissue diseases. J Rheumatol. 1999;26:2357–62.

32. Grant KD, Adams LE, Hess EV. Mixed connective tissue disease—a subset with sequential clinical and laboratory features. J Rheumatol. 1981;8:587–98.

33. Miyata M, Suzuki K, Sakuma F, Miyata M, Watanabe H, Kaise S, Nishimaki T, Kasukawa R. Anticardiolipin antibodies are associated with pulmonary hypertension in patients with mixed connective tissue disease or systemic lupus erythematosus. Int Arch Allergy Immunol. 1993;100:351–4.

34. Simonson JS, Schiller NB, Petri M, Hellmannn DB. Pulmonary hypertension in systemic lupus erythematosus. J Rheumatol. 1989;16:918–25.

35. Hasegawa EM, Caleiro MTC, Fuller R, Carvalho JF. The frequency of anti-β2-glycoprotein I antibodies is low and these antibodies are associated with pulmonary hypertension in mixed connective tissue disease. Lupus. 2009;18:618–21.

36. Vegh J, Szodoray P, Kappelmayer J, Csipo I, Udvardy M, Lakos G, et al. Clinical and immunoserological characteristics of mixed connective tissue disease associated with pulmonary arterial hypertension. Scand J Immunol. 2006;64:69–76.

37. Wigley FM, Lima JA, Mayes M, McLain D, Chapin JL, Ward-Able C. The prevalence of undiagnosed pulmonary arterial hypertension in subjects with connective tissue disease at the secondary health care level of community-based rheumatologists (the UNCOVER study). Arthritis Rheum. 2005;53:2125–32.

38. Chung L, Liu J, Parsons L, McGoon M, Badesch DB, Miller DP, et al. Characterization of connective tissue disease-associated pulmonary arterial hypertension from REVEAL: identifying systemic sclerosis as a unique phenotype. Chest. 2010;138:1383–94.

39. Fagan KA, Badesch DB. Pulmonary hypertension associated with connective tissue disease. Prog Cardiovasc Dis. 2002;45(3):225–34.

40. Hassoun PM. Pulmonary arterial hypertension complicating connective tissue diseases. Semin Respir Crit Care Med. 2009;30:429–39.

41. Humbert M, Sitbon O, Chaouat A, Bertocchi M, Habib G, Gressin V, et al. Pulmonary arterial hypertension in France: results from a national registry. Am J Respir Crit Care Med. 2006;173:1023–30.

42. Sanchez O, Sitbon O, Jaïs X, Simonneau G, Humbert M. Immunosuppressive therapy in connective tissue diseases-associated pulmonary arterial hypertension. Chest. 2006;130:182–9.

43. Jaïs X, Launay D, Yaici A, Le Pavec J, Tchérakian C, Sitbon O, et al. Immunosuppressive therapy in lupus- and mixed connective tissue disease-associated pulmonary arterial hypertension: a retrospective analysis of twenty-three cases. Arthritis Rheum. 2008;58: 521–31.

44. Condliffe R, Kiely DG, Peacock AJ, Corris PA, Gibbs JS, Vrapi F, et al. Connective tissue disease-associated pulmonary arterial hypertension in the modern treatment era. Am J Respir Crit Care Med. 2009;179: 151–7.

45. Hoogsteden HC, van Dongen JJ, van der Kwast TH, Hooijkaas H, Hilvering C. Bilateral exudative pleuritis, an unusual pulmonary onset of mixed connective tissue disease. Respiration (Herrlisheim). 1985;48: 164–7.

46. Germain MJ, Davidman M. Pulmonary hemorrhage and acute renal failure in a patient with mixed connective tissue disease. Am J Kidney Dis. 1984;3:420–4.

47. Schwarz MI, Zamora MR, Hodges TN, Chan ED, Bowler RP, Tuder RM, et al. Isolated pulmonary capillaritis and diffuse alveolar hemorrhage in rheumatoid arthritis and mixed connective tissue disease. Chest. 1998;113:1609–15.

第**8**章

干燥综合征的肺部表现

引言

　　干燥综合征（Sjögren's syndrome, SS）是一种慢性系统性炎症综合征，其特点是淋巴细胞浸润导致外分泌腺功能紊乱。其病因尚不清楚。虽然常见表现是眼干和口干，但在病程中，身体的任何器官都可受影响[1, 2]。如果其独自发生，则被称为原发性干燥综合征（primary Sjögren's syndrome, pSS）；如果其发生与其他系统性自身免疫性疾病（如类风湿关节炎、系统性红斑狼疮、系统性硬化症）相关，则被称为继发性干燥综合征。综合征的名字是为纪念一位瑞典的眼科医师Henrik Sjögren。在 1933 年，他在自己的博士论文中提出干燥性角膜结膜炎，尽管 Johann Mikulicz 在 1888 年报道了腮腺、泪腺肥大和炎性细胞浸润，并且一位名叫 Henri Gougerot 的法国皮肤科医生在 1925 年报道了 3 例同眼干、口干和阴道干涩相关的唾液腺萎缩[3]。

T.R. Luckhardt, M.D., M.S. (✉)
Department of Pulmonary, Allergy and Critical
Care Medicine, University of Alabama Birmingham,
1900 University Boulevard, THT 433A, Birmingham,
AL, USA
e-mail: tluck@uab.edu

B.J. Fessler, M.D., M.S.P.H.
Division of Clinical Immunology and Rheumatology,
University of Alabama at Birmingham,
510 20th Street South, Faculty Office Tower 844,
Birmingham, AL 35294, USA
e-mail: bjf@uab.edu

流行病学

　　取决于地域和所使用的分类标准，世界范围内干燥综合征的发病率为0.1%～4.8%[4]。女性发病率高于男性（9：1）。疾病发病主要在中年，约15%的患者在35岁之前发病，15%的患者在70岁以后发病[1]。pSS在儿童不常见，并且多较轻微[5]。

分类标准

　　在过去的 50 多年里，发表过 10 种以上不同的 SS 分类和诊断标准。在 2002 年由欧美共识小组（American and European Consensus group, AECG）发布的标准（表 8.1）经常在临床试验和流行病学研究中使用，但都有其优点和局限性[6]。在 2012 年发布的最新分类标准（表 8.2），由美国风湿病学院（American College of Rheumatology, ACR）、干燥综合征国际合作联盟（Sjögren's International Collaborative Clinical Alliance, SICCA）的专家共识提出，其基于客观标准，且敏感性为 93%，特异性为 95%[7]。

临床表现

腺表现

　　SS 的特征性症状是同进行性淋巴细胞浸润相关的眼干（干燥性角膜结膜炎）和口干

表 8.1　2002 年欧美共识小组（AECG）标准，干燥综合征国际分类标准修订版

1. 眼部症状。以下问题中至少有其中一项：
   - 每日均有持续的、痛苦的眼干超过 3 个月？
   - 眼里反复有沙砾或磨砂感？
   - 每日需用人工泪液 3 次或 3 次以上？

2. 口腔症状。以下问题中至少有其中一项：
   - 每日感到口干持续 3 个月以上？
   - 成人唾液腺反复或持续肿大？
   - 吞咽干性食物时常常需用液体帮助？

3. 眼部体征。以下两个检查中至少一项阳性作为眼部受累的客观证据：
   - 无麻醉的泪液分泌试验（Schirmer test）：5min 内弄湿 ≤ 5mm
   - 孟加拉红染色指数或其他眼染料指数：van Bijsterveld 评分 > 4 分

4. 组织病理。在小唾液腺（通过表现正常的黏膜获得）局灶性淋巴细胞性涎腺炎，由病理专家评估，得分 > 1 分，定义为若干淋巴细胞灶（其邻近表现正常的黏液腺泡且含有 50 个以上的淋巴细胞），每 $4mm^2$ 的腺体组织

5. 涎腺受累。以下诊断性试验至少一项阳性，可确定为涎腺受累的客观依据：
   - 静息全唾液流率（< 1.5mL/15min）
   - 腮腺涎管造影术显示弥漫性涎管扩张（点状、空洞或破坏图像），没有主要管道阻塞的证据
   - 唾液闪烁扫描显像显示摄取延迟、浓度降低和（或）示踪剂排泄延迟

6. 自身抗体。血清中存在以下抗体：
   - Ro 抗体（SSA）或 La 抗原（SSB），或者两者都具有

修订后的分类标准

原发性干燥综合征

患者没有任何潜在的相关疾病，可以通过以下诊断：
- 只要 Ⅳ 条或 Ⅵ 条阳性，存在 6 条中的任何 4 条
- 存在 4 条客观标准中任意 3 条阳性（Ⅲ ~ Ⅵ 条）

继发性干燥综合征

有潜在相关疾病的患者（例如，另一诊断明确的结缔组织疾病）存在 Ⅰ 或 Ⅱ 加上 Ⅲ ~ Ⅴ 中任意 2 条提示继发性 SS

排除标准：头、颈部放疗史，丙型肝炎病毒感染，获得性免疫缺陷综合征（AIDS），原先存在的淋巴瘤、结节病、移植物抗宿主病、使用抗乙酰胆碱药物

Used with permission from Vitali C, Bombardieri S, Jonsson R, Moutsopoulos HM, Alexander EL, Carsons SE, Daniels TE, Fox PC, Fox RI, Kassan SS, Pillemer SR, Talal N, Weisman MH; European Study Group on Classification Criteria for Sjögren's Syndrome. Classification criteria for Sjögren's syndrome: a revised version of the European criteria proposed by the American-European Consensus Group. Ann Rheum Dis. 2002 Jun; 61(6):554–8

（口干症），其在外分泌腺的发生率分别高达 93% 和 87%[2, 8]。约 30% 患者的疾病局限于干燥症状，其余的发展为腺体外表现[1]。眼部症状包括有异物感、磨砂感、眼部刺激感，并且增加龋齿、牙龈炎和口腔念珠菌病的发生率，同时腮腺或其他唾液腺腺体也可能肿胀。干燥的症状也可能影响皮肤、口咽和其他黏膜，如阴道干燥导致性交疼痛。

非内脏表现

常见的全身症状，包括慢性乏力、低热和肌痛。关节症状可先于干燥症状发作，并见于 50% ~ 75% 的患者[9]。关节痛是最常见的，但也可见到非侵蚀性多关节对称性滑膜炎。纤维肌痛和慢性疼痛常伴随着干燥综合征。抑郁症存在于 50% 的患者，伴随疼痛，

表 8.2　2012 年干燥综合征国际合作联盟（SICCA）ª 分类标准

1. 血清抗 -SSA/Ro 和（或）抗 -SSB/La 抗体阳性，或（类风湿因子阳性和 ANA 滴度 ≥ 1 : 320）

2. 唇涎腺病理活检显示局灶性淋巴细胞性涎腺炎，局灶评分 ≥ 1 个病灶 /4mm²

3. 干燥性角结膜炎伴眼染色法 ≥ 3（假设患者目前不是每天使用青光眼的眼药水，且在过去 5 年没有进行过角膜手术及眼部整容手术）

在干燥综合征的研究及治疗试验中，下列任何疾病的早期诊断将排除干扰，因为临床特征重叠和标准试验的干扰：头颈部放射治疗史、丙型肝炎感染、艾滋病、结节病、淀粉样变、移植物抗宿主病和 IgG4 相关性疾病

Used with permission from Shiboski SC et al. American College of Rheumatology Classifi cation Criteria for Sjögren's syndrome: a data-driven, expert consensus approach in the Sjögren's International Collaborative Clinical Alliance Cohort. Arthritis Care Research 2012; 64:475-487

ª 如果至少存在 3 条客观特征中的 2 条，则该患者可考虑有干燥综合征

且其是功能不良的关键预测指标之一 [10]。

皮肤表现包括干燥鳞状皮肤、与高丙种球蛋白血症相关的平坦性紫癜和与冷球蛋白血症相关的可触及的紫癜以及皮肤血管炎 [11]。雷诺现象可能出现在 15% ~ 50% 的患者，并且通常不与手指溃疡相关 [9]。血管炎可表现为局部皮肤血管炎或全身坏死性血管炎，从而影响主要器官的小型和中型动脉。血管炎患者更有可能具有关节受累、雷诺现象、周围神经病变、肾脏受累以及与 Sjögren 相关的自身抗体 [11]。

血液系统表现，包括白细胞减少症、自身免疫性溶血性贫血和血小板减少症，可能会在 SS 被观察到，且可能发生在干燥症状之前 [12]。

内脏表现（非肺部）

在 pSS 中的肾脏病表现主要是伴或不伴肾小管酸中毒的间质性肾炎；最常观察到的是远端肾小管性酸中毒 [13, 14]。未经处理的肾小管性酸中毒可能导致肾结石、肾钙质沉着和肾功能损害。肾小球肾炎与 C4 下降相关，不常见 [13]。间质性膀胱炎也有报道。

SS 的神经系统表现可能会影响中枢、周围和（或）自主神经系统 [15]。最常见到的是感官、感觉和小纤维神经病。也可见到影响三叉神经、视神经以及耳蜗神经的颅神经病变。多发性单神经炎罕见 [16]。已经报道的各种中枢神经系统表现，包括局灶运动或感觉障碍、失语症、癫痫、脑病、无菌性脑膜炎、认知功能障碍、横断性脊髓病和多发性硬化样疾病 [17]。

胃肠道症状包括由于咽部的干燥和食管的运动功能障碍和反流所致的吞咽困难。通过胃活检可发现慢性萎缩性胃炎和淋巴细胞浸润。急性或慢性胰腺炎罕见。对于原发性干燥综合征患者，自身免疫性肝病的发病率增加，包括原发性胆汁性肝硬化和自身免疫性肝炎 [18]。

急性心包炎不常见，但超声心动图能显示心包增厚以及瓣膜反流的证据，从而提示存在无症状受累的患者 [19]。可有肺动脉高压，但少见 [20]。在原发性干燥综合征患者中，可出现受损的自主反应导致体位性低血压和交感神经功能衰竭 [21]。

SS 患者的器官特异性自身免疫疾病发生增加，包括自身免疫性甲状腺病（如桥本甲状腺炎和 Graves 病）、乳糜泻、原发性胆汁性肝硬化和自身免疫性肝病 [22]。

诊断性测试

没有一个单一的血液检测或涉及口腔或眼的检查，有充分的敏感性和特异性足以确立 SS 的诊断。结合临床症状、体征和实验室检查是必要的。干燥综合征的鉴别诊断如表 8.3 所示。

眼部的检查包括：无麻醉的泪液分泌试验（Schirmer tear test）、角膜上皮玫瑰红染色和泪膜破碎时间。Schirmer 试验评估泪腺的泪液分泌。将一片 30mm 长的滤纸末端置于下眼睑，其余部分挂在下面。5min 后测量滤纸打湿的长度；如果 5min 以后打湿长度 < 5mm，表示泪液分泌下降。这不是一个特异性的测试，因为很多情况都会引起泪液减少。玫瑰红染色包括在角膜局部染色之后进行裂隙灯检查，显示损坏的上皮细胞、点状或丝状角膜炎。最

表 8.3 干燥综合征的鉴别诊断

结节病
高脂血症（Ⅱ、Ⅴ、Ⅴ型）
高三酰甘油血症
糖尿病
淀粉样变性
慢性移植物抗宿主病
病毒性感染：HIV、人类 T 细胞白血病病毒 1 型（HTLV-1）、丙型肝炎

后，点一滴荧光素于眼内，测定从最后一次眨眼到泪膜中没有荧光素区域发展的时间[23]。

目前有很多唾液损害的检测。唾液测量法测定唾液流率，但没有特异性。涎管造影术是一种评估涎管系统解剖改变的放射学方法。涎管造影术给予过 ⁹⁹ᵐ 锝酸盐注射后涎腺功能评估；其虽然敏感，但没有特异性[23]。最后，较小的唾液腺活检是诊断的基础。最近的一个系统回顾提示，其敏感性为 64%～94%，特异性为 61%～100%[24]。对于某些表现为间质性肺疾病无症状患者，较小的唾液腺活检曾用于帮助确定潜在的疾病进展，提示干燥综合征在一些患者中可能是亚临床的[25]。

原发性干燥综合征最常见的自身抗体是抗 -SSA 抗体和抗 -SSB 抗体，发生率分别为 40%～75% 和 25%～50%。这些抗体与疾病较早发病、更长的疾病持续时间和女性等因素相关。在干燥综合征患者中发现的其他自身抗体，包括抗核抗体（通常为免疫荧光斑点图像）和类风湿因子。冷球蛋白血症见于 10%～15% 的干燥综合征患者，且与更严重的疾病相关，发生非霍奇金淋巴瘤（non-Hodgkin lymphoma, NHL）的风险增加，并且 SS 相关的死亡风险更高。抗体的多少与腺体外临床表现的多少有对应关系，腺体外表现最强的预测因子是抗 -SSA。与此相反，10%～20% 的患者可能血清抗体检测为阴性，通常表现为更轻微的临床疾病[26]。患者可存

在低补体血症，且与系统性表现和不良预后紧密相关[27]。

抗着丝点抗体可鉴别出一小部分独特的干燥综合征患者，其以雷诺现象发生率高、吞咽困难伴有干眼症状、抗 -SSA 抗体和抗 -SSB 抗体发生率低为特征。这部分患者存在患 NHL 的高风险[28]。一部分 SS 患者抗线粒体抗体阳性，患原发性胆汁性肝硬化的风险升高。另外，抗平滑肌抗体和抗肝肾微粒体抗体阳性的部分 SS 患者，有发生自身免疫性肝炎的倾向。最后，针对碳酸酐酶的抗体与 SS 患者的肾脏表现相关，尤其是肾小管酸中毒[29]。

肺部表现

在原发性干燥综合征的患者中，肺部并发症多种多样。这些并发症从气道疾病到间质性肺病以及恶性肿瘤。原发性干燥综合征肺部疾病的真实患病率尚不清楚，各种研究报道的患病率为 11%～80%；其差异大的原因有：肺部疾病如何确定，研究的地点不同，使用的干燥综合征的诊断标准不同[1, 8, 30-37]。Kelly 等在英国评估了 100 例原发性干燥综合征患者，该研究显示在诊断的 6 个月时间内，43% 的患者有肺部症状，24% 的患者有肺功能异常[33, 34]。纵向随访这些患者，34 个月后 9% 的患者发展为胸膜肺疾病[6]，10 年后没有新增的肺纤维化病例[2]。

几个不同的因素已经被确立为原发性干燥综合征发生肺部疾病的可能危险因子。研究显示病程、年龄的增加和男性一直存在发生肺部疾病的倾向[1, 35]。Yazisiz 等研究显示男性、吸烟者、雷诺现象、多种血清学标志物包括阳性的 ANA、类风湿因子、抗 -La（SSB）抗体、抗 -Ro（SSA）抗体和高丙种球蛋白血症等与肺部疾病的风险增加相关[37]。

间质性肺疾病（ILD）

间质性肺疾病是原发性干燥综合征最常见的肺部表现[38, 39]，高达 61% 的患者有间质性肺疾病的证据。原发性干燥综合征伴间质

性肺疾病，最常见的 CT 表现为囊、磨玻璃影、小叶间隔与间质增厚和蜂窝改变 [39, 40]。肺功能检查（pulmonary function tests, PFT）通常显示限制性改变，用力肺活量（forced vital capacity, FVC）和肺总量（total lung capacity, TLC）减少，并且降低的一氧化碳弥散量（diffusing capacity for carbon monoxide, DLCO）显示气体交换障碍。在原发性干燥综合征的患者中，间质性肺疾病的各种不同组织学类型，包括非特异性间质性肺炎（non-specific interstitial pneumonia, NSIP）、机化性肺炎伴或不伴细支气管炎、普通型间质性肺炎（usual interstitial pneumonia, UIP）、淋巴细胞性间质性肺炎（lymphocytic interstitial pneumonitis, LIP）和弥漫性淀粉样变性 [41]。

NSIP 似乎是最常见的同 pSS 相关的类型。Ito 等报道 61% 的伴有肺疾病的 pSS 患者有 NSIP 的证据，其相对于细胞型而言，大部分为纤维化型（95%）[38]。符合 NSIP 的 CT 图像（虽然在原稿中并没有描述如何判断），对 NSIP 的病理诊断有 94% 的阳性预测值 [38]。

虽然 LIP 没有 NSIP 那么常见，但 LIP 在干燥综合征患者中是一个独特的 ILD。CT 表现为磨玻璃影、小叶间隔增厚、薄壁囊 [42]。组织学表现为小多克隆淋巴细胞和浆细胞以及滤泡反应的间质浸润 [42, 43]。曾猜测 LIP 可转化成淋巴瘤；然而在文献中的一个大宗病例系列，没有发现这方面的证据 [44]。

伴有间质性肺疾病的 pSS 的患者通常预后良好。大部分患者在几年内通过治疗得到改善或保持稳定。据报道，pSS 的 NSIP 患者的 5 年生存率为 83%，虽然其他报道的生存率较低 [41]。据报道，伴 ILD 的干燥综合征患者的死亡率为 39%[38]，并且几乎 50% 的死亡源于 ILD。伴随纤维化评分 [45] 或显微镜下蜂窝样改变 [38] 的纤维化证据的增加，与 pSS-ILD 相关的死亡率增加。

气道疾病和结节性肺淀粉样变

气道疾病

pSS 患者的气道疾病可单独发生或与 ILD 合并存在 [46]。认为同细支气管周围的淋巴浸润和滤泡性细支气管炎一样，引起气道疾病是由于主要气道的干燥症状 [47-50]。大部分患者表现为干咳 [50]；然而，很少的一些患者会发展成为严重的气道疾病，其特点为慢性支气管黏液溢、复发性鼻窦炎和呼吸衰竭 [48]。目前在 pSS 的患者中阻塞性肺疾病似乎越来越常见，且有吸烟史的比没有吸烟史的患者更常见 [51]。

肺功能检查最常见的异常是呼气中段流速（MEF25、MEF50）[52]，以及 FEV1 降低。Papiris 等证实一组 61 例的原发性干燥综合征（pSS）患者的 FEV1 低于对照组 [50]。在瑞典的一项随访 11 年的研究发现，随着病程的延长，pSS 患者的 VC 和 TLC 增加，并合并有 FEV1、FEV1/VC、DLCO 的下降 [51]。也证实了肺充气过度的诸项指标，主要表现为残气量与 TLC 比值增加 [53]。高达 60% 的

病历摘要 1

患者，男，47 岁，白种人，pSS 病史 7 年，表现为呼吸困难和干咳，有干燥症状、多发关节痛、抗 -Ro 抗体阳性。患者最早的高分辨 CT（HRCT）显示广泛的磨玻璃影、实变、小叶间隔增厚和牵拉性支气管扩张（图 8.1a）。外科肺活检显示斑片状机化性肺炎、肺泡内细胞脱落和早期显微镜下蜂窝改变的轻微纤维化改变。患者接受泼尼松和硫唑嘌呤治疗 5 年，然后改为羟氯喹。期间患者的肺部症状和肺功能保持稳定。8 年后复查的影像学显示，磨玻璃影和实变减轻，纤维化改变和牵拉性支气管扩张稍加重（图 8.1b）。

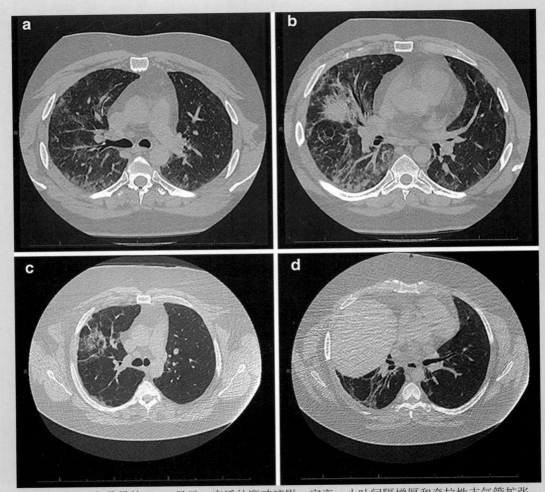

图8.1　（a，b）最早的HRCT显示，广泛的磨玻璃影、实变、小叶间隔增厚和牵拉性支气管扩张。（c，d）8年后HRCT显示磨玻璃影有显著改善，而纤维化改变和牵拉性支气管扩张加重。

pSS 患者在醋甲胆碱激发试验后表现出气道高反应[54, 55]；然而，阻塞性肺疾病对支气管舒张试验无反应[50]。

78% 的 pSS 患者的胸片异常[50]，并且 Taouli 等发现 54% 的 pSS 患者的 CT 扫描发现有大和（或）小的气道异常[56]。最常见的 CT 表现为支气管壁增厚、支气管扩张、小叶中心结节、马赛克样灌注、空气潴留和肺大疱[48, 50, 51, 56]。Mandl 等纵向分析发现，CT 表现和肺功能检查没有任何相关性[51]。pSS 合并阻塞性肺疾病的组织病理学常表现为细支气管周围的淋巴细胞浸润、淋巴细胞性细支气管炎或滤泡性细支气管炎[48-50]。

结节性肺淀粉样变

结节性肺淀粉样变是干燥综合征的一种罕见肺部表现。在大多数病例及系列报道中，其表现为多发结节，常常当作偶然发现[57, 58]。有 1 例 pSS 患者的孤立性结节淀粉样变的病例报道[59]。其通常局限在肺，而没有其他系统淀粉样变的表现[57, 58]。韩国有 1 个 5 例的病例系列报道，CT 扫描最常见的表现是多发结节，直径 3～24mm，边界不规则，常伴有钙化。结节常与薄壁

病历摘要 2

患者，女，64 岁，有 20 年抗 -SSA 阳性的 pSS 患者，其出现进行性呼吸困难、干咳、喘息，既往有吸烟史。肺功能检查提示阻塞性通气障碍、FVC 2.44L（81% 预计值）、FEV1 1.48L（67% 预计值）、FEV1/FVC 61%、TLC 4.62L（95% 预计值）、残气量 2.13L（114% 预计值）、DLCO 10.6mL/（mmHg·min）（59% 预计值）。HRCT 提示小叶中心的少许结节影、支气管扩张、呼气相空气滞留（图 8.2）。患者经支气管扩张剂、口服泼尼松及羟氯喹治疗后症状及影像学得到改善。

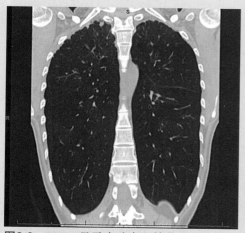

图8.2　HRCT显示小叶中心结节和支气管扩张的轻微改变。

的气囊相伴[60]。这些结节在 18- 氟正电子发射断层扫描（18-fluorodeoxyglucose positron emission tomography, FDG-PET）表现为高摄取[61]。目前对于结节型肺淀粉样变没有特异性治疗，且文献中没有进展或并发症的报道。

恶性肿瘤

最近的一项荟萃分析表明，pSS 使恶性肿瘤发生的风险总体上增加 53%，尤其是

NHL 和甲状腺癌[62]。在肺部，pSS 常与黏膜相关淋巴组织（mucosa-associated lymphoid tissue, MALT）或支气管相关淋巴组织（bron-chus-associated lymphoid tissue, BALT）型的淋巴结外边缘区 B 细胞淋巴瘤相关。放射学方面可有非常无特异性的图像，可表现为结节、支气管血管束周围、肺泡及间质改变。肺淋巴瘤影像学上常与 ILD 相似，其提示对 pSS 并且存在胸部影像学异常的患者，应该

病历摘要 3

患者，女，67 岁，白种人，3 年前开始出现进行性呼吸困难、干咳及反复发生肺炎。30 年前开始出现干燥症状和雷诺现象，曾被患者的牙医诊断为"干燥综合征"，但从未寻求治疗。肺功能检查提示限制性通气障碍、TLC 3.43L（61% 预计值）、严重的换气功能障碍、DLCO 36% 预计值。HRCT 提示多叶肺实变及磨玻璃影伴有薄壁气囊（图 8.3）。因为有 30 年的可疑干燥综合征病史及可能肺淋巴瘤，患者遂行肺活检，发现原位腺癌并有转移。手术后患者出现进行性呼吸衰竭，患者放弃治疗而死亡。

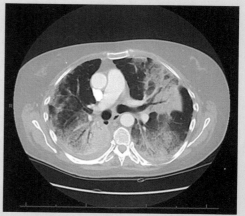

图8.3　HRCT提示多叶肺实变及磨玻璃影伴有薄壁气囊。

降低外科活检的门槛[63-65]。治疗上常采用化疗或利妥昔单抗[64]。对 pSS 患者的其他类型肺癌，如腺癌[66]和小细胞癌[67]已见诸报道，但不如淋巴瘤常见。

治疗

对口腔干燥进行对症治疗，则使用无糖的柠檬糖、频繁小口饮水或人工唾液喷雾。建议牙医定期随访以处理龋齿及牙周病。口服胆碱能受体激动剂（如毛果芸香碱和西维美林）可增加唾液产生。对于眼干的初始治疗，使用不含防腐剂的泪液和眼部润滑剂。更加严重的眼部症状可用环孢霉素滴眼液治疗[68]。非甾体抗炎药可帮助减轻轻度的肌肉骨骼症状。羟氯喹用于治疗口干、关节痛、肌痛及乏力等症状[69]，虽然小规模临床试验显示没有获益[68]。

尽管缺乏循证医学推荐，但糖皮质激素及免疫抑制剂还是用于治疗重要脏器损害。抗抑郁药及加巴喷丁常用于治疗周围神经病变，随后在难治性病例静脉注射免疫球蛋白。对于中枢神经系统损害和血管炎者，常用糖皮质激素联合环磷酰胺。对于冷球蛋白血症和血管炎，利妥昔单抗似乎会成为新的治疗方法。

典型的 ILD 治疗是使用糖皮质激素和（或）其他免疫抑制剂，包括硫唑嘌呤、环磷酰胺[45]。目前没有 pSS 相关 ILD 治疗的临床试验。在我们的 pSS-ILD 人群中，对于有临床重大疾病或疾病进展证据的患者，常用硫唑嘌呤或霉酚酸酯单用或联合糖皮质激素治疗。机化性肺炎和淋巴细胞间质性肺炎（LIP）通常更适合单用糖皮质激素治疗[43, 44, 70]。近来，有多个利妥昔单抗成功治疗 pSS 相关 ILD 的报道[71, 72]。

气道疾病的主要治疗是治疗潜在的 pSS。在这组患者中没有研究吸入支气管扩张剂和糖皮质激素的问题，但可能有效。滤泡性细支气管炎通常对类固醇或其他免疫抑制剂（如硫唑嘌呤）反应好[48, 73]，也有一些使用大环内酯类药物[48, 74]和利妥昔单抗成功

治疗的报道[75]。

总结

干燥综合征是一种病因不明的、有多种临床表现的慢性系统性自身免疫性疾病。诊断的确立基于结合症状、体征及自身抗体等。肺损害常见，且可能出现在干燥症状或自身抗体出现之前。新型治疗药物的研究是必要的。

（曾寒昱 李羲 译校）

参考文献

1. Ramos-Casals M, Solans R, Rosas J, Camps MT, Gil A, Del Pino-Montes J, Calvo-Alen J, Jimenez-Alonso J, Mico ML, Beltran J, Belenguer R, Pallares L. Primary Sjogren syndrome in Spain: clinical and immunologic expression in 1010 patients. Medicine (Baltimore). 2008;87:210–9.
2. Malladi AS, Sack KE, Shiboski S, et al. Primary Sjögren's syndrome as a systemic disease: a study of participants enrolled in an international Sjögren's syndrome registry. Arthritis Care Res (Hoboken). 2012;64:911–8.
3. Blatt IM. On sialectasis and benign lymphosialdenopathy (the pyogenic parotitis, Gougerot-Sjoegren's syndrome, Mikulicz's disease complex). A ten year study. Laryngoscope. 1964;74:1684–746.
4. Mavragani CP, Moutsopoulos HM. The geoepidemiology of Sjögren's syndrome. Autoimmun Rev. 2010; Sztajnbok FR, Voulgari PV, Drosos AA, et al. Primary Sjogren syndrome in the paediatric age; a multicentric survey. Eur J Pediatr. 2003;162:661–5.
6. Baldini C, Talarico R, Tzioufas AG, Bombardieri S. Classification criteria for Sjögren's syndrome: a critical review. J Autoimmun. 2012;39(1–2):9–14.
7. Shiboski SC, Shiboski CH, Criswell L, Baer A, Challacombe S, Lanfranchi H, Schiødt M, Umehara H, Vivino F, Zhao Y, Dong Y, Greenspan D, Heidenreich AM, Helin P, Kirkham B, Kitagawa K, Larkin G, Li M, Lietman T, Lindegaard J, McNamara N, Sack K, Shirlaw P, Sugai S, Vollenweider C, Whitcher J, Wu A, Zhang S, Zhang W, Greenspan J, Daniels T, Sjögren's International Collaborative Clinical Alliance (SICCA) Research Groups. American College of Rheumatology Classification Criteria for Sjögren's syndrome: a data-driven, expert consensus approach in the Sjögren's International Collaborative Clinical Alliance Cohort. Arthritis Care Res. 2012;64:475–87.
8. Lin DF, Yan SM, Zhao Y, Zhang W, Li MT, Zeng XF, Zhang FC, Dong Y. Clinical and prognostic characteristics of 573 cases of primary Sjögren's syndrome. Chin Med J (Engl). 2010;123:3252–7.
9. Skopouli FN, Dafni U, Ioannidis JP, Moutsopoulos

HM. Clinical evolution, and morbidity and mortality of primary Sjögren's syndrome. Semin Arthritis Rheum. 2000;29:296–304.

10. Lendrem D, Mitchell S, McMeekin P, Bowman S, Price E, Pease CT, Emery P, Andrews J, Lanyon P, Hunter J, Gupta M, Bombardieri M, Sutcliffe N, Pitzalis C, McLaren J, Cooper A, Regan M, Giles I, Isenberg D, Vadivelu S, Coady D, Dasgupta B, McHugh N, Young-Min S, Moots R, Gendi N, Akil M, Griffiths B, Ng WF; on behalf of the UK primary Sjögren's Syndrome Registry. Health-related utility values of patients with primary Sjögren's syndrome and its predictors. Ann Rheum Dis. 2013 Jun 12. [Epub ahead of print].

11. Ramos-Casals M, Anaya JM, García-Carrasco M, Rosas J, Bové A, Claver G, Diaz LA, Herrero C, Font J. Cutaneous vasculitis in primary Sjögren syndrome: classification and clinical significance of 52 patients. Medicine (Baltimore). 2004;83:96–106.

12. Baimpa E, Dahabreh IJ, Voulgarelis M, Moutsopoulos HM. Hematologic manifestations and predictors of lymphoma development in primary Sjögren syndrome: clinical and pathophysiologic aspects. Medicine (Baltimore). 2009;88(5):284–93.

13. Ren H, Wang WM, Chen XN, Zhang W, Pan XX, Wang XL, Lin Y, Zhang S, Chen N. Renal involvement and followup of 130 patients with primary Sjögren's syndrome. J Rheumatol. 2008;35(2):278–84.

14. Maripuri S, Grande JP, Osborn TG, Fervenza FC, Matteson EL, Donadio JV, Hogan MC. Renal involvement in primary Sjögren's syndrome: a clinicopathologic study. Clin J Am Soc Nephrol. 2009;4(9): 1423–31.

15. Fauchais AL, Magy L, Vidal E. Central and peripheral neurological complications of primary Sjögren's syndrome. Presse Med. 2012;41(9 Pt 2):e485–93.

16. Pavlakis PP, Alexopoulos H, Kosmidis ML, Mamali I, Moutsopoulos HM, Tzioufas AG, Dalakas MC. Peripheral neuropathies in Sjögren's syndrome: a critical update on clinical features and pathogenetic mechanisms. J Autoimmun. 2012;39(1–2):27–33.

17. Massara A, Bonazza S, Castellino G, Caniatti L, Trotta F, Borrelli M, Feggi L, Govoni M. Central nervous system involvement in Sjögren's syndrome: unusual, but not unremarkable—clinical, serological characteristics and outcomes in a large cohort of Italian patients. Rheumatology (Oxford). 2010;49(8):1540–9.

18. Ebert EC. Gastrointestinal and hepatic manifestations of Sjogren syndrome. J Clin Gastroenterol. 2012;46(1):25–30.

19. Vassiliou VA, Moyssakis I, Boki KA, Moutsopoulos HM. Is the heart affected in primary Sjögren's syndrome? An echocardiographic study. Clin Exp Rheumatol. 2008;26(1):109–12.

20. Launay D, Hachulla E, Hatron PY, Jais X, Simonneau G, Humbert M. Pulmonary arterial hypertension: a rare complication of primary Sjögren syndrome: report of 9 new cases and review of the literature. Medicine (Baltimore). 2007;86(5):299–315.

21. Ng WF, Stangroom AJ, Davidson A, Wilton K, Mitchell S, Newton JL. Primary Sjögren's syndrome is associated with impaired autonomic response to orthostasis and sympathetic failure. QJM. 2012; 105(12):1191–9.

22. Lazarus MN, Isenberg DA. Development of additional autoimmune diseases in a population of patients with primary Sjögren's syndrome. Ann Rheum Dis. 2005;64(7):1062–4.

23. Tzioufas AG, Mitsias DI, Moutsopoulos HM. Sjögren syndrome. In: Harris ED, Budd RC, Firestein GS, Genovese MC, Sergent JS, Ruddy S, Sledge CB, editors. St Clair EW. Sjogren's syndrome. In: Firestein GS, Budd RC, Gabriel SE, McInnes IB, O'Dell JR, editors. Kelley's textbook of rheumatology. 9th ed. Philadelphia: Elsevier; 2013. p. 1184–85.

24. Guellec D, Cornec D, Jousse-Joulin S, Marhadour T, Marcorelles P, Pers JO, Saraux A, Devauchelle-Pensec V. Diagnostic value of labial minor salivary gland biopsy for Sjögren's syndrome: a systematic review. Autoimmun Rev. 2013;12(3):416–20.

25. Fischer A, Swigris JJ, du Bois RM, Groshong SD, Cool CD, Sahin H, Lynch DA, Gillis JZ, Cohen MD, Meehan RT, Brown KK. Minor salivary gland biopsy to detect primary Sjogren syndrome in patients with interstitial lung disease. Chest. 2009;136(4):1072–8.

26. ter Borg EJ, Risselada AP, Kelder JC. Relation of systemic autoantibodies to the number of extraglandular manifestations in primary Sjögren's syndrome: a retrospective analysis of 65 patients in the Netherlands. Semin Arthritis Rheum. 2011;40(6):547–51.

27. Ramos-Casals M, Brito-Zerón P, Yagüe J, et al. Hypocomplementemia as an immunological marker of morbidity and mortality in patients with primary Sjögren's syndrome. Rheumatology (Oxford). 2005; 44:89–94.

28. Baldini C, Mosca M, Della Rossa A, Pepe P, Notarstefano C, Ferro F, Luciano N, Talarico R, Tani C, Tavoni AG, Bombardieri S. Overlap of ACA-positive systemic sclerosis and Sjögren's syndrome: a distinct clinical entity with mild organ involvement but at high risk of lymphoma. Clin Exp Rheumatol. 2013;31(2):272–80.

29. Bournia VK, Vlachoyiannopoulos PG. Subgroups of Sjögren syndrome patients according to serological profiles. J Autoimmun. 2012;39(1–2):15–26.

30. Constantopoulos SH, Papadimitriou CS, Moutsopoulos HM. Respiratory manifestations in primary Sjögren's syndrome. A clinical, functional, and histologic study. Chest. 1985;88:226–9.

31. Davidson BK, Kelly CA, Griffiths ID. Ten year follow up of pulmonary function in patients with primary Sjögren's syndrome. Ann Rheum Dis. 2000;59:709–12.

32. Franquet T, Gimenez A, Monill JM, Diaz C, Geli C. Primary Sjögren's syndrome and associated lung disease: CT findings in 50 patients. AJR Am J Roentgenol. 1997;169:655–8.

33. Kelly CA, Foster H, Pal B, Gardiner P, Malcolm AJ, Charles P, Blair GS, Howe J, Dick WC, Griffiths ID. Primary Sjögren's syndrome in north east England—a longitudinal study. Br J Rheumatol. 1991;30:437–42.

34. Kelly C, Gardiner P, Pal B, Griffiths I. Lung function in primary Sjögren's syndrome: a cross sectional and longitudinal study. Thorax. 1991;46:180–3.

35. Palm O, Garen T, Berge Enger T, Jensen JL, Lund MB, Aalokken TM, Gran JT. Clinical pulmonary involvement in primary Sjögren's syndrome: preva-

lence, quality of life and mortality—a retrospective study based on registry data. Rheumatology (Oxford). 2013;52:173–9.

36. Uffmann M, Kiener HP, Bankier AA, Baldt MM, Zontsich T, Herold CJ. Lung manifestation in asymptomatic patients with primary Sjogren syndrome: assessment with high resolution CT and pulmonary function tests. J Thorac Imaging. 2001;16:282–9.

37. Yazisiz V, Arslan G, Ozbudak IH, Turker S, Erbasan F, Avci AB, Ozbudak O, Terzioglu E. Lung involvement in patients with primary Sjögren's syndrome: what are the predictors? Rheumatol Int. 2010;30:1317–24.

38. Ito I, Nagai S, Kitaichi M, Nicholson AG, Johkoh T, Noma S, Kim DS, Handa T, Izumi T, Mishima M. Pulmonary manifestations of primary Sjögren's syndrome: a clinical, radiologic, and pathologic study. Am J Respir Crit Care Med. 2005;171:632–8.

39. Matsuyama N, Ashizawa K, Okimoto T, Kadota J, Amano H, Hayashi K. Pulmonary lesions associated with Sjögren's syndrome: radiographic and CT findings. Br J Radiol. 2003;76:880–4.

40. Lohrmann C, Uhl M, Warnatz K, Ghanem N, Kotter E, Schaefer O, Langer M. High-resolution CT imaging of the lung for patients with primary Sjögren's syndrome. Eur J Radiol. 2004;52:137–43.

41. Parambil JG, Myers JL, Lindell RM, Matteson EL, Ryu JH. Interstitial lung disease in primary Sjogren syndrome. Chest. 2006;130:1489–95.

42. Dalvi V, Gonzalez EB, Lovett L. Lymphocytic interstitial pneumonitis (lip) in Sjögren's syndrome: a case report and a review of the literature. Clin Rheumatol. 2007;26:1339–43.

43. Elzbieta R, Elzbieta W, Dariusz G, Langfort R, Ptak J. [Lymphocytic interstitial pneumonia in primary Sjogren syndrome]. Pneumonol Alergol Pol. 2005;73:277–80.

44. Cha SI, Fessler MB, Cool CD, Schwarz MI, Brown KK. Lymphoid interstitial pneumonia: clinical features, associations and prognosis. Eur Respir J. 2006;28:364–9.

45. Kocheril SV, Appleton BE, Somers EC, Kazerooni EA, Flaherty KR, Martinez FJ, Gross BH, Crofford LJ. Comparison of disease progression and mortality of connective tissue disease-related interstitial lung disease and idiopathic interstitial pneumonia. Arthritis Rheum. 2005;53:549–57.

46. Shi JH, Liu HR, Xu WB, Feng RE, Zhang ZH, Tian XL, Zhu YJ. Pulmonary manifestations of Sjögren's syndrome. Respiration. 2009;78:377–86.

47. Bellido-Casado J, Plaza V, Diaz C, Geli C, Dominguez J, Margarit G, Torrejon M, Giner J. Bronchial inflammation, respiratory symptoms and lung function in primary Sjögren's syndrome. Arch Bronconeumol. 2011;47:330–4.

48. Borie R, Schneider S, Debray MP, Adle-Biassette H, Danel C, Bergeron A, Mariette X, Aubier M, Papo T, Crestani B. Severe chronic bronchiolitis as the presenting feature of primary Sjögren's syndrome. Respir Med. 2011;105:130–6.

49. Papiris SA, Saetta M, Turato G, La Corte R, Trevisani L, Mapp CE, Maestrelli P, Fabbri LM, Potena A. Cd4-positive t-lymphocytes infiltrate the bronchial mucosa of patients with Sjögren's syndrome. Am J Respir Crit Care Med. 1997;156:637–41.

50. Papiris SA, Maniati M, Constantopoulos SH, Roussos C, Moutsopoulos HM, Skopouli FN. Lung involvement in primary Sjögren's syndrome is mainly related to the small airway disease. Ann Rheum Dis. 1999;58:61–4.

51. Mandl T, Diaz S, Ekberg O, Hesselstrand R, Piitulainen E, Wollmer P, Theander E. Frequent development of chronic obstructive pulmonary disease in primary SS—results of a longitudinal follow-up. Rheumatology (Oxford). 2012;51:941–6.

52. Nakanishi M, Fukuoka J, Tanaka T, Demura Y, Umeda Y, Ameshima S, Nishikawa S, Kitaichi M, Itoh H, Ishizaki T. Small airway disease associated with Sjögren's syndrome: clinico-pathological correlations. Respir Med. 2011;105:1931–8.

53. Lahdensuo A, Korpela M. Pulmonary findings in patients with primary Sjögren's syndrome. Chest. 1995;108:316–9.

54. Gudbjornsson B, Hedenstrom H, Stalenheim G, Hallgren R. Bronchial hyperresponsiveness to methacholine in patients with primary Sjögren's syndrome. Ann Rheum Dis. 1991;50:36–40.

55. Ludviksdottir D, Janson C, Bjornsson E, Stalenheim G, Boman G, Hedenstrom H, Venge P, Gudbjornsson B, Valtysdottir S. Different airway responsiveness profiles in atopic asthma, nonatopic asthma, and Sjögren's syndrome. BHR study group. Bronchial hyperresponsiveness. Allergy. 2000;55:259–65.

56. Taouli B, Brauner MW, Mourey I, Lemouchi D, Grenier PA. Thin-section chest CT findings of primary Sjögren's syndrome: correlation with pulmonary function. Eur Radiol. 2002;12:1504–11.

57. Sakai T, Tsushima T, Kimura D, Fukuda I, Kamata Y, Hatanaka R, Yamada Y. [Multiple nodular pulmonary amyloidosis complicated with Sjogren syndrome]. Kyobu Geka. 2010;63:818–21.

58. Miyagawa T, Mochizuki Y, Nakahara Y, Kawamura T, Sasaki S, Kobashi Y. A case of Sjogren syndrome with pulmonary nodular amyloidosis and pulmonary multiple cysts. Nihon Kokyuki Gakkai Zasshi. 2009;47:737–41.

59. Sakai K, Ohtsuki Y, Hirasawa Y, Hashimoto A, Nakamura K. Sjögren's syndrome with solitary nodular pulmonary amyloidosis. Nihon Kokyuki Gakkai Zasshi. 2004;42:330–5.

60. Jeong YJ, Lee KS, Chung MP, Han J, Chung MJ, Kim KI, Seo JB, Franquet T. Amyloidosis and lymphoproliferative disease in Sjogren syndrome: thin-section computed tomography findings and histopathologic comparisons. J Comput Assist Tomogr. 2004;28:776–81.

61. Umeda Y, Demura Y, Takeda N, Morikawa M, Uesaka D, Nakanishi M, Mizuno S, Ameshima S, Sasaki M, Itoh H, Ishizaki T. [FDG-PET findings of nodular pulmonary amyloidosis with a long-term observation]. Nihon Kokyuki Gakkai Zasshi. 2007;45:424–9.

62. Liang Y, Yang Z, Qin B, Zhong R. Primary Sjögren's syndrome and malignancy risk: a systematic review and meta-analysis. Ann Rheum Dis. 2014;73(6):1151–6.

63. Watanabe Y, Koyama S, Miwa C, Okuda S, Kanai Y, Tetsuka K, Nokubi M, Dobashi Y, Kawabata Y, Kanda

Y, Endo S. Pulmonary mucosa-associated lymphoid tissue (MALT) lymphoma in Sjögren's syndrome showing only the lip pattern radiologically. Intern Med. 2012;51:491–5.

64. Papiris SA, Kalomenidis I, Malagari K, Kapotsis GE, Harhalakis N, Manali ED, Rontogianni D, Roussos C, Moutsopoulos HM. Extranodal marginal zone b-cell lymphoma of the lung in Sjögren's syndrome patients: reappraisal of clinical, radiological, and pathology findings. Respir Med. 2007;101:84–92.

65. Ingegnoli F, Sciascera A, Galbiati V, Corbelli V, D'Ingianna E, Fantini F. Bronchus-associated lymphoid tissue lymphoma in a patient with primary Sjögren's syndrome. Rheumatol Int. 2008;29:207–9.

66. Takabatake N, Sayama T, Shida K, Matsuda M, Nakamura H, Tomoike H. Lung adenocarcinoma in lymphocytic interstitial pneumonitis associated with primary Sjögren's syndrome. Respirology. 1999;4: 181–4.

67. Nishimura T, Tasaka S, Yamada W, Hasegawa N, Soejima K, Sayama K, Asano K, Ishizaka A. [Small cell lung cancer with Sjögren's syndrome and Lambert-Eaton myasthenic syndrome]. Nihon Kokyuki Gakkai Zasshi. 2006;44:775–8.

68. Ramos-Casals M, Tzioufas AG, Stone JH, Sisó A, Bosch X. Treatment of primary Sjögren syndrome: a systematic review. JAMA. 2010;304(4):452–60.

69. Fox RI, Dixon R, Guarrasi V, Krubel S. Treatment of primary Sjögren's syndrome with hydroxychloroquine: a retrospective, open-label study. Lupus. 1996;5 Suppl 1:S31–6.

70. Hayashi R, Yamashita N, Sugiyama E, Maruyama M, Matsui S, Yoshida Y, Arai N, Kobayashi M. [A case of primary Sjögren's syndrome with interstitial pneumonia showing bronchiolitis obliterans organizing pneumonia pattern and lymphofollicular formation]. Nihon Kokyuki Gakkai Zasshi. 2000;38:880–4.

71. Gottenberg JE, Cinquetti G, Larroche C, Combe B, Hachulla E, Meyer O, Pertuiset E, Kaplanski G, Chiche L, Berthelot JM, Gombert B, Goupille P, Marcelli C, Feuillet S, Leone J, Sibilia J, Zarnitsky C, Carli P, Rist S, Gaudin P, Salliot C, Piperno M, Deplas A, Breban M, Lequerre T, Richette P, Ghiringhelli C, Hamidou M, Ravaud P, Mariette X. Efficacy of rituximab in systemic manifestations of primary Sjögren's syndrome: results in 78 patients of the autoimmune and rituximab registry. Ann Rheum Dis. 2013;72: 1026–31.

72. Swartz MA, Vivino FB. Dramatic reversal of lymphocytic interstitial pneumonitis in Sjögren's syndrome with rituximab. J Clin Rheumatol. 2011;17:454.

73. Romero S, Barroso E, Gil J, Aranda I, Alonso S, Garcia-Pachon E. Follicular bronchiolitis: clinical and pathologic findings in six patients. Lung. 2003;181: 309–19.

74. Kobayashi H, Kanoh S, Motoyoshi K, Aida S. Tracheo-broncho-bronchiolar lesions in Sjögren's syndrome. Respirology. 2008;13:159–61.

75. Saraux A, Devauchelle V, Jousse S, Youinou P. Rituximab in rheumatic diseases. Joint Bone Spine. 2007;74:4–6.

第 9 章

结节病的肺部表现

Kristin B. Highland，Daniel A. Culver

引言

结节病是一种病因不明、临床表现变化多端的系统性疾病。由于其系统性疾病的性质、广泛的症状和表现以及需要免疫抑制治疗，因此在结节病的诊断、评估、治疗中，风湿病学家处于核心位置。

对于结节病的诊断，通常需有临床放射学表现，其有非干酪样坏死肉芽肿依据的组织病理学支持，并且排除其他导致肉芽肿性疾病 [1, 2]。然而，肉芽肿性炎症是一种可由各种各样的原因引起的非特异性免疫反应。因此，对于结节病的评估和处理，需要对其诊断的准确性适当有点质疑态度。

结节病的临床病程具有明显的多样化；急性或无症状者自发消退的可能性很大，而疗效不明显的患者可能发展成迁延性疾病。其他强烈的远期预后预测因子包括：器官受损的类型、治疗的必要性、族群/种族。例如，多项研究表明结节病在黑人中更常见、更严重 [3-10]。结节病总的死亡率为 1%～5% [2]，最常见的系呼吸衰竭所致 [8, 11]。虽然结节病可以影响任何器官，但呼吸系统受损超过 90%，其将是本章讨论的重点 [10]。

K.B. Highland, M.D., M.S.C.R. • D.A. Culver, D.O. (✉)
Respiratory Institute, Cleveland Clinic, Desk A90,
9500 Euclid Avenue, Cleveland, OH 44195, USA
e-mail: culverd@ccf.org

流行病学

结节病发生在世界各地，影响到所有种族和族群 [2]。因为无症状的患者可能没包含在流行病学研究中，或在分枝杆菌疾病高发的国家，真正的结节病可能被误判，从而导致结节病的真正患病率和发病率可能被低估。历史上，在基于人群进行大规模胸片筛查项目的国家，大约 50% 的患者在作出结节病诊断时无症状 [12]。在俄亥俄州东北部的一个尸检研究表明，结节病的患病率可能被低估了 10 倍之多 [13]。因此，大多数发表的发生率和患病率，可能只是临床表现明显的结节病，而不是所有可能的结节病。

结节病最常在 50 岁之前被诊断，30 多岁是发生的高峰；其稍多见于女性 [2, 14]。女性的结节病在 50 岁后还可经常发生 [14-16]。在美国，包含 59 000 名黑人女性的一个前瞻性队列研究中，在黑人妇女的健康研究中结节病的年发生率，40～49 岁的妇女为 71/100 000，峰值是 92/100 000 [17]。在密歇根州底特律一家健康维护组织的一项调查显示，年龄调整发病率分别为白人 10.9/10 万，黑人 35.5/10 万，其是根据平常的卫生保健时的诊断。全球患病率估计在低于 1/100 000 的英国人口至瑞典人口的 102/100 000 之间 [18]。除易感性之外，种族和族群也影响疾病表型，黑人更容易表现为慢性疾病、多脏器受累和更高的发病率 [2, 18]。

病理生理学

结节病的确切原因尚不清楚。它的发生可能是，当易感基因宿主暴露于一个外源性物质（比如吸入）时，结节病更可能发生。环境因素重要性的证据，来自疾病发病谱的流行病学研究、少量人群的聚集病例报告、通过器官移植传播，并且世界范围内注射结节病淋巴结匀浆（Kveim-Siltzbach 试验）后的只有结节病患者再现皮内性肉芽肿反应[19]。此外，也可能存在改变发生结节病风险的暴露，但不直接引起疾病[20, 21]。阳性风险调整因子的例子包括木材烟雾、乡村居民、复印机碳粉、农药、生物气溶胶[22-25]。一个强的阴性风险调整因子是吸烟史（比值比 0.65）[23]。

正如前面回顾的，流行病学资料符合结节病可由感染病原体所致的可能性。尽管那些资料，对可能导致结节病的微生物培养的多个努力均告失败。运用分子技术，目前越来越多的证据证明对分枝杆菌的免疫反应可能诱发结节病[26, 27]。例如，对分枝杆菌过氧化氢酶抗原（杆菌 KatG）的细胞免疫应答在大多数结节病的患者中发现，并且类似于人类疾病，反应取决于 HLA 类型[28]。KatG 蛋白质可在结节病患者的肉芽肿中发现，而不会出现在其他炎症性疾病[26]。两个小型的开放性研究提示，左氧氟沙星、乙胺丁醇、阿奇霉素、利福平联合治疗 8 周对难治性皮肤病及肺结节病取得实质性效果，能养活的非结核性分枝杆菌（低致病性）支持引起结节病的病原体的假设[29, 30]。另一种假设认为，结节病是由血清淀粉样蛋白 A 蛋白介导的固有免疫应答增强的情况下，某些分枝杆菌抗原持续存在引起的[31]。

根据结节病肉芽肿的微生物培养及其在结节病的动物模型中引起肉芽肿形成的能力，丙酸杆菌种属也被认为是一个可能的病原体[32]。然而，也有数据表明，丙酸杆菌属没有诱导细胞免疫反应的能力，至少在美国的结节病患者中如此[33]。根据地理位置、宿主免疫、遗传背景，结节病可能由一个以上的病原体导致[34]。除外特殊病因，似乎对一个触发抗原的结节病反应的发生依赖于遗传多态性、宿主免疫系统的状态和暴露本身的组合。

除了相关的暴露之外，遗传多态性调控结节病的易感性以及表型[35]。在丹麦和芬兰的 210 对患病的双胞胎的注册研究文件证明，相对于对照人群，单卵双生的易感性风险增加 80 倍，而相较于异卵双生，则只增加 7 倍的机会[36]。结节病的遗传风险也在其他人群得到证实[37, 38]。HLA 基因主导 II 型主要组织相容性复合体（major histocompatibility complex，MHC）在抗原呈递细胞的表达是最一致记录的遗传危险因素[35, 39]。最近曾讨论过的与结节病相关的遗传位点综述，超出了本章的范围[40]。

诊断

对于结节病的诊断，必须仔细评估所有相关的资料，目前没有可以"肯定"或"排除"结节病的单一的检测[34, 41]。因为肉芽肿性炎症的原因有很多，所以诊断从来都是不确定的。相反，把一个患者的症候群诊断为"结节病"，则意味着找到一个其他诊断的可能性太低，以至于没有进一步检查的必要[42]。因此，诊断自然涉及临床判断的运用。对与结节病不一致或不寻常的因素应当仔细权衡。有时，个别患者必须要按"假定结节病"进行处理，以赢得时间来帮助进一步明确诊断。

临床表现

本病所表现的临床症状取决于所侵犯的器官。白种人群通常表现为急性症状[2]，最常见的主诉包括：关节周围炎症或踝关节炎、发热、体重减轻和疲劳；不到 1/2 的患者伴随有结节性红斑，其倾向于更常发生在女性[43]。通常，有急性表现的患者可回忆起一个先前的事件，诸如一个病毒综合征或一个毒性物质暴露。

当结节病表现为缓慢进展时，症状是由受累器官的类型主导表现。干咳、劳力性呼吸困难、喘息、胸部不适都是肺结节病常见的症状。结节病咳嗽通常因暴露于粉尘、冷空气或其他刺激物而加剧，有时与哮喘难以区分。胸部不适通常表现为胸骨中段持续钝痛或压迫感，其与用力无相关性，这和胸腔淋巴结的大小亦无相关性[44]。当肺部症状为主要表现时，在一个流行病学调查中诊断需要平均5个内科医师访视，可能因为症状被误认为哮喘或其他的原因所致[45]。涉及多个关节的关节痛也经常出现，但真正的多发性关节炎不常见[46]。

当疑诊结节病时，病史应探索过去可能由结节病所致的原因不明的医疗事件。这些当中最常见的包括肾结石、面神经麻痹、原因不明的葡萄膜炎、淋巴细胞性（病毒）脑膜炎。偶尔，患者最初可能被诊断为炎症性肠病、多发性硬化症、纤维肌痛或炎性关节炎，如果临床实践和病理学仔细检查，则实际上是结节病的初始表现。

检查

物理检查对确定潜在活检部位及描述受累器官的特征是有用的。出现外周淋巴结肿大的患者高达15%~33%[2, 47]；滑车上和锁骨上淋巴结更适合作为组织活检部位[47]。结节病的淋巴结不是典型的柔软、坚硬或溃烂。

皮肤结节病出现在大约20%的患者[10]。皮肤结节病的肉芽肿好发于纹身、瘢痕、针刺痕迹。皮下结节，有时会出现疼痛，常可沿着上肢和下肢的腱鞘找到。其他体检结果包括泪腺或腮腺肿大、脏器肿大、上呼吸道黏膜受累（图9.1），以及心肺疾病的听诊特点。在结节病中，杵状指和（或）啰音出现是极其罕见的——如果出现，应该积极寻求是否存在其他诊断。

临床和实验室特征

结节病的可能性受到多种临床特征的影响（表9.1）[48]。列在表格右边的项目是意外的或罕见的，当其出现时，医生作出结节病的诊断时应该谨慎。特别是详细的暴露史，对于排除诸如酷似结节病的慢性铍疾病和过敏性肺炎是很重要的[49]。

目前没有找到足够敏感或特异性的血液测试来诊断结节病。血管紧张素转换酶（angiotensin-converting enzyme，ACE），其由肉芽肿上皮组织细胞和肺的内皮细胞释放，大概反映了体内肉芽肿的全部负荷[50]。以前，ACE被认为是一个有用的诊断工具，但在一些其他疾病可能被夸大，包括某些感染、酒

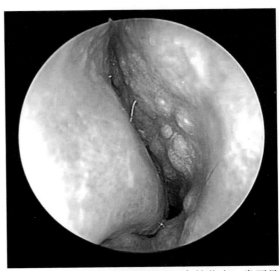

图9.1 伴有彩色珍珠黏膜结节的鼻结节病。常可见到红斑、易碎性和结痂。（见彩图）

表9.1 影响结节病可能性的选择性特征

很可能	不太可能
• 非洲裔美国人或北欧人	• 年龄 < 18 岁
• 女性	• 男性年龄 > 50 岁
• 对称双侧肺门淋巴结肿大	• 吸烟
• 无症状表现	• 暴露于金属粉尘，生物气溶胶，有机抗原
• 外周血淋巴细胞减少	• 结核接触史
• BAL 淋巴细胞 >15% 和（或）BAL CD4/CD8 比值 >3.5	• 反复感染病史
	• 低丙球蛋白血症
• 多系统受累	• 能引起肉芽肿反应的全身性疾病
• 血清 ACE 升高	恶性肿瘤
	炎性肠病
	免疫缺陷

BAL：支气管肺泡灌洗；ACE：血管紧张素转换酶
Adapted with permission from Judson MA. The diagnosis of sarcoidosis. Clin Chest Med. 2008; 29:415–427, viii

精性肝病和其他疾病[51,52]。在一个有 1941 例结节病的系列里，1575 名健康对照和 1355 名其他疾病患者，血清 ACE 升高的诊断敏感性为 57%，特异性为 90%，以及阳性预测值为 90%，但阴性预测值仅为 60%[50]。在有 128 例结节病患者和 208 例对照受试者的第二个研究中，ACE 对结节病的敏感性仅为 58%，特异性为 84%，但如果只对有临床活动的结节病患者进行评估，则这些指标显著升高。一个常见的基因多态性也调节 ACE 水平和功能，从而进一步混淆了这个测试的解释[54]。目前认为其升高超过正常上限的 2 倍，则更有特异性。尽管如此，ACE 目前被视为结节病的唯一支持证据，但不能单独作为确诊依据。

其他血液检测，如红细胞沉降率（erythrocyte sedimentation rate, ESR）、C- 反应蛋白（C-reactive protein, CRP）、可溶性白介素 2 受体、壳三糖酶、溶菌酶，以及多种细胞因子可能在结节病中异常升高[55-57]。然而，在结节病和其他炎性疾病之间，这些标志物对于确信的鉴别诊断没有一个有足够的敏感性或特异性。作为一种管理工具虽很有帮助，但红细胞沉降率和 C- 反应蛋白同时无敏感性和特异性以致其测试也可能引起混淆。另一方面，发生高球蛋白血症和外周淋巴细胞减少超过 50% 的时间[58,59]。

诊断策略

在大多数情况下，明确诊断需要活检。在少数情况下，只要是对这些表现不能提供明显不同的解释，则仅根据临床表现可做出明确诊断。这些情况包括：

•Lofgren 综合征（双侧肺门淋巴结肿大、结节性红斑，通常踝关节周围炎症，并且通常有全身症状）。

•无症状患者单纯的双侧肺门淋巴结肿大。

•Heerfordt 综合征（眼色素层腮腺炎——眼色素层炎、腮腺肿大，通常全身症状，常有面神经麻痹）。

•熊猫（腮腺、泪腺）-λ（右气管旁和双侧肺门淋巴结）型的镓摄取。

无症状或轻微症状患者的胸部 X 线片（chest X-ray, CXR）出现单纯的双侧肺门淋巴结肿大是一个常见的情形（图 9.2）。这些患者当中的很多人也行胸部 CT 检查，其经常发现其他异常，诸如纵隔淋巴结肿大或肺实质病变。然而，对于诊断的判定，仅胸部 X 线片就可以用来做出一个确切的诊断。在一个开创性研究中，Winterbauer 等回顾了 99 例结节病患者，212 例淋巴瘤患者，500 例肺癌患者和 1201 例胸外恶性肿瘤患者的胸部 X 线片[60]。在单纯的双侧肺门淋巴结肿大患者中，除外那些体检发现的明显的胸腔外肿瘤或有未诊断的恶性肿瘤所致的明显症状，所有患者都有结节病。一个统计显示大约 1833 例单纯的双侧肺门淋巴结肿大患者需要纵隔镜检查来发现每一个患者存在的其他诊断（非结节病）[61]。

对于大多数患者，活检部位的选择应在全面体检和基本的实验室检测后确定。在一般情况下，合理的活检部位在没有诸如 18- 氟正电子发射断层扫描（18-fluorodeoxyglucose positron emission tomography, FDG-PET）这样先进的成像技术下也是可以确定的。然而，在疑难病例中，FDG-PET 可以识别未知的炎症病灶。在 137 例 FDG-PET 扫描的回顾性分析中，仅有 15% 的患者活检部位通过 FDG-PET 扫描确认[62]。通常，FDG-显影的淋巴结通过常规 CT 扫描几乎不可识

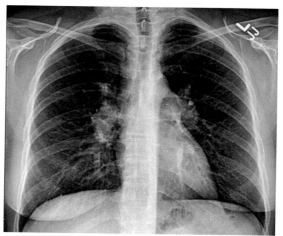

图9.2　胸片显示典型的双侧肺门淋巴结肿大。

别，并且可视为并非技术原因的放大。PET扫描似乎是比 67- 镓成像更灵敏的工具[63]。

由于肺和胸内的淋巴结最常受累，因此多数结节病通过胸腔内取样做出诊断。在结节病病例病因对照研究（A Case Control Etiologic Study of Sarcoidosis，ACCESS）中，在美国 736 例结节病新病例的多中心流行病学研究，74% 的患者活检部位在胸腔内的位置[64]。其中 2/3 的活检经支气管镜完成，剩余的 1/3 通过纵隔镜获得。尽管如此，最近，支气管内超声引导下经支气管针吸术（endobronchial ultrasound-guided transbronchial needle aspiration，EBUS-TBNA）作为诊断结节病的一个敏感工具已经显现出来，在很多情况下可取代纵隔镜。最近的一项荟萃分析估计，在疑似结节病的患者中 EBUS-TBNA 的准确性可达 79%，并伴最小的并发症率[65]。对于确诊结节病，EBUS-TBNA 的敏感性为 83% ～ 93%，特异性为 100%[66, 67]。EBUS-TBNA 更方便，且在某些方面，比纵隔镜更具成本效益。

其他支气管镜技术也有价值，包括经支气管镜钳夹活检（敏感性约 70%）[67]、淋巴结的经支气管盲吸活检（敏感性约 70%）[68]，以及支气管内黏膜活检（敏感性 30% ～ 50%）[69]。结合多种采样形式提高诊断阳性率为 20% ～ 30%[70, 71]。支气管肺泡灌洗（bronchoalveolar lavage，BAL）检查淋巴细胞群（CD4/CD8 比值）可能对支持诊断有用。在支气管肺泡灌洗液中的白细胞分类计数证实，淋巴细胞超过 15% 对于诊断结节病的敏感性为 90%，虽然特异性低[72]。随淋巴细胞比例增高或者当 CD4/CD8 比值＞ 3.5 时，特异性增加[72]。美国胸科学会建议，在进行过支气管镜检查的间质性肺疾病患者中常规评估细胞计数和针对性评估 CD4/CD8 的比值[73]。

结节病肉芽肿由完整的上皮组织细胞结集区构成，常常包藏由 T 淋巴细胞的外缘（图 9.3）包绕的多核巨细胞。胶原蛋白和一些成纤维细胞可围绕肉芽肿，少数 B 淋巴细胞可在肉芽肿找到。病理学的评估应包括对结核分枝杆菌和真菌的染色和培养，其偶可导致

非坏死性肉芽肿。结节病肉芽肿经常显示局灶性坏死[74]，但很少是广泛的或化脓性的。在诊断中可能有价值的病理特征列于表 9.2。结节病肉芽肿可含有多种包涵体，所有的都是非特异性的。这些包括钙质小体（Schaumann 小体，其由碳酸钙构成，但可能包含双折射草酸钙晶体），多核巨细胞内的星状小体和 Hamazaki-Wesenberg 小体（可能类似于酵母型真菌）。

当结节病的诊断完全确立时，肺外结节病可通过受影响的器官的组织活检或推断其受累而完成诊断。其他受累器官的推理诊断必须记录一致的影像或受损器官的其他检查发现以及对于观察到的异常的一些其他原因的"积极合理地"排除在外。反过来，为排除症状或器官功能障碍的其他原因，这种方法意味着，需要多少测试的临床判断是至关重要的。例如，当影像特征符合肉芽肿心肌炎时，则推断有心脏结节病（例如，在一个无冠状动脉疾病的患者中，不一致的中层心肌延迟增强），且此前心脏外的结节病的诊断已确立。在某些情况下，支气管镜检查与支气管肺泡灌洗可能是有用的，甚至在胸部 X 线片检查相当不明显的患者中。例如，在一项 61 例有葡萄膜炎的日本患者的研究中，

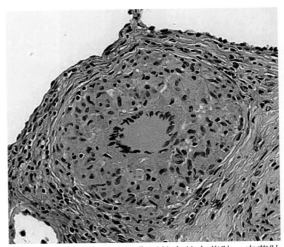

图 9.3　在结节病所见的典型的完整肉芽肿。肉芽肿由上皮组织细胞和一些淋巴细胞包绕的多核巨细胞的核心构成。邻近的肺有少许炎症。（Courtesy of Carol Farver, M.D.）（见彩图）

表 9.2　结节病肉芽肿的病理特征

支持结节病	支持替代诊断
形态描述	
完整或紧密	松散构成
非坏死或最低程度的中央坏死	广泛坏死
裸露的肉芽肿（除了组织细胞，炎症细胞组成的 < 25% 的肉芽肿直径）[a]	可极化的物质[b] 组织细胞栅栏样结构排列 大量粒细胞（多形核细胞或嗜酸性粒细胞）
肉芽肿周围特征	
环绕的透明样变化	在肺泡管的纤维黏液栓（机化性肺炎反应）
肉芽肿融合	大量的非肉芽肿炎症细胞浸润（即肺泡炎或支气管炎） 附近肉芽肿引起（肿瘤、异物）
肉芽肿分布	
肺：淋巴管周围（支气管中心性、小叶间隔、胸膜）	肺：仅支气管中心性，随机的，仅实质内
淋巴结：融合且广泛	淋巴结：分散的或极少

[a]　也可见于非结核分枝杆菌感染
[b]　不包括钙质小体（例如，Schaumann 小体——见正文）

怀疑结节病但无 CXR 异常，支气管镜检查的阳性率是 62%[75]。

如果可能，为提高诊断的特异性，在疑诊结节病的所有患者中，建议明确第二个器官损害情况[2, 34]。例如，肝脏活检显示肉芽肿性肝炎可能代表结节病，但此过程可能仅限于肝脏——在那个病例，其将符合特发性肉芽肿性肝炎，一个相对良性并且预后好的疾病[76]。在皮肤上，对异物或残渣产生单纯的肉芽肿反应不常见，无法诊断为结节病，除非另一个器官也被侵及。从实用的角度来看，很少有必要活检第二个器官；影像或检查通常是足够的。

一种常见的情况是单纯的肺结节病，因

为超过 1/4 的患者没有肺外器官受累。在 AC-CESS 队列研究中，约 50% 的患者在诊断时仅有肺部受累，意味着通过记录两个器官受累来建立诊断并不总是必需或可能的[10]。尽管如此，当诊断单纯肺结节病时，应仔细考虑肉芽肿炎症的各种可能原因。显著易混淆的包括：

- 肉芽肿性感染（尤其是特殊真菌）。
- 过敏性肺炎。
- 慢性铍疾病。
- 肉芽肿反应（异物、微粒、肿瘤）（图 9.4）。

系统性肉芽肿反应可能发生在一些容易与结节病相混淆的疾病中。例如，患者失调的免疫反应，如普通变异型免疫缺陷病（common variable immune deficiency，CVID）可能会出现多器官肉芽肿炎症[77]。相较于结节病，在 CVID 的肉芽肿趋向于不那么致密（图 9.5），并且在受影响的组织也常有非特异性炎症细胞浸润。部分患者，但不是全部，有反复感染病史。其他的诊断线索是一个（多个）自身免疫综合征病史和脾大。因为在结节病高丙种球蛋白血症是前瞻性的，所以任何低血清免疫球蛋白水平或缺乏免疫血清学反应可确定诊断。控制炎症可能需要免疫抑制治疗与免疫球蛋白替代疗法联合。

第二个多系统肉芽肿疾病是一个被称为意义未定肉芽肿病变（granulomatous lesions of

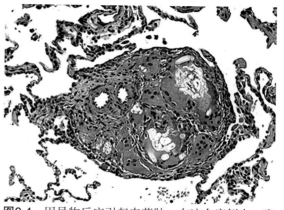

图9.4　因异物反应引起肉芽肿。在这个病例中，隆胸所用硅胶进入肺部，引起肺肉芽肿反应。（Courtesy of Andrea Arrossi, M.D.）（见彩图）

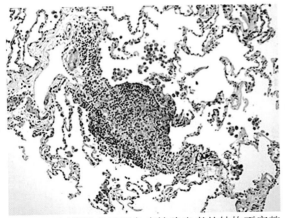

图9.5　1例慢性变异型免疫缺陷患者的结构不完整的（松散）肉芽肿。除了肉芽肿，慢性炎性细胞，主要是淋巴细胞使肺泡间隔增宽。（Courtesy of Carol Farver, M.D.）（见彩图）

undetermined significance, GLUS）的极其罕见的疾病，一种以发热为特点的综合征；肉芽肿在肝脏、骨髓、脾和外周淋巴结；没有导致终末期器官衰竭的倾向[78]。它被认为与普通结节病不同，是因为：①从不累及肺；②血清 ACE 水平正常；③当完成，Kveim-Siltzbach 试验阴性；④它不会引起高钙血症[79]。第三个多系统肉芽肿疾病是布劳（Blau）综合征，由常染色体显性 CARD15/NOD2 基因突变所致的一种非常罕见的疾病[80]。典型的布劳综合征引起葡萄膜炎、对称多发性关节炎和肉芽肿性皮炎。

结节病对呼吸系统的影响

肺实质疾病

在诊断时肺受累见于90%～95%的患者，有肺受累的影像学证据，大约50%的患者出现症状[2, 10]。即使肺外表现主导临床表现，肺部常常至少在组织水平受累。如果存在，渗出好发于中上肺野。最常见的实质表现是网状结节浸润，但肺泡浸润、实变、肺门周围融合肿块、较大的结节也可以看到。网状结节浸润的程度和对治疗的反应最为密切相关[82]。

胸部 CT 扫描可以显示结节病更特异性的征象，且可更容易识别肿大淋巴结，但它对简单肺结节病的诊断并不是必需的。例如，对一个胸部 X 线片表现为典型的双肺门淋巴结肿大或表现符合 Lofgren 综合征的患者进行 CT 扫描，将不太可能确定为另一种诊断。对于肺结节病的常规随访，胸部 CT 扫描被广泛过度使用，在确诊的肺结节病进行胸部 CT 扫描主要指征是在叠加一种并发症或被怀疑共存另一诊断时。对于结节病的并发症，如肺纤维化、肺大疱、分枝菌病、支气管扩张、结构变形，相对于 CXR，CT 更容易发现[83]。

胸部 CT 的典型特征包括纵隔或肺门淋巴结肿大、微结节浸润和支气管壁增厚（图9.6）。不太常见的 CT 特征包括网状改变、支气管周围或胸膜下磨玻璃影、实变、巨大结节和胸腔积液。极少数情况下，可能出现蜂窝肺。应当指出的是，用于预测的 Scadding 系统（表9.3）参考的是后前位胸部 X 线片，而不是胸部 CT 所见[84]。

在诊断时，即使患者没有肺部症状，为确立一个基线，建议行肺功能检查（pulmonary function test, PFT）[2]。用力肺活量（forced viral capacity, FVC）是最可重复的测试，但一口气呼吸法一氧化碳弥散量（diffusing capacity for carbon monoxide, DLCO）提供额外补充的临床信息[85]。肺功能异常见于大约20%的放射学 Scadding Ⅰ期的患者；然而更高的放射学分期的患者，40%～80%的肺功能测值不正常[86]。虽然普遍认为限制性生理学是结节病的典型表现，但阻塞性肺疾病亦经常可见，在诊断时，高达63%的患者出现[87, 88]。同样，通过支气管激发试验记录的支气管高反应性出现在21%～58%的受试者，无论是慢性或放射学分期[89, 90]。肺生理的其他测试，如6分钟步行试验、全身体积描记法、心肺运动试验或呼吸肌肉力量的测量，可以考虑在适当的临床环境下进行[91]。

在结节病，肺功能检查的最小临床重要差异值仍不清楚。一般情况下，结节病恶化的大多数患者，将不能明确按照惯例，恶化大于原先 FVC 10%～15% 时才寻求治疗，因

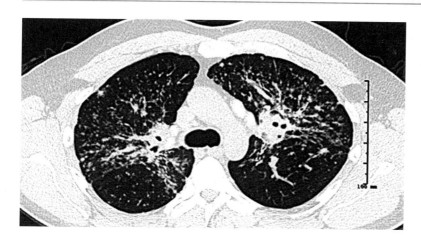

图9.6　肺结节病典型的胸部CT表现。主要是在中上肺野见到无数的边界不清的小结节。这些结节沿着支气管血管束和胸膜表面，呈典型的淋巴分布。

表 9.3　Scadding 胸部 X 线片分期系统

分期	描述	发生率（%）	诊断 5 年后 CXR 缓解的可能性（%）
I	双侧肺门淋巴结肿大，伴或不伴右侧气管旁淋巴结肿大	40 ~ 47	80 ~ 90
II	淋巴结肿大 + 实质浸润	20 ~ 40	50 ~ 65
III	仅实质浸润	10 ~ 20	20 ~ 30
IV	肺纤维化	0 ~ 10	0

此其一致性下降 5% ~ 10%，伴随恶化的症状或影像学变化，也应充分地逐步增强治疗[85]。同样重要的是，要仔细识别导致症状的那些机制，从而决定治疗。例如，肌肉无力普遍存在于结节病患者中，该症状需要评估股四头肌峰值力矩、肌腱峰值力矩、最大吸气力量或握力[92]。肌肉力量的下降与 6 分钟步行距离缩短、呼吸困难、生活质量下降相关[93]。反过来，这些可能是与激素治疗相关的肥胖或肌病的影响。在一项研究中，类固醇的剂量与股四头肌峰值力矩呈负相关，从而提示亚临床类固醇肌病是症状的一个促成因素[93]。

上呼吸道结节病

上呼吸道结节病（sarcoidosis of the upper respiratory tract，SURT）是未得到充分认识的结节病的表现，它可能出现在鼻、鼻窦、喉、口腔或耳朵。估计鼻腔鼻窦受累的发生率为 1% ~ 6.8%[10, 94-96]，而喉受累及不到 1%[97]。上呼吸道结节病似乎更常见于非洲裔美国人、女性患者、冻疮样狼疮患者[95]。它可以出现结节病的症状，尽管常有大量的上呼吸道结节病延误诊断。鼻塞是最常见的症状，但结痂、嗅觉缺失以及嘶哑也可发生。鼻甲和鼻中隔的红斑结节往往可以确诊（图 9.1）。鼻窦的破坏、鞍鼻畸形和鼻中隔穿孔呈现出更多慢性病的特点。

因为喉受累可能会危及生命，所以医生应该考虑为喉部症状明显的患者行纤维光导喉镜检查[98, 99]。部分患者对局部或病灶内激素治疗可能有反应[99]，尽管大多数患者需要更积极的全身性皮质类固醇激素或免疫抑制治疗来控制疾病[94, 95]。鼻窦手术仅在严重的上呼吸道结节病经积极的药物治疗失败后作为最后的选择，因外科干预后，手术治疗增加复发和鼻中隔穿孔的风险[100, 101]。相比于没有上呼吸道受累的结节病患者，上呼吸道结节病患者缓解的可能性较低[95, 102]。

支气管结节病

如前所述，结节病肉芽肿倾向于沿着支气管血管束和气道的附近聚集。在肉芽肿气道炎症临床表现明显时，它与呼吸道症状增加和死亡率增高相关[103]。支气管内疾病的典型表现为阻塞性通气的缺陷，尽管肺功能检查可能是正常的[104, 105]。结节病支气管受累偶尔可发生于无肺实质受累的早期结节病，从而引起放射学和生理性空气潴留，其经过肺功能检查与小气道疾病和气道高反应性相对应[106]。然而，在实质疾病患者中，气道阻塞更为常见，可能由于整体的肉芽肿负担以及细支气管周围纤维化导致气道结构变形[107, 108]。明显腔内狭窄引起支气管狭窄是少见的，发生在不到1%的患者[104]。

最常见的支气管内异常包括红斑和（或）黏膜增厚。随着气道疾病的进展，黏膜可以显示蜡状黄色黏膜结节，鹅卵石样，并且易碎（图9.7）。虽然弥漫性气道缩窄可导致气道几乎完全被阻塞，但2/3以上的患者存在多个狭窄部位[104]。最常见的临床特征为咳嗽及气道高反应[89]。喘息、喉鸣音和喘鸣是不常见的，如果是局灶性的体征，应立即行支气管镜检查或专门的气道成像，以评估是否有可由支气管镜介入方式治疗的机械阻塞。

肺动脉高压

结节病相关的肺动脉高压（sarcoidosis-associated pulmonary hypertension, SAPH）的发病率为1%～28%，取决于肺动脉高压如何定义、用于检测的技术和研究的人群[109-111]。在等待肺移植的患者中，可能高达75%的患者存在肺动脉高压[112]。一般情况下，平均肺动脉压小幅上升，但伴有肺源性心脏病及全身水平PA压的严重肺动脉高压也可发生[111, 113]。为确定疑似肺动脉高压，右心导管术检查是必要的，因为肺动脉压力升高，往往源于肺静脉压增高，由心脏结节病或如高血压心脏病所致的左心脏充盈压升高等其他原因引起[114]。结节病相关的肺动脉高压是一个显著发病率和较低生存率的预测因子，尤其是右心房压力升高（>15mmHg）[114, 115]。因此在当前肺移植器官分配系统，对患有肺动脉高压的结节病患者，被纳入优先考虑。

肺动脉高压的发病机制是多因素所致，从而导致其划入世界卫生组织5组（其他原因）。结节病肺动脉高压高患病率的一个关键因素，是结节病肉芽肿的解剖位置倾向于血管周围分布，导致直接或间接影响肺小动脉和静脉（图9.8）[116]。许多患者由于低氧血症的血管收缩和严重纤维化患者的血管床进行性减少而发生肺动脉高压[116,117]。然而，一小部分（10%）患者的肺实质是正常的[117]。其他机制可能包括阻塞性睡眠呼吸暂停，其在结节病患者中常见，肉芽肿性血管炎所致的肺脉管系统的闭塞、肺静脉闭塞疾病和淋巴结肿大的外部压迫[116]。结节病患者也使血栓栓塞的危险升高[118]，其偶可导致慢性血栓栓塞性肺动脉高压。结节病相关的肝硬化患者很少出现门-肺高压症。

必须明确临床高度怀疑患有肺动脉高压的结节病患者。SAPH患者更可能有晚期疾病的放射学表现和肺容积受损更多，虽然也曾有保留肺功能和没有肺纤维化的患者报道[119]。对于弥散容量＜60%预计值、需要补充氧气和

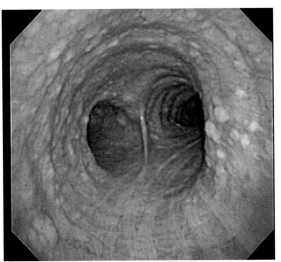

图9.7　气管内结节病的气道黏膜损害。这个表现曾被称为"卵石壁画"或"鹅卵石样的"改变。（见彩图）

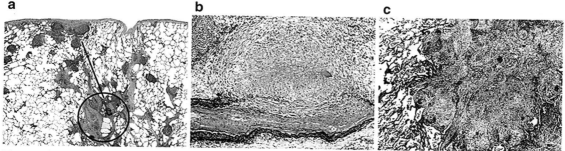

图9.8　（a～c）结节病可以通过多种机制引起肺动脉高压，由于肉芽肿分布位于肺动脉（a，圆）所在，也邻近静脉的支气管血管束，但其倾向于比特发性肺纤维化更常见，它通过贯穿小叶内间隔（a，线）。结节病肉芽肿可引起破坏性动脉病（b），侵蚀透过血管壁。当肉芽肿负荷高，常常存在脉管系统的直接的物理性闭塞（c），此处肺静脉被压缩。（见彩图）

在 6 分钟步行试验中血氧饱和度 < 90% 的患者，患有肺动脉高压的可能性相当大[112, 119]。

尽管有使用激素而使 SAPH 成功逆转的报道，但大多数患者对免疫抑制治疗无反应[112, 120]。在 SAPH 中，特殊肺动脉高压治疗的价值是相对替补。一个单一的随机、双盲安慰剂对照试验显示，在 16 周时对接受波生坦治疗而不是安慰剂治疗的患者，其肺血流动力学改善，但 6 分钟步行试验的距离没有改善[121]。其他小的病例系列和非对照试验报道过多变的阳性结果[111, 122, 123]。

胸膜结节病

虽然对胸膜结节、液气胸、陷闭肺、胸膜钙化、血胸和乳糜胸也曾有过描述，但在结节病中，胸膜受累的主要形式是胸腔积液、气胸、胸膜增厚[124-127]。所报告的胸腔积液的发生率为 0.7% ～ 10%，而大多数研究支持 1% ～ 2% 的患病率[124, 128-130]。典型的积液为少细胞，并以淋巴细胞为主的渗出液，与血清：胸水乳酸脱氢酶（lactate dehydrogenase, LDH）标准相比，胸水 / 血清蛋白比值更符合渗出液范畴。更多的优势蛋白升高提示，结节病相关的胸腔积液的发病机制很可能是由于毛细血管渗透性增加的结果，而非胸膜腔炎症[130]。胸腔积液更可能发生在 CXR 2 期疾病，但大多数在 1 ～ 3 个月内自行吸收[124, 130]。随着实质疾病的发展，胸腔积液的患病率降低，而胸膜增厚和气胸的患病率增加[124]。

分枝菌病

晚期纤维囊性肺结节病是发生分枝菌病（曲霉球为代表）的主要危险因素。分枝菌病在结节病的真实患病率是不清楚的，其范围从非选择队列的 2.7% 到晚期肺部疾病组的 44% 之高[131-133]。

分枝菌病最常发生在肺上叶，同样可以影响两肺，并可以是单个或多个病灶[134]。典型的 X 线片表现是一个圆的，可移动肿块，顶部被一清晰的新月覆盖，其将肿块与空腔的壁分开（新月征——图 9.9）。在新月征出现和血清沉淀试验阳性的情况下，曲霉肿的

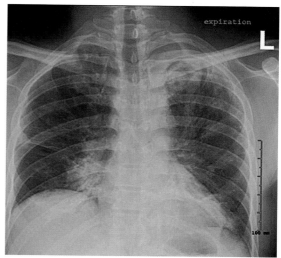

图9.9　在纤维化大疱结节病患者的左上叶由分枝菌病引起的Monod（新月）征。

诊断可以明确做出而不用求助培养物或侵入性检查[135]。侵袭性真菌感染或感染的播散，即使在免疫调节治疗的情况下，也是非常罕见的[136, 137]。

大多数患者无症状。在少数患者中，可能出现咯血，从稀疏的痰中带血到可导致窒息死亡的大咯血。咯血的风险与分枝菌病的范围无关[134]；然而，一旦出血开始，死亡率范围为 5% ~ 26%[132, 134, 138]。外科手术切除是目前唯一疗效确切的治疗，但其与围术期的高发病率和死亡率相关[134]。支气管动脉栓塞可能是一个权宜措施。药物治疗策略有限。已有在 CT 引导下直接腔内滴注抗真菌药的研究，且在小的病例系列显示有效[134, 139-141]。

其他的注意事项

肺栓塞

在美国和英国的流行病学调查已经表明，不管性别、种族或年龄，结节病患者发生肺栓塞（pulmonary embolism, PE）的风险超出普通人群 2 倍以上[118, 142]。血栓形成风险升高的一个可能解释是促凝血活性增加，已在患者的支气管肺泡灌洗液中得到证实[143]。慢性炎症的其他效应或严重结节病并发症所致的流动性下降，也可能是增高血栓形成风险的原因。呼吸状况恶化的结节病患者，肺栓塞应被视为一个可能的解释。

睡眠呼吸暂停

结节病患者发生睡眠呼吸暂停的风险增加，可能由于类固醇的使用、神经结节病或上气道阻塞等因素。在一个单中心的前瞻性研究中，在单用 Epworth 嗜睡量表进行筛查时，通过多导睡眠监测对筛查评分高的患者随访，17% 的患者存在睡眠呼吸暂停[144]。在该队列中，睡眠呼吸暂停存在唯一的独立危险因素是红斑狼疮[144]。与普通人群相似，阻塞性睡眠呼吸暂停更常发生在男性，但在结节病人群中，其在女性也相当常见[144]。在结节病队列，白天过度嗜睡和疲劳很常见，

但只能部分解释睡眠呼吸暂停的出现[145, 146]。

恶性肿瘤

已经报道过结节病发生在癌症诊断之前、诊断的同时或诊断之后的患者。诊断癌症之后，结节病的发病率是否真的高于人口预期标准尚不清楚，因为许多肿瘤患者接受积极的随访测试，可能揭示临床上不重要的结节病。

已经知晓发生在癌症患者的一个局部结节样反应（图 9.10）。因此，在做出结节病诊断时仔细考虑临床情况是很重要的。例如，在一个系列中，当 FDG-PET 扫描作为探查的主要工具时，结节病样反应估计发生在 0.5% ~ 1.1% 的癌症患者中[147]。

一个常见的临床问题，尤其是在考虑使用免疫抑制药物的某些类型时，在于结节病是否会增加随后的恶性肿瘤可能性。在英国的一个基于人群的超过 4 年时间的调查确认，相较于对照组，在结节病患者中发生癌症的相对风险比为 1.65，但风险几乎完全由过多的非黑色素皮肤癌推动[148]。来自于 20 世纪 60 年代的一个较早的丹麦队列研究表明，肺癌和淋巴瘤的发生比预期更普遍，分别达 3 和 11 倍，但估计可能有小部分偏倚[149]。来自瑞典的一个单独的队列研究提示整体风险加倍，尤其是在结节病诊断后的最初 10 年内[150]。

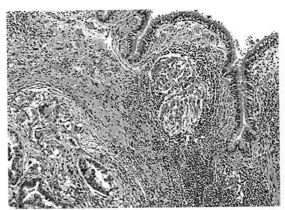

图9.10　支气管恶性肿瘤（腺癌）引起局灶肉芽肿反应，其上覆盖气道黏膜；当起初支气管表面活检证实仅为肉芽肿时，误诊为结节病。（见彩图）

管理

自然病程和预后

虽然结节病通常被看作是一种良性的疾病，但它可以导致死亡；过去的估计，大部分来自转诊中心，估计 1%～5% 可归因死亡风险[2]。从 1991～2003 年，在英国人口调查中，结节病患者 3 年和 5 年的死亡率分别为 5% 和 7%，同年龄与性别匹配对照组比较，他们的死亡率为 2% 和 4%[151]。在美国，在从 1988～2007 年的最近的两个 10 年里，基于死亡证明年龄调整的结节病死亡率年度分析显示女性增加 51% 以及男性增加 30%[152]。在美国和欧洲，进行性的肺纤维化导致呼吸衰竭是最常见的死因，紧随其后的是晚期心肌或神经系统受累[2]。在日本，心脏结节病是死亡的主要原因[153]。

结节病的发病率经常被忽视，或许是由于普遍认为它是一种自限性的疾病并且不会像特发性肺纤维化一样不可逆转地进展。然而，至少 1/3 的结节病会发展成持续的症状和器官损伤[6, 154]。因为结节病倾向影响患者的最佳寿命、就业能力、家庭结构以及发生于结节病的或其治疗值得考虑的共存疾病。预防和改善这些结果是明确的目标，但这些目标因为多变的表型和结节病的自然病程而复杂化。

晚期肺结节病发生在不超过所有结节病患者的 5%～10%，一般在 10～20 年[132, 155]。尽管如此，对于令人生厌的疾病，已知的大多数预后因素显然是在诊断的 2 年内[156-158]。虽然对晚期肺病的发展没有明确的危险因素，但针对进展和（或）慢性疾病的许多因素已经确定。在美国的 ACCESS 研究中，其包括肺结节病患者的高比例存在偏倚，预测需要在诊断 2 年后进行治疗的唯一独立变量是较高的呼吸困难评分，且在最初 6 个月必须治疗[159]。虽然进行性或慢性的结节病并不总是在终末期疾病发生，很明显，这些表型是将发生晚期疾病患者的标志。例如，一个来自 10 个

第三方专业中心的调查，在治疗中最严重的 500 名患者，只有 57% 的迁延性疾病患者在诊断后 5 年需要特殊处理[160]。因此，目前有关预后和治疗的决策，必须取决于慢性或进行性结节病的替代表型。

在诊断 5 年后的时间点，作为预测吸收的总体可能性，Scadding 胸部 X 线检查模式是一个广泛使用的工具[84]。一个有 209 名患者的西班牙研究表明，在诊断时存在的实质受累和缺少淋巴结肿大均与 2 年时迁延性疾病独立相关，甚至在调整其他可能的预测变量之后[158]。利用胸部 CT 以确定潜在可逆的病变的远期研究已经组织实施。它们显示治疗或不治疗，肺实质的囊腔和结构变化均不可逆[161]。尽管如此，值得注意的是，大量肺纤维化的部分患者肺功能正常或不需要治疗[162, 163]。因此，结节病的放射学特征必须在纵向随访和症状的情况下解释。

治疗对自然病程的影响

无论 Scadding 分期或其他公认的预后特征，大多数作者不相信结节病的早期治疗必然导致更高的自发缓解的可能性或大幅提高中期结果[164]。包括肺在内的大多数器官，如果起始治疗延迟，似乎不会有更糟糕的结果[165]。如前所述，要求早期系统性治疗与较差的预后相关联，但目前尚不清楚，这些观察结果是否归因于该疾病的严重程度或治疗的不良反应。在一个伴有 Löfgren 综合征的瑞典患者的队列中，80% 的 HLA-DRB1*03 阴性的患者使用类固醇治疗在 2 年时疾病迁延，而与之相对的未经治疗的患者只有 37%[166]。同样，在一个主要是非洲裔美国人患者的系列里，对于接受类固醇来控制疾病的患者，在逐渐减量过程中有 74% 的患者存在复发的可能性[167]。

治疗适应证

有两个明显的治疗适应证：重要器官功能障碍，尤其是存在预后差的可能性时，以及肉芽肿炎症引起的症状导致生活质量严重受损。对于肺，当存在慢性结节病、肺纤维化、

患者呼吸困难以及肺功能进行性下降时，预后有可能更差[102, 158, 159, 162]。肺外结节病的管理已经超出了本章的范围，但作为一般原则，当更多的器官受累时预后更差，所以当肺部疾病合并肺外疾病时，治疗方法通常需要更加积极。

治疗

吸入激素（inhaled corticosteroids，ICS）治疗有症状肺结节病的作用是有限的。已经研究过布地奈德和氟替卡松二者治疗有症状的肺结节病，大多数试验表明在肺功能或需要升级治疗方面没有获益[168-173]。根据当前可获得的资料，ICS 的主要作用似乎是用于治疗咳嗽和支气管痉挛。

图 9.11 提供了一个关于肺结节病处理的建议流程。由于自发吸收的预期和许多

患者长期使用低剂量激素的事实[132, 174]，糖皮质激素仍是普遍接受的结节病系统性治疗的一线方法。然而，由于对类固醇发生在临床实践中的毒性副作用缺乏充分的认识，因此以类固醇为核心的治疗方法受到了挑战[175]。

目前还没有前瞻性的随机研究来确定治疗的最佳剂量、治疗时间和糖皮质激素逐渐减量的速率[176]。大多数专家以泼尼松 20 ~ 40mg/d 开始治疗[176-178]。糖皮质激素（corticosteroids, CS）治疗在肺部疾病的获益最好是确立在胸部放射学的改善方面[179]。相比之下，有些资料显示，事实上类固醇的使用可能会导致恶化，而不是生活质量的改善[180]。

对于肺结节病，最大的改善一般发生在 3 ~ 4 个星期内，并可在 1 ~ 3 个月内完成逐渐减量至一个维持量[165, 176, 181-184]。类固醇的

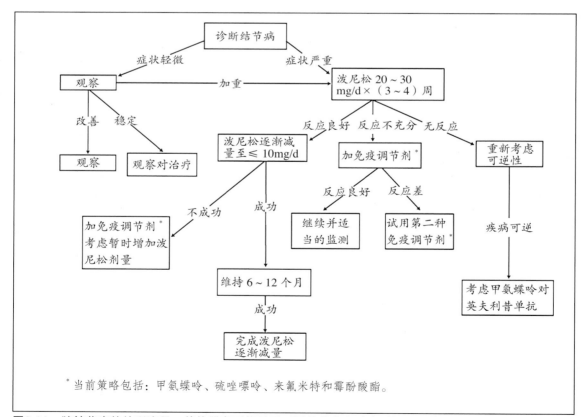

* 当前策略包括：甲氨蝶呤、硫唑嘌呤、来氟米特和霉酚酸酯。

图9.11 肺结节病的处理流程。其他器官可能需要不同的强度和治疗时间。现代皮质类固醇开始使用的剂量和时间逐渐减少，相比过去不那么积极。（Used with permission from Lazar CA, Culver DA. Treatment of sarcoidosis. Semin Respir Crit Care Med. 2010; 31:501-18.）

剂量，应该是逐渐减量至合理控制症状和疾病进展的最低水平。维持治疗的目标剂量对于每个患者必需个体化，但也必须考虑自发缓解的可能性。在一个机构，65% 的慢性结节病患者以每天 10mg 或更少的泼尼松成功维持[174]。如前所述，血清学标志物如 ESR 或 ACE 对治疗的调整通常没有价值。一些作者认为治疗 6 个月后可以停止，而其他人则强调，在连续治疗至少 1 年，复发不太常见时方可停止[165, 182]。试图使皮质激素逐渐减量，应考虑疾病的长期性、严重度以及现存治疗的风险 - 效益比。

类固醇的副作用，可能会限制它们在个别患者的使用。最常见的副作用包括体重增加、糖尿病恶化和骨质疏松症。在美国的一项随机试验中，类固醇治疗 6 个月后体重增加的中位数是 24 磅（11kg）[185]。相比之下，一个英国的类固醇试验组的类固醇治疗 12 个月后体重增加的中位数只有 3.6kg[186]。对于长期治疗，Johns 等报道 24% 的患者体重增加了 9kg 或更多，8% 的患者新发糖尿病[132]。显然，对每个患者这些副作用的风险必须个体化考虑。

激素助减剂

一系列的替代疗法，可用于患者对糖皮质激素反应不足或明显的毒性时。目前，没有任何这些药物疗效比较的前瞻性头对头研究，但甲氨蝶呤（methotrexate，MTX）可能是最常提倡的激素助减剂[178]。最近的一项双中心研究，回顾性比较了作为肺结节病二线治疗的 MTX 与硫唑嘌呤（azathioprine，AZA）的有效性[187]。对减少泼尼松剂量，两种药物效果相似，平均每年减少 6.3mg/d MTX/AZA 的使用，并且提高了用力肺活量（每年 +95mL）[187]。在 AZA 组感染性并发症更常见，但在其他药物的耐受性都很好[187]。

一项双盲、安慰剂对照试验，比较了 MTX 和安慰剂治疗，在使用糖皮质激素的急性肺结节病患者中，MTX 的耐受性良好，并产生了明显的激素助减效应[185]。开始使用 MTX 之后的早先获益证据可能需要长达 6 个月获得[188]。对结节病治疗的经典剂量是 1 周口服 10 ~ 20mg[189, 190]。严重的 MTX 毒性包括肝毒性、肺炎、血球减少。常见的副作用包括恶心、腹泻、疲劳、皮疹和头痛，其通常暂时与周剂量相关，且可能在下一次给药时消失。对于大多数的这些副作用的风险可以通过补充 1 ~ 2mg/d 的叶酸来减轻。世界结节病协会和其他肉芽肿疾病指南提供了 MTX 治疗结节病的监测和给药剂量建议[191]。该准则的一些亮点是不推荐常规使用肝活检，即使是肝结节病患者，并且认为长期使用 MTX 非常安全[191]。

考虑到 CD4+ 淋巴细胞介导的免疫活化是维持结节病肉芽肿所必需，那么理论上淋巴细胞抑制剂——AZA，针对结节病有吸引力。尽管它广泛使用，但目前没有 AZA 治疗结节病的前瞻性对照试验。治疗结节病的经典剂量为 2 ~ 2.5g/d，分剂量给药。另一个抗淋巴细胞制剂——来氟米特，已经在两个共有 108 例患者的回顾性系列中进行过评估[192, 193]。这些报告表明，来氟米特对稳定肺功能有效，且可使糖皮质激素和 MTX 难治的慢性结节病的肺外疾病得到改善。其也能允许泼尼松从一个中等剂量 10mg/d 减至 0[192]。甲氨蝶呤、来氟米特联合使用似乎是更有效的[192]。

一些其他药物也在肺结节病中使用过。抗疟药——氯喹，在一个含有 18 例难治性肺结节病患者的单一随机、安慰剂、对照试验中进行了研究[194]。长期使用氯喹减缓了 1 秒用力肺活量（每年 51mL 对 196mL）下降，并减少复发的频率[194]。一些其他药物经常被考虑使用，包括霉酚酸、环磷酰胺、沙利度胺、利妥昔单抗、羟氯喹和己酮可可碱，但很少有结节病获益的证据。在某些情况下，这些选择还没有得到很好的研究。

抗肿瘤坏死因子生物制剂

在动物模型中，肿瘤坏死因子（tumor necrosis factor，TNF）对肉芽肿的维持具有主要作用[195, 196]。通常在患者使用至少一种激素助减剂治疗失败后，生物 TNF 拮抗剂已经升为肺结节病的三线治疗药物使用。一个有 138 例患者的随机、双盲、安慰剂对照试验，证明了英夫利昔单抗在需要长期治疗的肺部疾病中的有效性 [197]。在该试验中，平均用力肺活量与安慰剂相比增加了 2.5%。FVC < 70%、更高的呼吸困难评分以及 CXR 的网状结节的变化更易发生应答 [82, 197]。虽然 FVC 改变的强度被批评为太小，但在病情更严重的组，其效果与未经治疗患者的糖皮质激素对照试验所报告的相似。

也有报道从阿达木单抗获益，主要在非对照的系列 [198-200]。然而，其效果没有英夫利昔单抗快速、强效。与克罗恩病相似，当治疗结节病时，许多专家给予一个负荷剂量，从 160mg 开始，紧接着给 80mg 2 周，然后 40mg 每周或每隔 1 周。使用 TNF 拮抗剂存在潜在的毒性，包括感染，尤其是来自于肉芽肿性微生物的非典型再活化综合征、恶性肿瘤的风险和心肌病的恶化。考虑到 TNF 拮抗剂的毒性问题和费用，通常留作治疗中度至重度疾病经常规治疗失败的患者。

肺移植

结节病患者占登记的移植患者总数的 3.5% [201]。根据来自于国际心肺移植协会登记的 2012 年的正式报告，2.5% 的接受肺移植患者和 1.6% 的接受心肺联合移植的患者患有结节病，使之成为肺移植的第七大主要原因 [202]。与美国的总体肺移植人口相比，结节病患者可能更年轻 [（45.8 ± 8.8）岁对（48.9 ± 12.3）岁；$P < 0.001$）]，并且更多为女性和非洲裔美国人 [203]。这些特征反映在美国受结节病影响的人口数目。

中期和长期生存率，与报道的全球总体肺移植生存数据相似 [115, 203-205]。然而，移植后的第一年死亡率在这些结节病中更高。目前，尚不清楚早期死亡率的增加，是否由于并发症诸如 SAPH 和曲霉球菌、原先存在的免疫抑制、肺外结节病的出现或其他的因素所致。

结节病可在同种异体移植物发生，虽然临床影响通常很轻微 [206, 207]。估计结节病在 1/2 ～ 2/3 的移植肺中再现，可早至移植后 14 天发生 [208]。估计平均复发时间是 15 个月 [207]。有趣的是，也有关于结节病的传播从移植供体到移植受体的报告 [209]。

结节病的钙代谢和骨骼健康

结节病的患者有患骨质疏松症的风险，归因于慢性炎症、肉芽肿衍生的破骨细胞刺激因子、过高含量的 1, 25- 二羟基维生素 D 直接刺激破骨细胞和糖皮质激素治疗的普遍使用 [210]。对于肺功能受损导致运动耐量差而限制了活动度的患者以及皮肤颜色更深的患者，骨质流失可以进一步加剧，但患病率有限。

高钙尿和血钙过多分别出现在 3% ～ 11% 和 7% ～ 20% 的患者中 [211]。肾脏结石病发生在多达 5% 的患者中 [212]。钙代谢紊乱作为唯一的"器官"表现，白人比黑人患者更频繁地发生 [10]。尽管大多数结节病患者有低到极低水平的钝化型维生素 D（25- 羟基维生素 D，维生素 D-25），但大多数有正常或高浓度的活化型维生素 D（维生素 D-1, 25），很可能是包含在肉芽肿里的 1α- 羟基酶转换维生素 D-25 到维生素 D-1, 25 的结果 [210, 213]。也曾报告产生结节病肉芽肿的巨噬细胞产生维生素 D-1, 25、细胞因子 TNF-α 和 IFN-γ，其在炎症中进一步放大其产物 [214]。因此，在开始补充维生素 D 之前，应该测量血清维生素 D-25 和维生素 D-1, 25 含量。对于低维生素 D-25 但正常维生素 D-1, 25 的患者，不需要补充，且补充者可能有发生症状性高钙血症的风险 [215]。对于在 24 小时尿钙高于 250mg 的患者，已经建议避免外源性补充维生素 D 和钙 [215]。虽然目前少有证据证实这种相关，但也在拥护补充高剂量维生素 D 的患者中广泛宣传，其可能引发结节病恶化。

为了实现持续时间最短的可能，使用最小剂量糖皮质激素是减少骨质疏松症风险的一个重要的策略。双磷酸盐治疗已被证明能成功预防使用皮质类固醇治疗的结节病患者的骨质疏松症[216]。因此，对于开始使用糖皮质激素治疗，且预计持续使用至少 3 个月的所有结节病患者，应针对骨质疏松症的其他危险因素进行评估和建议，还应测量骨骼密度。对于绝经后女性和 50 岁以上的男性，其骨折的风险应使用骨折风险评估工具（fracture risk assessment tool，FRAX）来确定[217]，对于使用糖皮质激素 ≥ 7.5mg/d 的低风险或 FRAX 分类的中等或高风险患者，应考虑双磷酸盐治疗。在高风险分类中的患者，可以考虑选择特立帕肽。对于绝经前女性或小于 50 岁的男性，应针对原先存在的脆性骨折进行评估，因为 FRAX 对本患者人群无效。如果使用任何剂量的糖皮质激素超过 1 个月，那么没有生育能力的绝经前女性或小于 50 岁的有普遍脆性骨折的男性应该开始使用双磷酸盐。如果有计划使用泼泥松的剂量超过 7.5mg/d 且超过 3 个月，则有生育能力的妇女开始使用双磷酸盐。对于育龄妇女使用糖皮质激素的持续时间少于 3 个月的，目前没有共识；并且对于没有脆性骨折的绝经前女性或 < 50 岁的男性，没有告知治疗建议的数据[218]。

总结

结节病是一种多系统疾病，这意味着诊断和管理通常需要一个团队。试图将结节病患者划分到各自的器官系统，可能会导致类型识别错误和治疗的优先顺序破坏。风湿病专家和肺病专家的合作，可以促进结节病患者的综合治疗。

处理结节病患者时，重要的是确定诊断和评估患者与结节病活动相关的症状。相比活动性肉芽肿炎症，结节病的一些后果，诸如睡眠呼吸暂停和肺动脉高压，对于发病率可能是更重要的促成因子。治疗方法应当针对每个患者制订，考虑到预期的疾病过程、患者的并发症，以及结节病对器官功能和生活质量的影响。一般来说，随着不良预后特征、类固醇毒性和疾病高峰的慢性化负荷迅速上升，激素助减治疗应当实施。

病历摘要

患者，女，49 岁，近 3 个月来伴有疲劳、咳嗽、手和脚踝关节痛和轻微的劳力性呼吸困难。值得注意的过去病史有：饮食控制糖尿病史、抑郁和肥胖。患者 5 年以前有过一段肾结石病。患者从不抽烟，一年偶有几次社交性饮酒。患者在一家保险公司做理赔工作。除了在低温月份期间定期使用室内热水浴缸外，患者没有相关暴露。患者没有注意到使用热水浴缸后呼吸道症状恶化。

体格检查没有明显异常，没有周围淋巴结肿大证据，心肺检查正常，腹部检查正常并且没有关节异常情况。患者的全套代谢指标、全血细胞计数、促甲状腺激素、类风湿因子、ESR、CRP 水平均在正常范围内。患者的 ANA 检查是弱阳性（滴度 1∶80），呈斑点型，但是可推断出的核抗原组合是阴性的。患者的 25-OH- 维生素 D 浓度是 17ng/mL。胸片显示双侧肺门突出和中肺野显著浸润（图 9.12）。超声引导下支气管镜的经支气管针吸增大的淋巴结，显示是肉芽肿炎症；一个经支气管镜的活检也显示，在支气管黏膜一个结构完好的非坏死性肉芽肿。特殊染色和培养均阴性。结节病的诊断成立。

讨论

如前所述，结节病的管理需要仔细考虑诊断的准确性，评估器官受累的程度，以及确定治疗干预目标。在本病例，有一些导致重新考虑诊断的特征。热水浴缸的暴露史提示肉芽肿肺部炎症的另一潜在原因，即"热浴肺"，由吸入非结核分枝杆菌而引起的过敏性反应所致。从肿大淋巴结通过针吸的标本发现，没有明显感染引起的肉芽肿炎症，从而不能决定性地

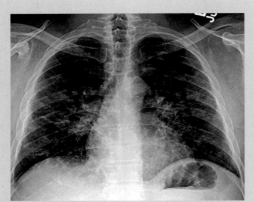

图9.12　后前位的胸片显示，双侧网织结节渗出主要在中肺野。也有双侧肺门淋巴结肿大。

确立结节病的诊断，因为淋巴结肉芽肿可以是反应性的，其来自于影响肺实质的几种疾病，包括过敏性肺炎。然而，此例结节病的诊断得到保证是外加经支气管活检确诊的，其有结节病的典型表现。在热浴肺病例中，肉芽肿会不完整，伴更多的间质渗出及更多实质的粒细胞浸润。建立诊断需要在支气管镜专家、肺病专家、病理专家之间详细讨论。

本例的结节病评估包括一个完整的眼科检查、肺功能检查和24小时尿钙测定，并考虑肾结石病史。24小时尿钙排泄是393mg/d（正常100～250mg/d）。肺功能检查显示，无支气管扩张剂反应的轻度阻塞（FEV_1 74%预计值）。一个风湿病的同事会诊后，要求评估关节痛的原因、明显升高的ANA，并协助处理钙紊乱。风湿病学家发现，没有针对关节痛的另一种解释的依据，且没有与ANA升高有关的一种结缔组织疾病诊断成立的特征。风湿病学家建议，应进一步实验室检查，显示1,25-二羟基维生素D水平升高（86pg/mL）和臀部骨质疏松的证据（T评分——2.7分）。

对于本例结节病的处理，在考虑

如何积极治疗肺部和关节痛、钙代谢问题的处理以及患者的并发症之间，需要协同。重要的是，患者坚持避免口服糖皮质激素的潜在毒性，但是也受关节痛的严重影响，关节痛限制了日常生活。经讨论之后，患者接受大剂量吸入布地奈德（1600μg/d）和口服羟氯喹（400mg/d）的联合治疗。开始口服双磷酸盐制剂，没有补充钙和外源维生素D。4周后，患者的咳嗽大幅度改善，但肺功能检查仍没有变化。患者的重复24小时尿钙水平是218mg/d。患者的1,25-二羟基维生素D水平为62pg/mL，25-OH-维生素D的水平为15ng/mL。患者的关节痛适度改善，达到不再影响生活质量的程度。风湿病医生给予低剂量的维生素D和钙的补充，并通过仔细随访以确保羟氯喹维持对患者的维生素D代谢紊乱的控制。与患者讨论，决定不再只为试图使肺功能和胸部放射学正常而不逐步增强治疗。当然，确定的是，对于治疗患者的肺结节病，肺部症状和肺功能的连续观察将是充分的。值得注意的是，患者的治疗成功，没有血清ACE或其他被公认的疾病活动的血清学标记物的任何测定。

在这个病例中，清楚的是，包括患者拥有的优先权在内的多个相互矛盾的优先顺序，在针对结节病的处理时需要纳入考虑。在肺病专家和风湿病专家之间不间断的纵向合作，对这个患者提供综合治疗将是必要的。

（袁加军　李義　译校）

参考文献

1. James DG. Descriptive definition and historic aspects of sarcoidosis. Clin Chest Med. 1997;18: 663–79.
2. Hunninghake GW, Costabel U, Ando M, et al. ATS/ERS/WASOG statement on sarcoidosis. American

Thoracic Society/European Respiratory Society/ World Association of Sarcoidosis and other granulomatous disorders. Sarcoidosis Vasc Diffuse Lung Dis. 1999;16:149–73.

3. Bresnitz EA, Strom BL. Epidemiology of sarcoidosis. Epidemiol Rev. 1983;5:124–56.
4. Mayock RL, Bertrand P, Morrison CE, et al. Manifestations of sarcoidosis. Analysis of 145 patients, with a review of nine series selected from the literature. Am J Med. 1963;35:67–89.
5. Edmondstone WM, Wilson AG. Sarcoidosis in Caucasians, Blacks and Asians in London. Br J Dis Chest. 1985;79:27–36.
6. Siltzbach LE, James DG, Neville E, et al. Course and prognosis of sarcoidosis around the world. Am J Med. 1974;57:847–52.
7. Rybicki BA, Major M, Popovich Jr J, et al. Racial differences in sarcoidosis incidence: a 5-year study in a health maintenance organization. Am J Epidemiol. 1997;145:234–41.
8. Keller AZ. Hospital, age, racial, occupational, geographical, clinical and survivorship characteristics in the epidemiology of sarcoidosis. Am J Epidemiol. 1971;94:222–30.
9. McNicol MW, Luce PJ. Sarcoidosis in a racially mixed community. J R Coll Physicians Lond. 1985;19:179–83.
10. Baughman RP, Teirstein AS, Judson MA, et al. Clinical characteristics of patients in a case control study of sarcoidosis. Am J Respir Crit Care Med. 2001;164:1885–9.
11. Gideon NM, Mannino DM. Sarcoidosis mortality in the United States 1979–1991: an analysis of multiple-cause mortality data. Am J Med. 1996;100:423–7.
12. Hosoda Y, Yamaguchi M, Hiraga Y. Global epidemiology of sarcoidosis. What story do prevalence and incidence tell us? Clin Chest Med. 1997;18:681–94.
13. Reid JD. Sarcoidosis in coroner's autopsies: a critical evaluation of diagnosis and prevalence from Cuyahoga County, Ohio. Sarcoidosis Vasc Diffuse Lung Dis. 1998;15:44–51.
14. Henke CE, Henke G, Elveback LR, et al. The epidemiology of sarcoidosis in Rochester, Minnesota: a population-based study of incidence and survival. Am J Epidemiol. 1986;123:840–5.
15. Milman N, Selroos O. Pulmonary sarcoidosis in the Nordic countries 1950–1982. II. Course and prognosis. Sarcoidosis. 1990;7:113–8.
16. Hillerdal G, Nou E, Osterman K, et al. Sarcoidosis: epidemiology and prognosis. A 15-year European study. Am Rev Respir Dis. 1984;130:29–32.
17. Cozier YC, Berman JS, Palmer JR, et al. Sarcoidosis in black women in the United States: data from the Black Women's Health Study. Chest. 2011;139:144–50.
18. James DG. Epidemiology of sarcoidosis. Sarcoidosis. 1992;9:79–87.
19. Culver DA, Thomassen MJ, Kavuru MS. Pulmonary sarcoidosis: new genetic clues and ongoing treatment controversies. Cleve Clin J Med. 2004;71:88. 90, 92 passim.
20. Culver DA, Newman LS, Kavuru MS. Gene-environment interactions in sarcoidosis: challenge and opportunity. Clin Dermatol. 2007;25:267–75.
21. Newman KL, Newman LS. Occupational causes of sarcoidosis. Curr Opin Allergy Clin Immunol. 2012;12:145–50.
22. Gentry JT, Nitowsky HM, Michael Jr M. Studies on the epidemiology of sarcoidosis in the United States: the relationship to soil areas and to urban–rural residence. J Clin Invest. 1955;34:1839–56.
23. Newman LS, Rose CS, Bresnitz EA, et al. A case control etiologic study of sarcoidosis: environmental and occupational risk factors. Am J Respir Crit Care Med. 2004;170:1324–30.
24. Rybicki BA, Amend KL, Maliarik MJ, et al. Photocopier exposure and risk of sarcoidosis in African-American sibs. Sarcoidosis Vasc Diffuse Lung Dis. 2004;21:49–55.
25. Kajdasz DK, Lackland DT, Mohr LC, et al. A current assessment of rurally linked exposures as potential risk factors for sarcoidosis. Ann Epidemiol. 2001;11:111–7.
26. Song Z, Marzilli L, Greenlee BM, et al. Mycobacterial catalase-peroxidase is a tissue antigen and target of the adaptive immune response in systemic sarcoidosis. J Exp Med. 2005;201:755–67.
27. Oswald-Richter KA, Culver DA, Hawkins C, et al. Cellular responses to mycobacterial antigens are present in bronchoalveolar lavage fluid used in the diagnosis of sarcoidosis. Infect Immun. 2009;77:3740–8.
28. Chen ES, Wahlstrom J, Song Z, et al. T cell responses to mycobacterial catalase-peroxidase profile a pathogenic antigen in systemic sarcoidosis. J Immunol. 2008;181:8784–96.
29. Drake W, Richmond BW, Oswald-Richter K, et al. Effects of broad-spectrum antimycobacterial therapy on chronic pulmonary sarcoidosis. Sarcoidosis Vasc Diffuse Lung Dis. 2013;30:201–11.
30. Drake WP, Oswald-Richter K, Richmond BW, et al. Oral antimycobacterial therapy in chronic cutaneous sarcoidosis: a randomized, single-masked, placebo-controlled study. JAMA Dermatol. 2013;149:1040–9.
31. Chen ES, Song Z, Willett MH, et al. Serum amyloid A regulates granulomatous inflammation in sarcoidosis through Toll-like receptor-2. Am J Respir Crit Care Med. 2010;181:360–73.
32. Eishi Y. Etiologic link between sarcoidosis and Propionibacterium acnes. Respir Investig. 2013;51:56–68.
33. Oswald-Richter KA, Beachboard DC, Seeley EH, et al. Dual analysis for mycobacteria and propionibacteria in sarcoidosis BAL. J Clin Immunol. 2012;32:1129–40.
34. Culver DA. What is sarcoidosis? Respir Med. 2013;107:1285–6.
35. Grunewald J. Review: role of genetics in susceptibility and outcome of sarcoidosis. Semin Respir Crit Care Med. 2010;31:380–9.
36. Sverrild A, Backer V, Kyvik KO, et al. Heredity in sarcoidosis: a registry-based twin study. Thorax. 2008;63:894–6.
37. Rybicki BA, Iannuzzi MC, Frederick MM, et al. Familial aggregation of sarcoidosis. A case–control

etiologic study of sarcoidosis (ACCESS). Am J Respir Crit Care Med. 2001;164:2085–91.

38. McGrath DS, Daniil Z, Foley P, et al. Epidemiology of familial sarcoidosis in the UK. Thorax. 2000;55:751–4.

39. Rossman MD, Thompson B, Frederick M, et al. HLA-DRB1*1101: a significant risk factor for sarcoidosis in blacks and whites. Am J Hum Genet. 2003;73:720–35.

40. Spagnolo P, Grunewald J. Recent advances in the genetics of sarcoidosis. J Med Genet. 2013;50:290–7.

41. Culver DA, Costabel U. EBUS-TBNA for the diagnosis of sarcoidosis: is it the only game in town? J Bronchology Interv Pulmonol. 2013;20:195–7.

42. Baughman RP, Culver DA, Judson MA. A concise review of pulmonary sarcoidosis. Am J Respir Crit Care Med. 2011;183:573–81.

43. Grunewald J, Eklund A. Sex-specific manifestations of Lofgren's syndrome. Am J Respir Crit Care Med. 2007;175:40–4.

44. Highland KB, Retalis P, Coppage L, et al. Is there an anatomic explanation for chest pain in patients with pulmonary sarcoidosis? South Med J. 1997;90:911–4.

45. Judson MA, Thompson BW, Rabin DL, et al. The diagnostic pathway to sarcoidosis. Chest. 2003;123:406–12.

46. Sweiss NJ, Patterson K, Sawaqed R, et al. Rheumatologic manifestations of sarcoidosis. Semin Respir Crit Care Med. 2010;31:463–73.

47. Yanardag H, Caner M, Papila I, et al. Diagnostic value of peripheral lymph node biopsy in sarcoidosis: a report of 67 cases. Can Respir J. 2007;14:209–11.

48. Culver DA. Sarcoidosis. Immunol Allergy Clin North Am. 2012;32:487–511.

49. Fireman E, Haimsky E, Noiderfer M, et al. Misdiagnosis of sarcoidosis in patients with chronic beryllium disease. Sarcoidosis Vasc Diffuse Lung Dis. 2003;20:144–8.

50. Studdy PR, Lapworth R, Bird R. Angiotensin-converting enzyme and its clinical significance—a review. J Clin Pathol. 1983;36:938–47.

51. Lieberman J, Nosal A, Schlessner A, et al. Serum angiotensin-converting enzyme for diagnosis and therapeutic evaluation of sarcoidosis. Am Rev Respir Dis. 1979;120:329–35.

52. Borowsky SA, Lieberman J, Strome S, et al. Elevation of serum angiotensin—converting enzyme level. Occurrence in alcoholic liver disease. Arch Intern Med. 1982;142:893–5.

53. Ainslie GM, Benatar SR. Serum angiotensin converting enzyme in sarcoidosis: sensitivity and specificity in diagnosis: correlations with disease activity, duration, extra-thoracic involvement, radiographic type and therapy. Q J Med. 1985;55:253–70.

54. Biller H, Zissel G, Ruprecht B, et al. Genotype-corrected reference values for serum angiotensin-converting enzyme. Eur Respir J. 2006;28:1085–90.

55. Bargagli E, Bennett D, Maggiorelli C, et al. Human chitotriosidase: a sensitive biomarker of sarcoidosis. J Clin Immunol. 2013;33:264–70.

56. Bargagli E, Bianchi N, Margollicci M, et al. Chitotriosidase and soluble IL-2 receptor: comparison of two markers of sarcoidosis severity. Scand J Clin Lab Invest. 2008;68:479–83.

57. Rothkrantz-Kos S, van Dieijen-Visser MP, Mulder PG, et al. Potential usefulness of inflammatory markers to monitor respiratory functional impairment in sarcoidosis. Clin Chem. 2003;49:1510–7.

58. Studdy PR, Bird R, Neville E, et al. Biochemical findings in sarcoidosis. J Clin Pathol. 1980;33:528–33.

59. Hedfors E, Holm G, Pettersson D. Lymphocyte subpopulations in sarcoidosis. Clin Exp Immunol. 1974;17:219–26.

60. Winterbauer RH, Belic N, Moores KD. Clinical interpretation of bilateral hilar adenopathy. Ann Intern Med. 1973;78:65–71.

61. Reich JM, Brouns MC, O'Connor EA, et al. Mediastinoscopy in patients with presumptive stage I sarcoidosis: a risk/benefit, cost/benefit analysis. Chest. 1998;113:147–53.

62. Teirstein AS, Machac J, Almeida O, et al. Results of 188 whole-body fluorodeoxyglucose positron emission tomography scans in 137 patients with sarcoidosis. Chest. 2007;132:1949–53.

63. Keijsers RG, Grutters JC, Thomeer M, et al. Imaging the inflammatory activity of sarcoidosis: sensitivity and inter observer agreement of (67)Ga imaging and (18)F-FDG PET. Q J Nucl Med Mol Imaging. 2011;55:66–71.

64. Teirstein AS, Judson MA, Baughman RP, et al. The spectrum of biopsy sites for the diagnosis of sarcoidosis. Sarcoidosis Vasc Diffuse Lung Dis. 2005;22:139–46.

65. Agarwal R, Aggarwal AN, Gupta D. Efficacy and safety of conventional TBNA in sarcoidosis: a systematic review and meta-analysis. Respir Care. 2013;58(4):683–93.

66. von Bartheld MB, Dekkers OM, Szlubowski A, et al. Endosonography vs conventional bronchoscopy for the diagnosis of sarcoidosis: the GRANULOMA randomized clinical trial. JAMA. 2013;309:2457–64.

67. Costabel U, Bonella F, Ohshimo S, et al. Diagnostic modalities in sarcoidosis: BAL, EBUS, and PET. Semin Respir Crit Care Med. 2010;31:404–8.

68. Trisolini R, Lazzari Agli L, Cancellieri A, et al. The value of flexible transbronchial needle aspiration in the diagnosis of stage I sarcoidosis. Chest. 2003;124:2126–30.

69. Shorr AF, Torrington KG, Hnatiuk OW. Endobronchial biopsy for sarcoidosis: a prospective study. Chest. 2001;120:109–14.

70. Bilaceroglu S, Perim K, Gunel O, et al. Combining transbronchial aspiration with endobronchial and transbronchial biopsy in sarcoidosis. Monaldi Arch Chest Dis. 1999;54:217–23.

71. Plit M, Pearson R, Havryk A, et al. Diagnostic utility of endobronchial ultrasound-guided transbronchial needle aspiration compared with transbronchial and endobronchial biopsy for suspected sarcoidosis. Intern Med J. 2012;42:434–8.

72. Nagai S, Izumi T. Bronchoalveolar lavage. Still useful in diagnosing sarcoidosis? Clin Chest Med. 1997;18:787–97.

73. Meyer KC, Raghu G, Baughman RP, et al. An official American Thoracic Society clinical practice guideline: the clinical utility of bronchoalveolar

lavage cellular analysis in interstitial lung disease. Am J Respir Crit Care Med. 2012;185:1004–14.

74. Rosen Y, Vuletin JC, Pertschuk LP, et al. Sarcoidosis: from the pathologist's vantage point. Pathol Annu. 1979;14(Pt 1):405–39.

75. Ohara K, Okubo A, Kamata K, et al. Transbronchial lung biopsy in the diagnosis of suspected ocular sarcoidosis. Arch Ophthalmol. 1993;111:642–6.

76. Sartin JS, Walker RC. Granulomatous hepatitis: a retrospective review of 88 cases at the Mayo Clinic. Mayo Clin Proc. 1991;66:914–8.

77. Morimoto Y, Routes JM. Granulomatous disease in common variable immunodeficiency. Curr Allergy Asthma Rep. 2005;5:370–5.

78. Brincker H. Granulomatous lesions of unknown significance: the GLUS syndrome. In: James D, editor. Sarcoidosis and other granulomatous disorders. New York: Marcel Dekker; 1994. p. 69–76.

79. Judson MA. The diagnosis of sarcoidosis. Clin Chest Med. 2008;29:415–27. viii.

80. Rose CD, Martin TM, Wouters CH. Blau syndrome revisited. Curr Opin Rheumatol. 2011;23:411–8.

81. Wallaert B, Ramon P, Fournier EC, et al. Activated alveolar macrophage and lymphocyte alveolitis in extrathoracic sarcoidosis without radiological mediastinopulmonary involvement. Ann N Y Acad Sci. 1986;465:201–10.

82. Baughman RP, Shipley R, Desai S, et al. Changes in chest roentgenogram of sarcoidosis patients during a clinical trial of infliximab therapy: comparison of different methods of evaluation. Chest. 2009;136(2):526–35.

83. Bergin CJ, Bell DY, Coblentz CL, et al. Sarcoidosis: correlation of pulmonary parenchymal pattern at CT with results of pulmonary function tests. Radiology. 1989;171:619–24.

84. Scadding JG. Prognosis of intrathoracic sarcoidosis in England. A review of 136 cases after five years' observation. Br Med J. 1961;5261:1165–72.

85. Baughman RP, Drent M, Culver DA, et al. Endpoints for clinical trials of sarcoidosis. Sarcoidosis Vasc Diffuse Lung Dis. 2012;29:90–8.

86. Lynch III JP, Ma YL, Koss MN, et al. Pulmonary sarcoidosis. Semin Respir Crit Care Med. 2007;28:53–74.

87. Sharma OP, Johnson R. Airway obstruction in sarcoidosis. A study of 123 nonsmoking black American patients with sarcoidosis. Chest. 1988;94:343–6.

88. Harrison BD, Shaylor JM, Stokes TC, et al. Airflow limitation in sarcoidosis—a study of pulmonary function in 107 patients with newly diagnosed disease. Respir Med. 1991;85:59–64.

89. Shorr AF, Torrington KG, Hnatiuk OW. Endobronchial involvement and airway hyperreactivity in patients with sarcoidosis. Chest. 2001;120:881–6.

90. Mihailovic-Vucinic V, Zugic V, Videnovic-Ivanov J. New observations on pulmonary function changes in sarcoidosis. Curr Opin Pulm Med. 2003;9:436–41.

91. Lynch III JP, Kazerooni EA, Gay SE. Pulmonary sarcoidosis. Clin Chest Med. 1997;18:755–85.

92. Marcellis RG, Lenssen AF, Elfferich MD, et al. Exercise capacity, muscle strength and fatigue in sar-

coidosis. Eur Respir J. 2011;38:628–34.

93. Spruit MA, Thomeer MJ, Gosselink R, et al. Skeletal muscle weakness in patients with sarcoidosis and its relationship with exercise intolerance and reduced health status. Thorax. 2005;60:32–8.

94. Panselinas E, Halstead L, Schlosser RJ, et al. Clinical manifestations, radiographic findings, treatment options, and outcome in sarcoidosis patients with upper respiratory tract involvement. South Med J. 2010;103:870–5.

95. Aubart FC, Ouayoun M, Brauner M, et al. Sinonasal involvement in sarcoidosis: a case–control study of 20 patients. Medicine (Baltimore). 2006;85:365–71.

96. McCaffrey TV, McDonald TJ. Sarcoidosis of the nose and paranasal sinuses. Laryngoscope. 1983;93:1281–4.

97. Yanardag H, Enoz M, Papila I, et al. Upper respiratory tract involvement of sarcoidosis in the Turkish population. Otolaryngol Head Neck Surg. 2006;134:848–51.

98. Carasso B. Sarcoidosis of the larynx causing airway obstruction. Chest. 1974;65:693–5.

99. Krespi YP, Mitrani M, Husain S, et al. Treatment of laryngeal sarcoidosis with intralesional steroid injection. Ann Otol Rhinol Laryngol. 1987;96:713–5.

100. Marks SC, Goodman RS. Surgical management of nasal and sinus sarcoidosis. Otolaryngol Head Neck Surg. 1998;118:856–8.

101. Neville E, Mills RG, Jash DK, et al. Sarcoidosis of the upper respiratory tract and its association with lupus pernio. Thorax. 1976;31:660–4.

102. Neville E, Walker AN, James DG. Prognostic factors predicting the outcome of sarcoidosis: an analysis of 818 patients. Q J Med. 1983;52:525–33.

103. Viskum K, Vestbo J. Vital prognosis in intrathoracic sarcoidosis with special reference to pulmonary function and radiological stage. Eur Respir J. 1993;6:349–53.

104. Chambellan A, Turbie P, Nunes H, et al. Endoluminal stenosis of proximal bronchi in sarcoidosis: bronchoscopy, function, and evolution. Chest. 2005;127:472–81.

105. Udwadia ZF, Pilling JR, Jenkins PF, et al. Bronchoscopic and bronchographic findings in 12 patients with sarcoidosis and severe or progressive airways obstruction. Thorax. 1990;45:272–5.

106. Davies CW, Tasker AD, Padley SP, et al. Air trapping in sarcoidosis on computed tomography: correlation with lung function. Clin Radiol. 2000;55:217–21.

107. Lavergne F, Clerici C, Sadoun D, et al. Airway obstruction in bronchial sarcoidosis: outcome with treatment. Chest. 1999;116:1194–9.

108. Polychronopoulos VS, Prakash UB. Airway involvement in sarcoidosis. Chest. 2009;136:1371–80.

109. Battesti JP, Georges R, Basset F, et al. Chronic cor pulmonale in pulmonary sarcoidosis. Thorax. 1978;33:76–84.

110. Gluskowski J, Hawrylkiewicz I, Zych D, et al. Pulmonary haemodynamics at rest and during exercise in patients with sarcoidosis. Respiration. 1984;46:26–32.

111. Preston IR, Klinger JR, Landzberg MJ, et al.

Vasoresponsiveness of sarcoidosis-associated pulmonary hypertension. Chest. 2001;120:866–72.

112. Shorr AF, Helman DL, Davies DB, et al. Pulmonary hypertension in advanced sarcoidosis: epidemiology and clinical characteristics. Eur Respir J. 2005;25: 783–8.

113. Emirgil C, Sobol BJ, Herbert WH, et al. The lesser circulation in pulmonary fibrosis secondary to sarcoidosis and its relationship to respiratory function. Chest. 1971;60:371–8.

114. Baughman RP, Engel PJ, Taylor L, et al. Survival in sarcoidosis-associated pulmonary hypertension: the importance of hemodynamic evaluation. Chest. 2010;138:1078–85.

115. Arcasoy SM, Christie JD, Pochettino A, et al. Characteristics and outcomes of patients with sarcoidosis listed for lung transplantation. Chest. 2001;120:873–80.

116. Diaz-Guzman E, Farver C, Parambil J, et al. Pulmonary hypertension caused by sarcoidosis. Clin Chest Med. 2008;29:549–63.

117. Sulica R, Teirstein AS, Kakarla S, et al. Distinctive clinical, radiographic, and functional characteristics of patients with sarcoidosis-related pulmonary hypertension. Chest. 2005;128:1483–9.

118. Swigris JJ, Olson AL, Huie TJ, et al. Increased risk of pulmonary embolism among US decedents with sarcoidosis from 1988 to 2007. Chest. 2011;140:1261–6.

119. Bourbonnais JM, Samavati L. Clinical predictors of pulmonary hypertension in sarcoidosis. Eur Respir J. 2008;32:296–302.

120. Gluskowski J, Hawrylkiewicz I, Zych D, et al. Effects of corticosteroid treatment on pulmonary haemodynamics in patients with sarcoidosis. Eur Respir J. 1990;3:403–7.

121. Baughman RP, Culver DA, Cordova FC, et al. Bosentan for sarcoidosis associated pulmonary hypertension: a double-blind placebo controlled randomized trial. Chest. 2013 Oct 31. doi: 10.1378/chest.13-1766.

122. Baughman RP, Judson MA, Lower EE, et al. Inhaled iloprost for sarcoidosis associated pulmonary hypertension. Sarcoidosis Vasc Diffuse Lung Dis. 2009;26:110–20.

123. Barnett CF, Bonura EJ, Nathan SD, et al. Treatment of sarcoidosis-associated pulmonary hypertension. A two-center experience. Chest. 2009;135:1455–61.

124. Soskel NT, Sharma OP. Pleural involvement in sarcoidosis. Curr Opin Pulm Med. 2000;6:455–68.

125. De Vuyst P, De Troyer A, Yernault JC. Bloody pleural effusion in a patient with sarcoidosis. Chest. 1979;76:607–9.

126. Aberg H, Bah M, Waters AW. Sarcoidosis: complicated by chylothorax. Minn Med. 1966;49:1065–70.

127. Poe RH. Middle-lobe atelectasis due to sarcoidosis with pleural effusion. N Y State J Med. 1978;78:2095–7.

128. Chusid EL, Siltzbach LE. Sarcoidosis of the pleura. Ann Intern Med. 1974;81:190–4.

129. Beekman JF, Zimmet SM, Chun BK, et al. Spectrum of pleural involvement in sarcoidosis. Arch Intern Med. 1976;136:323–30.

130. Huggins JT, Doelken P, Sahn SA, et al. Pleural effusions in a series of 181 outpatients with sarcoidosis. Chest. 2006;129:1599–604.

131. Judson MA, Boan AD, Lackland DT. The clinical course of sarcoidosis: presentation, diagnosis, and treatment in a large white and black cohort in the United States. Sarcoidosis Vasc Diffuse Lung Dis. 2012;29:119–27.

132. Johns CJ, Michele TM. The clinical management of sarcoidosis. A 50-year experience at the Johns Hopkins Hospital. Medicine (Baltimore). 1999;78: 65–111.

133. Hours S, Nunes H, Kambouchner M, et al. Pulmonary cavitary sarcoidosis: clinico-radiologic characteristics and natural history of a rare form of sarcoidosis. Medicine (Baltimore). 2008;87:142–51.

134. Jewkes J, Kay PH, Paneth M, et al. Pulmonary aspergilloma: analysis of prognosis in relation to haemoptysis and survey of treatment. Thorax. 1983;38:572–8.

135. Rockoff SD, Rohatgi PK. Unusual manifestations of thoracic sarcoidosis. AJR Am J Roentgenol. 1985;144:513–28.

136. Rubinstein I, Baum GL, Rosenthal T. Fungal infections complicating pulmonary sarcoidosis. J Infect Dis. 1985;152:1360.

137. Waldhorn RE, Tsou E, Kerwin DM. Invasive pulmonary aspergillosis associated with aspergilloma in sarcoidosis. South Med J. 1983;76:251–3.

138. Stevens DA, Kan VL, Judson MA, et al. Practice guidelines for diseases caused by Aspergillus. Infectious Diseases Society of America. Clin Infect Dis. 2000;30:696–709.

139. Jackson M, Flower CD, Shneerson JM. Treatment of symptomatic pulmonary aspergillomas with intracavitary instillation of amphotericin B through an indwelling catheter. Thorax. 1993;48:928–30.

140. Kravitz JN, Steed LL, Judson MA. Intracavitary voriconazole for the treatment of hemoptysis complicating Pseudallescheria angusta pulmonary mycetomas in fibrocystic sarcoidosis. Med Mycol. 2011;49:198–201.

141. Dar MA, Ahmad M, Weinstein AJ, et al. Thoracic aspergillosis (Part I). Overview and aspergilloma. Cleve Clin Q. 1984;51:615–30.

142. Crawshaw AP, Wotton CJ, Yeates DG, et al. Evidence for association between sarcoidosis and pulmonary embolism from 35-year record linkage study. Thorax. 2011;66:447–8.

143. Perez RL, Duncan A, Hunter RL, et al. Elevated D dimer in the lungs and blood of patients with sarcoidosis. Chest. 1993;103:1100–6.

144. Turner GA, Lower EE, Corser BC, et al. Sleep apnea in sarcoidosis. Sarcoidosis Vasc Diffuse Lung Dis. 1997;14:61–4.

145. Patterson KC, Huang F, Oldham JM, et al. Excessive daytime sleepiness and obstructive sleep apnea in patients with sarcoidosis. Chest. 2013;143:1562–8.

146. de Kleijn WP, De Vries J, Lower EE, et al. Fatigue in sarcoidosis: a systematic review. Curr Opin Pulm Med. 2009;15(5):499–506.

147. Chowdhury FU, Sheerin F, Bradley KM, et al. Sarcoid-like reaction to malignancy on whole-body integrated (18)F-FDG PET/CT: prevalence and disease pattern. Clin Radiol. 2009;64:675–81.

148. Le Jeune I, Gribbin J, West J, et al. The incidence of cancer in patients with idiopathic pulmonary fibrosis and sarcoidosis in the UK. Respir Med. 2007;101:2534–40.

149. Brincker H, Wilbek E. The incidence of malignant tumours in patients with respiratory sarcoidosis. Br J Cancer. 1974;29:247–51.

150. Askling J, Grunewald J, Eklund A, et al. Increased risk for cancer following sarcoidosis. Am J Respir Crit Care Med. 1999;160:1668–72.

151. Gribbin J, Hubbard RB, Le Jeune I, et al. Incidence and mortality of idiopathic pulmonary fibrosis and sarcoidosis in the UK. Thorax. 2006;61:980–5.

152. Swigris JJ, Olson AL, Huie TJ, et al. Sarcoidosis-related mortality in the United States from 1988 to 2007. Am J Respir Crit Care Med. 2011;183:1524–30.

153. Sekiguchi M, Yazaki Y, Isobe M, et al. Cardiac sarcoidosis: diagnostic, prognostic, and therapeutic considerations. Cardiovasc Drugs Ther. 1996;10:495–510.

154. Iannuzzi MC, Rybicki BA, Teirstein AS. Sarcoidosis. N Engl J Med. 2007;357:2153–65.

155. Nagai S, Shigematsu M, Hamada K, et al. Clinical courses and prognoses of pulmonary sarcoidosis. Curr Opin Pulm Med. 1999;5:293–8.

156. Judson MA, Baughman RP, Thompson BW, et al. Two year prognosis of sarcoidosis: the ACCESS experience. Sarcoidosis Vasc Diffuse Lung Dis. 2003;20:204–11.

157. Chappell AG, Cheung WY, Hutchings HA. Sarcoidosis: a long-term follow up study. Sarcoidosis Vasc Diffuse Lung Dis. 2000;17:167–73.

158. Mana J, Salazar A, Manresa F. Clinical factors predicting persistence of activity in sarcoidosis: a multivariate analysis of 193 cases. Respiration. 1994;61:219–25.

159. Baughman RP, Judson MA, Teirstein A, et al. Presenting characteristics as predictors of duration of treatment in sarcoidosis. QJM. 2006;99:307–15.

160. Baughman RP, Nagai S, Balter M, et al. Defining the clinical outcome status (COS) in sarcoidosis: results of the WASOG task force. Sarcoidosis Vasc Diffuse Lung Dis. 2011;28:56–64.

161. Akira M, Kozuka T, Inoue Y, et al. Long-term follow-up CT scan evaluation in patients with pulmonary sarcoidosis. Chest. 2005;127:185–91.

162. Baughman RP, Winget DB, Bowen EH, et al. Predicting respiratory failure in sarcoidosis patients. Sarcoidosis Vasc Diffuse Lung Dis. 1997;14:154–8.

163. Brauner MW, Lenoir S, Grenier P, et al. Pulmonary sarcoidosis: CT assessment of lesion reversibility. Radiology. 1992;182:349–54.

164. Lazar CA, Culver DA. Treatment of sarcoidosis. Semin Respir Crit Care Med. 2010;31:501–18.

165. Hunninghake GW, Gilbert S, Pueringer R, et al. Outcome of the treatment for sarcoidosis. Am J Respir Crit Care Med. 1994;149:893–8.

166. Grunewald J, Eklund A. Lofgren's syndrome: human leukocyte antigen strongly influence the disease course. Am J Respir Crit Care Med. 2009;179(4):307–12.

167. Gottlieb JE, Israel HL, Steiner RM, et al. Outcome in sarcoidosis. The relationship of relapse to corticosteroid therapy. Chest. 1997;111:623–31.

168. Alberts C, van der Mark TW, Jansen HM. Inhaled budesonide in pulmonary sarcoidosis: a double-blind, placebo-controlled study. Dutch Study Group on Pulmonary Sarcoidosis. Eur Respir J. 1995;8:682–8.

169. Erkkila S, Froseth B, Hellstrom PE, et al. Inhaled budesonide influences cellular and biochemical abnormalities in pulmonary sarcoidosis. Sarcoidosis. 1988;5:106–10.

170. Milman N, Graudal N, Grode G, et al. No effect of high-dose inhaled steroids in pulmonary sarcoidosis: a double-blind, placebo-controlled study. J Intern Med. 1994;236:285–90.

171. Zych D, Pawlicka L, Zielinski J. Inhaled budesonide vs prednisone in the maintenance treatment of pulmonary sarcoidosis. Sarcoidosis. 1993;10:56–61.

172. du Bois RM, Greenhalgh PM, Southcott AM, et al. Randomized trial of inhaled fluticasone propionate in chronic stable pulmonary sarcoidosis: a pilot study. Eur Respir J. 1999;13:1345–50.

173. Baughman RP, Iannuzzi MC, Lower EE, et al. Use of fluticasone in acute symptomatic pulmonary sarcoidosis. Sarcoidosis Vasc Diffuse Lung Dis. 2002;19:198–204.

174. Johns CJ, Schonfeld SA, Scott PP, et al. Longitudinal study of chronic sarcoidosis with low-dose maintenance corticosteroid therapy. Outcome and complications. Ann N Y Acad Sci. 1986;465:702–12.

175. Sweiss N, Yeager H. Sarcoidosis requiring systemic treatment: why not a steroid-sparing regimen upfront? Sarcoidosis Vasc Diffuse Lung Dis. 2010;27:3–4.

176. Judson MA. An approach to the treatment of pulmonary sarcoidosis with corticosteroids: the six phases of treatment. Chest. 1999;115:1158–65.

177. Paramothayan NS, Lasserson TJ, Jones PW. Corticosteroids for pulmonary sarcoidosis. Cochrane Database Syst Rev. 2005:CD001114.

178. Schutt AC, Bullington WM, Judson MA. Pharmacotherapy for pulmonary sarcoidosis: a delphi consensus study. Respir Med. 2010;104(5):717–23.

179. Paramothayan S, Jones PW. Corticosteroid therapy in pulmonary sarcoidosis: a systematic review. JAMA. 2002;287:1301–7.

180. Cox CE, Donohue JF, Brown CD, et al. Health-related quality of life of persons with sarcoidosis. Chest. 2004;125:997–1004.

181. Sharma OP. Pulmonary sarcoidosis and corticosteroids. Am Rev Respir Dis. 1993;147:1598–600.

182. Winterbauer RH, Kirtland SH, Corley DE. Treatment with corticosteroids. Clin Chest Med. 1997;18:843–51.

183. Goldstein DS, Williams MH. Rate of improvement of pulmonary function in sarcoidosis during treatment with corticosteroids. Thorax. 1986;41:473–4.

184. Siltzbach LE. Effects of cortisone in sarcoidosis; a study of thirteen patients. Am J Med. 1952;12:139–60.

185. Baughman RP, Winget DB, Lower EE. Methotrexate is steroid sparing in acute sarcoidosis: results of a double blind, randomized trial. Sarcoidosis Vasc Diffuse Lung Dis. 2000;17:60–6.

186. Gibson GJ, Prescott RJ, Muers MF, et al. British

Thoracic Society Sarcoidosis study: effects of long term corticosteroid treatment. Thorax. 1996;51: 238–47.

187. Vorselaars AD, Wuyts WA, Vorselaars VM, et al. Methotrexate versus azathioprine in second line therapy of sarcoidosis. Chest. 2013;144(3):805–12.

188. Baughman RP, Lower EE. A clinical approach to the use of methotrexate for sarcoidosis. Thorax. 1999; 54:742–6.

189. Lower EE, Baughman RP. Prolonged use of methotrexate for sarcoidosis. Arch Intern Med. 1995;155:846–51.

190. Webster GF, Razsi LK, Sanchez M, et al. Weekly low-dose methotrexate therapy for cutaneous sarcoidosis. J Am Acad Dermatol. 1991;24:451–4.

191. Cremers JP, Drent M, Bast A, et al. Multinational evidence-based World Association of Sarcoidosis and other granulomatous disorders recommendations for the use of methotrexate in sarcoidosis: integrating systematic literature research and expert opinion of sarcoidologists worldwide. Curr Opin Pulm Med. 2013;19:545–61.

192. Sahoo DH, Bandyopadhyay D, Xu M, et al. Effectiveness and safety of leflunomide for pulmonary and extrapulmonary sarcoidosis. Eur Respir J. 2011;38:1145–50.

193. Baughman RP, Lower EE. Leflunomide for chronic sarcoidosis. Sarcoidosis Vasc Diffuse Lung Dis. 2004;21:43–8.

194. Baltzan M, Mehta S, Kirkham TH, et al. Randomized trial of prolonged chloroquine therapy in advanced pulmonary sarcoidosis. Am J Respir Crit Care Med. 1999;160:192–7.

195. Kindler V, Sappino AP, Grau GE, et al. The inducing role of tumor necrosis factor in the development of bactericidal granulomas during BCG infection. Cell. 1989;56:731–40.

196. Marino MW, Dunn A, Grail D, et al. Characterization of tumor necrosis factor-deficient mice. Proc Natl Acad Sci U S A. 1997;94:8093–8.

197. Baughman RP, Drent M, Kavuru M, et al. Infliximab therapy in patients with chronic sarcoidosis and pulmonary involvement. Am J Respir Crit Care Med. 2006;174:795–802.

198. Erckens RJ, Mostard RL, Wijnen PA, et al. Adalimumab successful in sarcoidosis patients with refractory chronic non-infectious uveitis. Graefes Arch Clin Exp Ophthalmol. 2012;250:713–20.

199. Kamphuis LS, Lam-Tse WK, Dik WA, et al. Efficacy of adalimumab in chronically active and symptomatic patients with sarcoidosis. Am J Respir Crit Care Med. 2011;184:1214–6.

200. Milman N, Graudal N, Loft A, et al. Effect of the TNF-alpha inhibitor adalimumab in patients with recalcitrant sarcoidosis: a prospective observational study using FDG-PET. Clin Respir J. 2012;6(4): 238–47.

201. Nathan SD. Lung transplantation: disease-specific considerations for referral. Chest. 2005;127:

1006–16.

202. Christie JD, Edwards LB, Kucheryavaya AY, et al. The Registry of the International Society for Heart and Lung Transplantation: 29th adult lung and heart-lung transplant report-2012. J Heart Lung Transplant. 2012;31:1073–86.

203. Shorr AF, Helman DL, Davies DB, et al. Sarcoidosis, race, and short-term outcomes following lung transplantation. Chest. 2004;125:990–6.

204. Nunley DR, Hattler B, Keenan RJ, et al. Lung transplantation for end-stage pulmonary sarcoidosis. Sarcoidosis Vasc Diffuse Lung Dis. 1999;16: 93–100.

205. Milman N, Burton C, Andersen CB, et al. Lung transplantation for end-stage pulmonary sarcoidosis: outcome in a series of seven consecutive patients. Sarcoidosis Vasc Diffuse Lung Dis. 2005;22:222–8.

206. Ionescu DN, Hunt JL, Lomago D, et al. Recurrent sarcoidosis in lung transplant allografts: granulomas are of recipient origin. Diagn Mol Pathol. 2005;14: 140–5.

207. Padilla ML, Schilero GJ, Teirstein AS. Sarcoidosis and transplantation. Sarcoidosis Vasc Diffuse Lung Dis. 1997;14:16–22.

208. Johnson BA, Duncan SR, Ohori NP, et al. Recurrence of sarcoidosis in pulmonary allograft recipients. Am Rev Respir Dis. 1993;148:1373–7.

209. Heatly T, Sekela M, Berger R. Single lung transplantation involving a donor with documented pulmonary sarcoidosis. J Heart Lung Transplant. 1994;13:720–3.

210. Burke RR, Rybicki BA, Rao DS. Calcium and vitamin D in sarcoidosis: how to assess and manage. Semin Respir Crit Care Med. 2010;31:474–84.

211. James DG, Neville E, Siltzbach LE. A worldwide review of sarcoidosis. Ann N Y Acad Sci. 1976;278:321–34.

212. Muther RS, McCarron DA, Bennett WM. Renal manifestations of sarcoidosis. Arch Intern Med. 1981;141:643–5.

213. Rizzato G, Fraioli P. Natural and corticosteroid-induced osteoporosis in sarcoidosis: prevention, treatment, follow up and reversibility. Sarcoidosis. 1990;7:89–92.

214. Stoffels K, Overbergh L, Giulietti A, et al. Immune regulation of 25-hydroxyvitamin-D3-1alpha-hydroxylase in human monocytes. J Bone Miner Res. 2006;21:37–47.

215. Sweiss NJ, Lower EE, Korsten P, et al. Bone health issues in sarcoidosis. Curr Rheumatol Rep. 2011;13: 265–72.

216. Gonnelli S, Rottoli P, Cepollaro C, et al. Prevention of corticosteroid-induced osteoporosis with alendronate in sarcoid patients. Calcif Tissue Int. 1997;61:382–5.

217. FRAX. WHO Fracture Risk Assessment Tool, 2013.

218. Grossman JM, Gordon R, Ranganath VK, et al. American College of Rheumatology 2010 recommendations for the prevention and treatment of glucocorticoid-induced osteoporosis. Arthritis Care Res (Hoboken). 2010;62:1515–26.

第 10 章

血管炎的肺部表现

Ulrich Specks

引言

"肺血管炎"这一术语曾以不同的方式使用。最初，仅简单指下呼吸道各种大小血管管壁的炎症。然而，这个术语也用于通常或主要表现为呼吸道损害的系统性血管炎综合征，比如与抗中性粒细胞抗体（antineutrophil cytoplasmic antibodies, ANCA）相关的血管炎综合征。肺血管炎通常与由各种免疫机制引起的系统性疾病相关。在血管炎综合征情况下，肺及下呼吸道受3种病理过程影响：①炎性细胞浸润和肺实质的坏死；②气管支气管树的炎症常常导致狭窄；③肺毛细血管炎导致弥漫性肺泡出血（diffuse alveolar hemorrhage, DAH）。除毛细血管炎之外，肺内不同大小血管的炎症，包括肺动脉、肺静脉、支气管动脉，都是一些特殊类型血管炎综合征同样罕见的临床表现。临床医生也应记住，并不是发生在血管炎患者的所有呼吸道症状都是由肺血管炎症或潜在的血管炎综合征引起的，感染是最重要的鉴别诊断。本章使用最新修订的Chapel Hill共识的定义和术语回顾了各种血管炎综合征的肺部表现[1]。

U. Specks, M.D. (✉)
Division of Pulmonary and Critical Care Medicine,
Mayo Clinic Rochester, 200 First Street SW,
Rochester, MN 55905, USA
e-mail: specks.ulrich@mayo.edu

小血管血管炎的肺部表现

ANCA相关性血管炎

显微镜下多血管炎（microscopic poly-angiitis, MPA）、肉芽肿病多血管炎（Wegener; granulomatosis with polyangiitis, GPA）和嗜酸性肉芽肿病多血管炎（Churg-Strauss; EGPA）是主要3种显著累及呼吸道的系统性小血管炎综合征[1]。相较于其他倾向累及较大血管的血管炎，大多数活动性 MPA、GPA 及 EGPA 患者 ANCA 阳性。因为相同的诊断及治疗原则，将 MPA 及 GPA 放在一起讨论。EGPA 则将单独介绍。

显微镜下多血管炎及肉芽肿病多血管炎

MPA 是一种累及小血管，包括毛细血管、小静脉或小动脉（多血管炎），伴有少量或没有免疫沉积的坏死性血管炎，也可出现累及中、小动脉的坏死性动脉炎。坏死性肾小球肾炎很常见，肺毛细血管炎导致肺泡出血经常发生[1]。GPA 的特点是侵及呼吸道的坏死性肉芽肿性炎症及影响中、小血管的坏死性血管炎。最常受影响的血管是毛细血管、小静脉、小动脉、动脉，但主动脉管壁也可受坏死性肉芽肿影响[1]，因为这些原因，术语"多血管炎"亦被用于这些综合征[1]。坏死性肉芽肿性炎症使 GPA 有别于 MPA。GPA 的诊断依赖于临床表现、病理、影像学证据或者肉芽肿性炎症的特征性表现。MPA与GPA的血管炎不易区分，且在综合征之间存在一些本质的重叠。因为这些原因，对MPA与GPA患者的治疗方法考虑采用相同的原则，并且大多临床研究及治疗试验也将二者连在一起。

接下来将重点讲述MPA及GPA的呼吸系统表现，除了肺毛细血管炎。其他器官表现将简要阐述，因为它们涉及一般治疗决策。MPA及GPA的肺毛细血管炎将在DAH章节进行更详细的讨论。

GPA特异性的组织病理学表现包括：中性粒细胞微脓肿、纤维素样坏死、栅状组织细胞以及巨细胞形成一个通常被称为"地图样坏死"的肉芽肿性炎症图像[2]。局灶性血管炎、血栓形成、血管腔纤维闭塞可见于受此类炎症影响的区域，其主要累及上呼吸道及肺，也可见于任何器官。非典型及罕见的GPA病理表现包括机化性肺炎、支气管中心性炎症，偶可在炎性浸润中见到数量可观的嗜酸性细胞[3]。气管支气管炎症是不同于MPA的另一个GPA特征，常常意味着独特的治疗挑战[4,5]。

MPA及GPA的病因仍不清楚。ANCA相关性血管炎发生的多因子遗传倾向似乎不可缺少[6,7]。环境触发诸如暴露于二氧化硅中以及更常见的感染因素与疾病的发作关联，也与启动并维持一个导致ANCA产物的炎症环境致使复发关联，其在毛细血管炎的发生中依次产生作用[8]。

超过90%的GPA患者是白种人。GPA的临床表现多样化，从亚急性非特异性的呼吸系统疾病到急进性肺泡出血综合征。GPA的大多数影响上、下呼吸道的疾病表现，是由坏死性肉芽肿性炎症导致的。超过85%的患者出现耳、鼻、喉症状[9]，包括流涕、脓性或血性鼻涕、鼻黏膜干燥和结痂、鼻出血以及浆液性中耳炎。副鼻窦受累引起深部的面部疼痛、鼻中隔穿孔和梨骨溃疡均是重要标志。在鼻及鼻窦常可检测出金黄色葡萄球菌生长，并与疾病的复发有关[10]。鼻部及口腔黏膜口疮样病变、鼻软骨的炎症及坏死最终导致"鞍鼻畸形"。喉及支气管溃疡可出现在30%的未经治疗患者[4]。这些均可导致咯血。

对怀疑有GPA及MPA患者的诊断性评估应包括对所有可能的器官表现的筛查、治疗毒性，然后根据患者特异性症状进行调整。检测非特异性炎性标记物包括血沉及C-反应蛋白、全血细胞计数、血生化检查、尿液分析及尿显微镜检查，以及ANCA测定，并且胸部影像学检查构成诊断性筛查的核心。如果患者有任何呼吸道症状或胸部X线异常均应安排肺功能检查。

呼吸系统症状如咳嗽、咯血、呼吸困难、喘息或者胸壁疼痛常同胸部X线检查异常相关，但X线检查异常亦可无症状[11]。肺结节或肿块病变，其可有或无空洞，可单一出现，但通常是多个和双侧出现。大小从几毫米到几厘米不等。即使无咯血症状，当有肺泡浸润时我们也应立即考虑到DAH的可能（见本章后面的讨论）。不常见的症状包括：淋巴结肿大、肺叶实变、大量胸腔积液。气管支气管的病变是常见的，可能无症状，仅支气管镜检查发现。当气道狭窄发生时，可能误诊为支气管哮喘的症状包括喘息及局限性哮鸣音。肺功能检查的吸气及呼气流速-容量环可提供气道狭窄的重要线索。推荐支气管树的支气管镜检查用于出现无法解释的呼吸道症状患者以及肺功能检查结果异常或X线检查异常的患者[5,12]。

MPO-ANCA抗体阳性的MPA患者偶有出现肺纤维化，多为普通型间质性肺炎（usual interstitial pneumonia, UIP），有时为非特异性间质性肺炎（non-specific interstitial pneumonia, NSIP）类型[13]，肺间质疾病与MPA的因果关系尚不明确。在大多数情况下，肺纤维化发生在血管炎之前，或是血管炎疾病的首发表现。这类MPA疾病患者对免疫抑制剂正如预期反应，而肺纤维化则不敏感。

MPA和GPA的治疗遵循以下几个原则。首先，根据疾病严重程度对疾病类别的区分；其次，治疗阶段分为诱导缓解期及维持缓解期；第三，区分来自疾病本身或治疗以及它们共同促成活动性炎症引起的损伤所致的症状。最后，所有的治疗均需与辅助治疗同时进行，目的是尽量减少治疗毒性或企图修复受损。

为了分层诱导缓解期的治疗方案，患者的疾病活动性分为"局限型或非重症"或"重症"。"重症"患者可危及生命或导致受累器官不可逆的功能丧失。这些包括肺泡出血、肾小球肾炎、眼部损害（不包括单纯的巩膜炎），以及包括感音神经性耳聋的神经系统损害。"局限型或非重症"包括所有不符合我们规定的重症定义的患者。美国使用的"局限型疾病"术语，包括欧洲学者称之为"早期系统型疾病"也包括"局灶型疾病"。尽管这个分类没有根据定义明确的生物学差别，但大多数归为"重症"的疾病表现由毛细血管炎导致。相对而言，归为"局限型或非重症"的症状多是坏死性肉芽肿性炎症的结果。局限型 GPA 患者有更加迁延的病程，在一段缓解期后，更有可能表现为病情的反复，并且破坏性的上呼吸道疾病的患病率更高（如鞍鼻畸形）。

MPA 与 GPA 的治疗原则相似，并且是根据随机对照试验结果制定。甲氨蝶呤（methotrexate, MTX）最大剂量可达 25mg/W 联合每日口服泼尼松是非重症 GPA 标准治疗方案[14]。在重症 GPA 和 MPA 的诱导缓解期，环磷酰胺（cyclophosphamide, CYC）2mg/（kg·d）联合泼尼松治疗是当前的标准治疗方案[9, 15]。利妥昔单抗（rituximab, RTX）已被证实为一种可替代 CYC 的安全、有效的药物，且对于重症复发患者，RTX 的疗效优于 CYC[16, 17]。

一旦得到缓解，激素逐渐减量就应顺利进行，CYC 需换为硫唑嘌呤 [（azathioprine, AZA)，有肾损害或任何程度肾功能不全的患者优先选用] 或 MTX[18]。MTX 和 AZA 在维持缓解期疗效相当，然而另一项随机对照试验提示维持缓解吗替麦考酚酯（mycophenolate mofetil, MMF）不如 AZA 有效[19]。故在维持缓解期，仅当 MTX 及 AZA 治疗失败时或 MTX、AZA 存在药物禁忌证时选择 MMF。在韦格纳肉芽肿的依那西普试验（Wegener's Granulomatosis Etanercept trial, TWGET）中，对很多患者使用 MTX 以维持长期缓解是难以达到的目标，仅不到 1/2 的患者能得到缓解[20]。ANCA 相关性血管炎的 RTX 试验（RTX in ANCA-Associated Vasculitis, RAVE）证实，RTX 的单程 4 周连续灌注与常规 CYC 序贯 AZA 细胞毒药物治疗 18 个月的疗效无差异，即使在 RTX 治疗组中的那些初始治疗后没有接受进一步治疗的患者亦如此[17]。近期包括 RVAE 试验在内的几项研究表明，即使患者坚持 AZA 维持治疗，PR3-ANCA（相较于 MPO-ANCA）、GPA 的诊断（相较于 MPA）以及复发疾病（相较于初诊患者）是后来复发的危险因素[17, 21, 22]。

对于 GPA 的大气道损害，除标准的免疫抑制剂治疗外，还需特殊治疗[5]。声门下狭窄常可予扩张治疗，并给予局部注射长效糖皮质激素联合或不联合丝裂霉素 C[23]。大气道狭窄可能需要支气管镜介入治疗，包括硬质气管镜扩张、YAG 激光治疗、置入硅胶气道支架或者纤支镜下行球囊扩张[5]。气管支气管感染，如鼻或鼻窦的感染，在促进疾病复发的发病机制中有一定作用。因为这个原因，建议基于支气管灌洗液培养及药敏结果给予抗感染治疗。局部使用激素可使气管支气管受累的患者避免长期接受口服抗生素治疗。最后，肺孢子菌肺炎是一种公认的和容易预防的 GPA 患者接受免疫抑制剂治疗的潜在致命性的并发症[24]。故对于所有出现各种免疫抑制的 GPA 患者，包括 RTX 治疗后 B 淋巴细胞减少，均建议给予肺孢子菌肺炎的预防性治疗[25]。

嗜酸性肉芽肿病多血管炎（Churg-Strauss综合征）

Chapel Hill 共识定义 EGPA 为：嗜酸性粒细胞增多，累及呼吸系统的肉芽肿性炎症，可侵犯中小血管的坏死性血管炎，常与支气管哮喘、嗜酸性粒细胞增多症相关[1]。EGPA 属于 ANCA 相关性血管炎，但仅 40%～70% 的活动性 EGPA 患者在治疗前可检测出 ANCA 抗体。如果检测 ANCA，其常是 P-ANCA/

MPO-ANCA 型[26, 27]。其与 MPA 及 GPA 的主要区别是支气管哮喘的高患病率、外周血及组织内嗜酸性粒细胞升高。EGPA 病程分为三期，但这三期病程可能不总是按顺序出现[28]。伴有哮喘的前驱的过敏阶段可持续数年。以外周血及组织嗜酸性粒细胞增多为主的嗜酸性粒细胞期，也可持续数年，在此阶段，临床表现缓解、复发交替。该期患者的鉴别诊断包括寄生虫感染及慢性嗜酸细胞性肺炎。以系统性血管炎组成的血管炎阶段可能危及生命。这常是疾病末期，但常可因较早阶段糖皮质激素治疗而掩盖或避免。支气管哮喘先于血管炎阶段平均 7 年（0～61 年不等）。对于发生于单一器官而没有全身性疾病证据的嗜酸性粒细胞血管炎和（或）嗜酸性粒细胞肉芽肿，EGPA 的"不全（Formes frustes）"也曾有描述[29]。

以短暂的肺泡型浸润形式出现的肺泡实质受累发生在 38% 的患者中。其有显著的外周血分布，并难以与慢性嗜酸细胞性肺炎区分[26]。EGPA 的结节性病灶罕见。和 GPA 及 MPA 相比，肺泡出血极为罕见（< 5% 病例）。EGPA 的肾脏损害较 GPA 或 MPA 轻，且一般不导致肾衰竭[30]。相反，周围神经损害更常见，特别是多发性单神经炎[26, 27, 31]。皮肤、心脏、中枢神经系统以及腹腔脏器也可累及。

典型的病理表现包括坏死性血管炎、组织嗜酸性粒细胞浸润及血管外肉芽肿。然而，不是在每个病例中均可见到所有病理表现，且它们也不是特异性病理表现。特别是皮肤活检发现"Churg-Strauss 肉芽肿"不应与 EGPA 的诊断混淆。这类坏死性血管外肉芽肿除在 EGPA 可见到外，还可出现在包括 GPA 及类风湿关节炎的其他系统性自身免疫疾病中。近期几项研究表明，更多血管炎疾病表型与 ANCA 存在相关，但这个没有得到所有研究证实。在 ANCA 阳性的 EGPA 患者和那些 ANCA 阴性的患者之间，器官表现仍有大量的重叠[26, 27, 31]。

几个病案研究和基于有限人群的发病率评估已经提示，白三烯受体阻滞剂可以引起

支气管哮喘患者在允许糖皮质激素减量或终止糖皮质激素治疗时，其血管炎症状暴露。目前尚无证据证明，此类药物会直接致病或需在 EGPA 患者中避免使用。

EGPA 的总体死亡率低于 MPA 或 GPA，并与普通人群死亡率无明显差异[26]。多数报道，死亡继发于心脏损害[31]。

全身使用糖皮质激素仍是主要的治疗方案。目前无提供明确指导的随机对照试验。遵循 ANCA 相关性血管炎治疗原则的治疗方案已在 EGPA 治疗中采用。因此，对于危及患者生命或损害重要器官功能，即，特别是那些有中枢或周围神经损害、肾小球肾炎、心脏损害或肺泡出血疾病表现的所有患者，诱导缓解期除使用糖皮质激素治疗外，还应加用 CYC[32]。在非重症患者及诱导缓解期，MTX、AZA 及 MMF 均被用作糖皮质激素助减剂。曾经报道难治性疾病及难于控制的嗜酸性粒细胞炎症占主导地位的疾病对干扰素 -α 治疗以及最近的抗 IL-5 治疗有反应[33, 34]。RTX 也成功运用于治疗 EGPA，特别是伴有肾损害的 ANCA 阳性患者，但由于资料仍缺乏，因此使用 RTX 代替 CYC 不能被推荐治疗重症 EGPA[35]。

IgA血管炎（Henoch-Schönlein紫癜）

IgA 血管炎是一种免疫复合物介导的疾病，特点为 IgA1 优势免疫沉积，主要累及毛细血管、小静脉、小动脉，并出现急性紫癜、关节炎、腹部绞痛和肾炎。增殖性及坏死性肾小球肾炎常较轻。免疫荧光显微镜显示 IgA 在皮肤及肾脏大量沉积。IgA 血管炎更常出现在儿童（患者平均年龄 17 岁），也可出现在成人。紫癜、关节炎、腹痛三联征大约在 80% 的患者中出现。典型的影响大关节的关节损害是单关节受累，且短暂引起疼痛的程度与滑膜炎的客观证据不成比例。腹膜炎和黑便常见。

IgA 血管炎的肺部表现少见，目前为止，仅报道了 36 例患者，且他们中仅少数有组织病理学材料证明存在毛细血管炎。在皮肤

及肾小球，IgA 沿着毛细血管管壁沉积，是该病的特征性表现。近 1/2 罹患 IgA 血管炎相关的 DAH 患者需要机械通气，几乎 1/3 患者最终死亡[36]。

冷球蛋白性血管炎

冷球蛋白性血管炎的特征为循环冷球蛋白及其沉积在包括毛细血管、小动脉、小静脉等小血管中。近 1/2 的患者与丙型肝炎病毒感染有关[37]。相较于皮肤、周围神经及肾脏损害，肺部毛细血管炎导致的 DAH 少见（3%），但与死亡率高（80%）相关[37]。RTX 是目前推荐治疗冷球蛋白性血管炎的首选免疫抑制剂[38]。

低补体荨麻疹性血管炎（抗-C1q 血管炎）

低补体荨麻疹性血管炎（hypocomplementemic urticarial vasculitis, HUV）是另一种少见的小血管的血管炎。HUV 的特点为荨麻疹、低补体血症、抗 -C1q 抗体及小血管血管炎[1]。其症状和体征包括：发热、关节痛、关节炎、血管性水肿、葡萄膜炎、巩膜炎、腹痛、肾小球肾炎以及癫痫发作，其以多变的频度和不同的组合发生。所报道的 HUV 患者肺部并发症并非直接因血管炎所致。阻塞性肺疾病的发生率高达 66%，且常较严重[39]。其免疫学病因仍不明确，且不总是与吸烟有关。

中等大小血管血管炎的肺部表现

典型的结节性多动脉炎

结节性多动脉炎（polyarteritis nodosa, PAN）与 ANCA 无关，且不影响毛细血管。因此，该病不会导致肾小球肾炎及肺泡出血。然而，有作为偶发肺出血的病因、影响支气管或细支气管动脉的典型 PAN 的个案报道。如今，确诊的典型 PAN 病例大多数与病毒感染相关，特别是乙型肝炎及丙型肝炎病毒。因此，对于这些病例的治疗，除免疫抑制治疗外，抗病毒治疗有非常重要的作用[40]。与 MPA 相比，典型的 PAN 极少复发。

大血管血管炎的肺部表现

巨细胞动脉炎

巨细胞动脉炎（giant cell arteritis, GCA）表现为累及大和中等大小动脉的广泛的炎症性疾病。GCA 是北半球老年患者最常见的血管炎类型。血管壁肉芽肿性炎症可在 60% 的颞动脉活检标本中见到，在老年患者中也可累及主动脉，从而存在导致胸主动脉瘤的可能。

报道高达 25% 的患者出现呼吸道症状，但症状常较轻且无关紧要。然而呼吸道症状有时可为 GCA 的首发症状。因此，当老年患者出现新发咳嗽、声音嘶哑或咽喉疼痛且无其他明确原因时需考虑 GCA 的可能[41]。血沉升高可能修正诊断，咳嗽、声音嘶哑或咽喉疼痛在激素治疗后可迅速缓解。偶有 GCA 相关的胸腔积液和肺多发结节病变的报道，提出与 GPA 可能重叠的问题，因为后者也可牵涉颞动脉。GCA 的治疗仍旧是以使用糖皮质激素为基础，而没有替代治疗。对于 GCA，MTX 的糖皮质激素助减剂角色仍存在争议。

Takayasu大动脉炎

Takayasu 大动脉炎（Takayasu's arteritis, TA）是一种主要侵犯主动脉及其主要分支的大血管血管炎，多为年轻患者，最常见于女性[1]。该病不只局限于亚洲血统的患者。全身症状、低热以及关节疼痛常是疾病早期表现。这种慢性复发性疾病更具特征的表现包括：四肢脉搏的多变以及受累血管部位的间歇性跛行。肾血管性高血压、肺动脉高压以及受累器官缺血可致残。

肺部表现是由受累的大和中等大小肺血管独特的血管病变引起的。作为血管中层外进行性损害和与增厚的内膜和内皮下平滑肌增生相关的向内生长的肉芽组织样毛细血管炎的结果，肺动脉的狭窄和闭塞及肺动脉高压可以出现在高达 1/2 的患者中。血管壁的炎性浸润包含淋巴细胞、浆细胞、巨细胞。一般无症状的肺动脉受累可通过传统的血管造影、灌注扫描、磁共振扫描或 PET 扫描发现[42]。胸部 X 线通常正常，但 CT 检查可显示由于区域灌注不足所致的局部低密度区域、胸膜下网状线影改变以及胸膜增厚。在肺动脉分支和支气管动脉之间可形成瘘。也有关于非特异性炎症性肺间质肺疾病的报道。

TA 的治疗依赖免疫抑制剂以及糖皮质激素和 MTX[43]。不幸的是，许多患者在激素剂量低于 15mg/d 时常出现复发。抗肿瘤坏死因子 -α 制剂也可能有用。血管旁路手术可恢复严重动脉狭窄影响区域的灌注，但效果都只是暂时的[44]。

贝赫切特病

贝赫切特病（Behcet's disease, BD）是一种罕见的慢性复发性系统性炎症性疾病，特征为阿弗他口腔溃疡以及以下至少两项或更多项：阿弗他生殖器溃疡、葡萄膜炎、皮肤结节或脓疱，或脑膜脑炎[1]。据报道，不同种族间的患病率差异很大，例如，在日本的患病率为 1 : 16 000，而在美国则为 1 : 200 000。该病与主要组织相容性复合物抗原 HLA-B51 相关。BD 发病时，患者的平均年龄为 35 岁，男性多见。BD 患者的呼吸系统表现包括咳嗽、咯血、胸痛、呼吸困难[45]。BD 的血管炎是由免疫复合物介导的，可侵犯各种大小的血管。可发生继发性血栓形成伴主要静脉闭塞。对于预防血栓形成，抗凝治疗可能无效，但主张使用阿司匹林 80mg/d 治疗。导致动脉瘤形成的肺动脉弹力膜的破坏、支气管继发侵蚀、动脉 - 支气管瘘可能导致大咯血，其可为致死性。推荐 CT 和磁共振血管造影用于检测肺动脉瘤。也有关于黏膜炎症导致的复发性肺炎、机化性肺炎、支气管阻塞的报道。

潜在疾病的治疗包括免疫抑制治疗。单独使用激素可能不足以控制血管炎。推荐增加其他药物，诸如秋水仙碱、苯丁酸氮芥、甲氨蝶呤、环孢素或 AZA。生物制剂的应用，特别是抗 -TNF 药物和 RTX，最近也有报道。在糖皮质激素治疗基础上增加 AZA 或 CYC 可以达到肺动脉瘤消退。一旦确诊肺动脉瘤，应避免使用抗凝剂，但弹簧圈栓塞治疗可确诊的肺动脉瘤可预防致死性出血。肺部受累的总体预后仍然不佳。在发生肺损害的 2 年内大约 1/3 的患者死亡，且多死亡于致命性肺出血。

继发性血管炎

感染过程，尤其是曲霉菌和毛霉菌类的感染，侵袭血管结构并产生继发性血管炎。某些药物和化学物质可引起酷似 MPA 的系统性血管炎的表现。其他不常见的继发性血管炎疾病包括良性淋巴细胞性血管炎和肉芽肿、支气管中心性肉芽肿和坏死性结节病血管炎。

DAH的临床方法

肺泡内弥漫性出血被称为 DAH 综合征。DAH 的临床过程是不可预知的，因此，其应始终被视为潜在的生命威胁。患者通常因非特异性症状就诊，包括呼吸困难、咳嗽和可能的发热。胸部 X 线检查可发现肺泡弥漫性充盈缺损，并且贫血和低氧血症在发病时显得突出。咯血常见，但当评估胸部 X 线检查结果，任何患者显示有肺泡渗出时，即使无咯血症状，鉴别诊断时也应考虑到 DAH。DAH 可由各种潜在的或相关的可破坏肺泡 - 毛细血管基底膜完整的疾病所致，包括导致免疫复合物沉积或毛细血管炎的免疫炎症性疾病 [例如，抗 - 肾小球基底膜疾病（Goodpasture）、系统性红斑狼疮（systemic lupus erythematosus, SLE）、ANCA 相关性血管炎]、化学 / 毒性物质直接损伤（例如，有毒或化学物质吸入，阿昔单抗、全反式维甲酸、偏苯三酸酐使用或吸食可卡因）、物理损伤（例如，肺挫伤）和增加血管毛细管内的压力（例如，二尖瓣狭窄或严重左心衰竭）（表 10.1）。肺泡出血也可与血小板减少（< 50 000 细胞 /μL）、其他异常凝血变量、肾衰竭（肌酐 ≥ 2.5 mg/dL）相关，偶见于有大量吸烟史患者。这里只讨论血管炎综合征引起的 DAH。

支气管肺泡灌洗（bronchoalveolar lavage，BAL）是证实 DAH 存在的最好诊断方式。进行性增多的血性回收液提示肺泡源性的活动出血。即使在没有不间断活动性出血时，如果肺泡灌洗液（BAL）回收的铁染阳性超过肺泡巨噬细胞总数的 20%，则提示 DAH。对于已经确诊血管炎的患者，当出现新的肺部浸润时，为区分感染、DAH 或其他炎性浸润如嗜酸性粒细胞性肺炎，均应安排肺泡灌洗液检测。一旦 DAH 的诊断确立，则需安排其他诊断方法，以期快速明确潜在诱因及实施恰当的治疗。

　　病史和体格检查可提供关于 DAH 特定病因的重要第一线索。应确定吸入毒素的暴露，包括苯偏三酸酐或苯四甲酸二酐，以及药物滥用，如滥用可待因以及吸烟情况。既往史能发现可引起 DAH 的合并症，包括二尖瓣狭窄、凝血障碍、最近的骨髓或造血干细胞移植、先前存在的自身免疫性疾病和治

表 10.1　肺泡出血的病因

免疫介导的毛细血管炎和血管炎
　寡免疫小血管血管炎
　　显微镜下多血管炎
　　肉芽肿病多血管炎（Wegener）
　　嗜酸性肉芽肿病多血管炎（Churg-Stauss 综合征）
　　特发性寡免疫肺毛细血管炎
　　药物诱导 ANCA 相关性血管炎
　免疫复合物介导的疾病
　　系统性红斑狼疮（罕见的其他胶原血管疾病）
　　抗磷脂综合征
　　IgA 血管炎（Henoch-Schonlein 紫癜）
　　冷球蛋白血症血管炎
　　抗 - 肾小球基底膜疾病
　　药物诱导免疫复合物介导的血管炎

免疫介导的无毛细血管炎
　抗 - 肾小球基底膜疾病
　乳糜泻（Lane-Hamilton 综合征）
　特发性肺含铁血黄素沉着症

非免疫介导
　二尖瓣疾病
　凝血障碍（抗凝、血小板减少、肾衰竭）[a]
　弥漫性肺泡损伤
　胸部创伤（肺挫伤）
　其他少见的原因

[a] 通常需要"二次打击"，诸如肺部炎症或吸入性损伤

疗药物。初始的体检结果也可指向作为 DAH 原因的一种系统性自身免疫疾病。

　　在 DAH 的评估期间进行的实验室检查应评估疾病的敏感性、进展性或稳定性，揭示潜在的其他器官受累，并有助于识别特定的根本原因。因此，最初的实验室测试应包括全血细胞计数、生化检查、尿液分析及显微镜检查，并确定当前的凝血功能状态（APTT、INR）。基本的炎症标记物（血沉和 C 反应蛋白）有助于检测随后的治疗反应。针对一个可能的潜在系统性疾病过程，特异的自身抗体检测也应在初期迅速进行，包括 ANCA、抗 -GBM 抗体、抗核抗体、抗双链 DNA 抗体和抗磷脂抗体检测，以及测定冷球蛋白、补体和肌酸激酶水平。

　　为获得 DAH 综合征的一个明确诊断，肺活检不总是必须的。在肺活检前需值得仔细考虑的因素包括：肺活检的风险，取得一块有诊断价值组织的可能性，活检结果改变治疗方法的可能性，与已选治疗方案相关的危险。大多数 DAH 患者的肺活检表现为肺毛细血管炎，或者表现为"温和组织学"，其肺组织结构保存完好、炎症变化也极小。肺毛细血管炎的病理诊断需找到以毛细血管壁及小静脉为中心的肺泡壁炎性细胞浸润，肺泡及血管壁的纤维素样坏死。炎症细胞通常为中性粒细胞，但也可为嗜酸性粒细胞、单核细胞。白细胞破碎，一个描述固缩细胞和中性粒细胞的核碎片与细胞凋亡相关的现象，也是毛细血管炎的重要特征。毛细血管炎通常导致或可能使其下的肺结构破坏达到高峰。毛细血管炎需与活动性感染相关的中性粒细胞为主的肺泡内浸润、手术创伤相关的单纯中性粒细胞附壁相鉴别。

　　导致 DAH 的与肺毛细血管炎相关的大多数综合征已经在本章的前面部分讨论过。随后的章节将描述一些独特综合征或疾病，其同样与 DAH 有关，以及存在不同程度的血管炎。

ANCA相关性血管炎与DAH

　　MPA 与 GPA 共同构成肺毛细血管炎最常见的原因。由 MPA 或 GPA 疾病环境中毛

细血管炎引起的肺泡出血可隐匿或快速进展。这个过程是不可预测的，不管在发病时氧饱和度保持得如何好，均需将该情况视为威胁生命或严重疾病。肾脏疾病的存在、需使用机械通气、高龄均认为是较差预后的预测因子[46-48]。早期实施针对性治疗是至关重要的，标准治疗方案为静脉甲基泼尼松龙 1g/d，1～3d；对于重症患者还需实施额外的标准治疗方案。RAVE 实验证实，伴 DAH 的重症 GPA 或 MPA 患者与所有其他的重症 GPA 或 MPA 患者预后无差异[16]。然而，因为他们的 DAH，需要机械通气的患者被排除在本试验之外。

对部分 GPA 和 MPA 患者，糖皮质激素与 CYC 或 RTX 联用不足以快速达到诱导缓解。对于出现 DAH 的患者或快速进展为肾小球肾炎和肾衰竭的患者，主张早期考虑血浆置换（plasma exchange，PLEX）治疗。对 156 例血肌酐水平 5.5mg/dL 或以上除实施了标准治疗（口服泼尼松联合 CYC）之外的重症患者再进行 MEPEX 试验（甲基泼尼松龙对血浆置换），将甲基泼尼松龙静脉注射三脉冲治疗方案与 2 周血浆置换（7×60mL/kg）治疗进行比较[49]。虽然血浆置换治疗在 6 个月时有明显更好的患者和肾存活率，但无远期优势，而且因 DAH 患者过少，无法进行亚组分析。只有一个单中心队列研究重点关注了 20 例入住 ICU 伴 DAH 的 MPA 患者，除标准免疫抑制治疗外，增加了血浆置换治疗，患者存活率为 100%[50]。PLEX 在重症 AAV 的作用目前正在进一步研究中。如果积极的免疫抑制治疗和血浆置换治疗仍不能控制 DAH，那么支气管镜下重组活化因子Ⅶ治疗被认为是挽救性治疗。对于 MPA 或 GPA 所致的 DAH 的存活患者，肺功能通常恢复良好。

特发性寡免疫肺毛细血管炎

按照定义，这种罕见的疾病为非系统性血管炎[51]。这个病因不明的孤立的肺毛细血管炎，与在 ANCA 相关性血管炎所见的寡免疫毛细血管炎在组织病理上不可区分。该病无特异性自身抗体。本病为排他性诊断，最佳治疗方案可遵循重症 MPA 的治疗原则，予免疫抑制治疗。

抗肾小球基底膜抗体疾病（Goodpasture综合征）

抗肾小球基底膜抗体疾病（抗 -GBM 疾病）或 Goodpasture 综合征是一种罕见的自身抗体导致的自身免疫性疾病，抗体直接针对基底膜Ⅳ型胶原的 α-3 链的 NC1- 结构域，此表位仅可与肾及肺的基底膜自身抗体接近。约 1/2 抗 -GBM 疾病患者可出现 DAH，且需要额外的吸入损伤，特别是吸烟，致使抗原易接近自身抗体以及肺部疾病表现的发生。抗 -GBM 疾病在无肾脏疾病时极少引起单独的肺泡出血。没有 IgG 沿肺或肾基底膜线样沉积的组织病理学证据，即使患者血清抗 -GBM 抗体常常阳性，抗 -GBM 疾病的诊断也不能成立。抗 -GBM 疾病是否为一种真正的血管炎是一个定义的问题。因为肾小球是毛细血管结构，所以按照定义肾小球炎症被认为是一种毛细血管炎。这就是将抗 -GBM 疾病纳入 Chapel Hill 分类与命名的主要原因。然而，在抗 -GBM 疾病患者肺中的突出组织病理表现为"温和病理学"，而毛细血管炎则为曾在部分患者中有过描述的继发性组织病理改变[52]。早期实施免疫抑制剂联合血浆置换治疗是让抗 -GBM 疾病患者取得较好预后的关键[53]。抗 -GBM 疾病患者的肺功能通常能完全恢复，但常遗留慢性肾功能不全且决定了疾病总的预后。

SLE及其他胶原血管疾病

作为免疫复合物介导的肺毛细血管炎结果的 DAH 是 SLE 的一种罕见但通常严重的并发症。在 SLE 患者中，DAH 的发病通常为突发，但几乎不是 SLE 的首发症状。疾病表现通常快速进展，伴有肺浸润、发热，酷似感染，且可无咯血。因此，在 SLE 中鉴别 DAH 与感染需行诊断性支气管肺泡灌洗。在一项报告中将机械通气、感染、使用 CYC 治疗均称之为阴性预测因子。SLE 的 DAH 报道死亡率为 0～99%[54-56]。治疗包括糖皮质激素和 CYC。曾有建议使用血浆置换治疗，但其获益尚未得到证实。

在大多数其他类型胶原血管病或结缔组织病中，呼吸道并发症非常常见。但表现为 DAH 的肺毛细血管炎少见。曾有多发性肌炎、风湿性关节炎及混合性结缔组织病的零星病例报道。因此，作为 DAH 评估一部分的血清学检测，应被列入针对识别这些可能的潜在疾病的研究之中。

抗磷脂综合征

由毛细血管导致的 DAH 也可是原发性抗磷脂综合征（primary antiphospholipid syndrome, APS）的少见并发症。其他呼吸系统并发症，包括肺栓塞和梗死、肺微血栓形成和肺动脉血栓形成，并继发肺动脉高压，均由本病的高凝特征所致。尽管如此，也可发生原发性肺动脉高压及成人呼吸窘迫综合征。

在原发性 APS 的 DAH 的临床表现无特异性，包括咳嗽、呼吸困难、发热以及双侧肺浸润。因为 DAH 也可发生在 ARDS 环境下，并且有报道指出超过 1/2 的 APS 合并 DAH 患者不出现咯血症状，所以应尽早行支气管肺泡灌洗检查以明确诊断。微血栓导致的组织坏死及肺毛细血管炎被暗示为 APS 患者出现 DAH 的原因。APS 的毛细血管炎由免疫复合物介导。血栓形成及毛细血管炎同 DAH 共存体现了治疗的困难，因为为控制出血需中断抗凝治疗，且患者常需植入下腔静脉滤器。包含了 17 例患者的最大的单中心报告和文献报告的 24 例病例回顾表明，尽管积极的免疫抑制治疗，死亡率仍高达约 40%[57]。单用糖皮质激素治疗通常无效，如同药物 AZA 或 MMF 的单药治疗。除免疫抑制治疗之外，血浆置换治疗是常考虑的，但其在 APS 合并 DAH 患者中的疗效仍存质疑。使用 CYC 或 RTX 治疗获得最好的结果，有时二者联用。

病历摘要：20 岁年轻男性肉芽肿病多血管炎（GPA，Wegener）

在三级医疗中心的急诊室就诊前 5 个月，该患者被诊断为上颌窦炎，对广谱抗生素不敏感。病情迁延直到 3 个月后患者的鼻窦炎症状显著恶化。当时患者也出现鼻出血，促进由过敏症专科医师进行评估。2～3 周后，患者出现了急性左侧听力丧失、夜间盗汗以及游走性大关节痛。此时，患者因有不适感及食欲不振，体重已减轻了 10 磅（约 4.5kg）。首发症状出现 4 个月后，患者在当地一家乡村医院住院治疗，住院期间患者出现了干咳、双侧巩膜外层炎，下肢明显紫癜，同时胸部 X 线片检查发现结节性病变。在当地医院进行风湿病学评估，检测 ANCA 及鼻活检。肾功能及尿沉淀物检查正常。ANCA 检查结果提示 C-ANCA 和 PR3-ANCA 阳性，并且鼻活检结果显示"肉芽肿"。患者接受了 3 天的静脉注射甲基泼尼松龙治疗，序贯改为口服泼尼松 40mg，1 天 2 次，在随后的 3 周内逐渐减量为 30mg qd。患者在门诊接受事先安排的 RTX 375mg/m² 输注，由于时间安排困难而导致初始输注延迟。3 个星期后，虽然每天口服泼尼松 30mg，但患者感到包括咳嗽和不适感等症状明显加重。

这时，患者以咳嗽、全身不适、胸片提示双肺浸润（图 10.1a）而到一家三级转诊中心急诊室就诊。否认咯血。患者吸入室内空气氧饱和度为 93%，呼吸 20 次/分，体温 36.6℃，心率 78 次/分，血压 114/64mmHg。体格检查：眼、耳、鼻、心、肺未见异常。HGB：11.0g/dL，WBC：23.3×10⁹/L，PLT：405×10⁹/L，淋巴细胞计数及 CD4 计数正常，电解质、尿液分析及显微镜检查正常。患者仅有的治疗药物为泼尼松龙及预防 PCP 的甲氧苄啶磺胺甲异恶唑。患者第二天由急诊室分诊至风湿免疫科门诊进一步评估。安排了胸部 CT 扫描（图 10.1b），并同肺科医师会诊后行支气管镜及支气管肺泡灌洗（BAL）检查。灌洗液回收显示出血进行性增加提示肺泡出血。在接下来的几个小时，患者的呼吸状况恶化，血色素下降到 8.8g/dL，患者入院到内科重症监护病房，并予机械通气治疗。患者出现了双侧气胸，需在双侧安置胸腔引流管，从而使病情变得复杂。静脉给予甲波尼龙 1g/d，连续 3 天，另外给予一个剂量的 RTX 375mg/m²，48 小时后给予每天 8 个 PLEX 量。ICU 治疗 10 天后转入普通病房，拔除了第二根胸腔引流管（图 10.1c）。完成 PLEX 治疗后，患者完成了 RTX 治疗疗程（余下的每周 3 个剂量）。恢复后，患者完成了强的松的逐渐减量至 6 个月前完全停药。最近 3 年患者一直未复发。尽管如此，当 B 细胞重构和 PR3-ANCA 再次阳性时，患者曾一度使用无糖皮质激素的 RTX 方案治疗。

本病例提供了以下教学与讨论点：

• 本患者的症状发生及疾病表现十分典型。即使这样，GPA 的诊断仍常被延误。

• 没有迅速实施针对性的治疗，在激素剂量低于 60mg/d 时，单用激素只能延缓病情，而不能很好地控制这种系统性疾病进展。

• 即使耳鼻喉科疾病与肺结节的结合可以被解释为"非严重"的疾病，允许 MTX 联合糖皮质激素作为第一个诱导缓解治疗方案的选择，但严重的全身症状（夜间盗汗及体重减轻）及出现明显的紫癜提示快速进展的疾病过程，并产生毛细血管炎的特征。所提供的资料无法区分传导或感音神经性耳聋，并且我们也无法知道是巩膜外层炎或早期巩膜炎。感音神经性耳聋及巩膜炎是重症患者明确的临床表现。针对门诊治疗目的而作出的严重疾病分类肯定是适当的。对于新诊断的重症 GPA 患者，环磷酰胺或 RTX 是等效的。然而，因为这个年轻患者想保留生育能力，所以 RTX 是首选方案。

• 没有迅速给予针对性的治疗方案，疾病可进展，并且在这个患者中出现了 DAH。

• 有相当大比例的 DAH 患者没有咯血症状，当患者无咯血症状时，仍需怀疑 DAH 的可能，特别是对于那些已经诊断为 GPA 的患者。患者就诊于急诊室时，胸片改变也可解释为感染引起。

• 任何严重程度的 DAH 都应考虑到可能危及生命，并且应当对患者严密监测，直到诊断明确、实施针对性治疗以及疾病

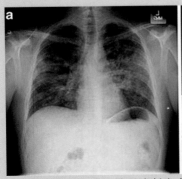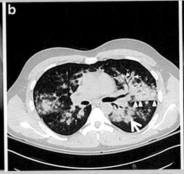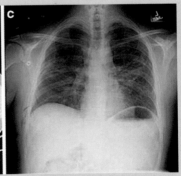

图10.1　（a）对于最近诊断患有肉芽肿病多血管炎的 20 岁男子，其胸部 X 线摄片呈现弥漫性肺泡出血。（b）1 天后获得的胸部计算机断层扫描显示，就平的叶胸膜面（白三角箭头）而言的弥漫性肺泡渗出，MPA 同 GPA 区分的结节性病变（粗白箭头），支气管周围炎症为主（细白箭头）常见于 GPA。（c）14 天后随访获得的胸部 X 线片显示出血引起的弥漫性肺泡渗出吸收，但通过影像学检查仍可发现结节性病变和支气管周围炎症。

活动已获得控制。

•对疑诊的 DAH 评估时，支气管镜肺泡灌洗应在安全的环境进行，当在操作过程中出现病情加重时，可给予必要的支持处理措施。

•一旦疾病活动得到控制和肺出血停止，除非为艾滋病弥漫性肺泡损伤，肺泡出血浸润明显快速吸收。

•DAH 的幸存者通常肺功能可完全恢复。

•PLEX 在这个患者的过程中的作用尚不清楚。目前没有来自适用于由 ANCA 相关性血管炎所致的 DAH 患者的随机对照试验的数据。

（杨雯娟　李羲　译校）

参考文献

1. Jennette JC, Falk RJ, Bacon PA, et al. 2012 revised International Chapel Hill Consensus Conference nomenclature of vasculitides. Arthritis Rheum. 2013;65(1):1–11.
2. Colby TV, Specks U. Wegener's granulomatosis in the 1990s—a pulmonary pathologist's perspective. Monogr Pathol. 1993;36:195–218.
3. Travis WD. Common and uncommon manifestations of Wegener's granulomatosis. Cardiovasc Pathol. 1994;3(3):217–25.
4. Daum DE, Specks U, Colby TV, et al. Tracheobronchial involvement in Wegener's granulomatosis. Am J Respir Crit Care Med. 1995;151:522–6.
5. Polychronopoulos VS, Prakash UB, Golbin JM, Edell ES, Specks U. Airway involvement in Wegener's granulomatosis. Rheum Dis Clin North Am. 2007; 33(4):755–75.
6. Willcocks LC, Lyons PA, Rees AJ, Smith KG. The contribution of genetic variation and infection to the pathogenesis of ANCA-associated systemic vasculitis. Arthritis Res Ther. 2010;12(1):202.
7. Lyons PA, Rayner TF, Trivedi S, et al. Genetically distinct subsets within ANCA-associated vasculitis. N Engl J Med. 2012;367(3):214–23.
8. Cartin-Ceba R, Peikert T, Specks U. Pathogenesis of ANCA-associated vasculitis. Curr Rheumatol Rep. 2012;14(6):481–93.
9. Hoffman GS, Kerr GS, Leavitt RY, et al. Wegener granulomatosis: an analysis of 158 patients. Ann Intern Med. 1992;116:488–98.
10. Stegeman CA, Cohen Tervaert JW, Sluiter WJ, Manson WL, de Jong PE, Kallenberg CGM. Association of chronic nasal carriage of Staphylococcus aureus and higher relapse rates in Wegener granulomatosis. Ann Intern Med. 1994;120:12–7.
11. Ananthakrishnan L, Sharma N, Kanne JP. Wegener's granulomatosis in the chest: high-resolution CT findings. AJR Am J Roentgenol. 2009;192(3):676–82.
12. Koldingsnes W, Jacobsen EA, Sildnes T, Hjalmarsen A, Nossent HC. Pulmonary function and high-resolution CT findings five years after disease onset in patients with Wegener's granulomatosis. Scand J Rheumatol. 2005;34(3):220–8.
13. Tzelepis GE, Kokosi M, Tzioufas A, et al. Prevalence and outcome of pulmonary fibrosis in microscopic polyangiitis. Eur Respir J. 2010;36(1):116–21.
14. Specks U. Methotrexate for Wegener's granulomatosis: what is the evidence? Arthritis Rheum. 2005;52(8): 2237–42.
15. Jayne D, Rasmussen N, Andrassy K, et al. A randomized trial of maintenance therapy for vasculitis associated with antineutrophil cytoplasmic autoantibodies. N Engl J Med. 2003;349(1):36–44.
16. Stone JH, Merkel PA, Spiera R, et al. Rituximab versus cyclophosphamide for ANCA-associated vasculitis. N Engl J Med. 2010;363(3):221–32.
17. Specks U, Merkel PA, Seo P, et al. Efficacy of remission-induction regimens for ANCA-associated vasculitis. N Engl J Med. 2013;369(5):417–27.
18. Pagnoux C, Mahr A, Hamidou MA, et al. Azathioprine or methotrexate maintenance for ANCA-associated vasculitis. N Engl J Med. 2008;359(26):2790–803.
19. Hiemstra TF, Walsh M, Mahr A, et al. Mycophenolate mofetil vs azathioprine for remission maintenance in antineutrophil cytoplasmic antibody-associated vasculitis: a randomized controlled trial. JAMA. 2010; 304(21):2381–8.
20. The WGET Research Group. Etanercept plus standard therapy for Wegener's granulomatosis. N Engl J Med. 2005;352(4):351–61.
21. Lionaki S, Blyth ER, Hogan SL, et al. Classification of antineutrophil cytoplasmic autoantibody vasculitides: the role of antineutrophil cytoplasmic autoantibody specificity for myeloperoxidase or proteinase 3 in disease recognition and prognosis. Arthritis Rheum. 2012;64(10):3452–62.
22. Mahr A, Katsahian S, Varet H, et al. Revisiting the classification of clinical phenotypes of anti-neutrophil cytoplasmic antibody-associated vasculitis: a cluster analysis. Ann Rheum Dis. 2013;72(6):1003–10.
23. Langford CA, Sneller MC, Hallahan CW, et al. Clinical features and therapeutic management of subglottic stenosis in patients with Wegener's granulomatosis. Arthritis Rheum. 1996;39(10):1754–60.
24. Ognibene FP, Shelhamer JH, Hoffman GS, et al. Pneumocystis carinii pneumonia: a major complication of immunosuppressive therapy in patients with Wegener's granulomatosis. Am J Respir Crit Care Med. 1995;151(3 Pt 1):795–9.
25. Martin-Garrido I, Carmona EM, Specks U, Limper AH. Pneumocystis pneumonia in patients treated with rituximab. Chest. 2013;144(1):258–65.
26. Keogh KA, Specks U. Churg-Strauss syndrome: clinical presentation, antineutrophil cytoplasmic antibodies, and leukotriene receptor antagonists. Am J Med.

2003;115(4):284–90.

27. Sinico RA, Di Toma L, Maggiore U, et al. Prevalence and clinical significance of antineutrophil cytoplasmic antibodies in Churg-Strauss syndrome. Arthritis Rheum. 2005;52(9):2926–35.

28. Lanham JG, Elkon KB, Pusey CD, Hughes GR. Systemic vasculitis with asthma and eosinophilia: a clinical approach to the Churg-Strauss syndrome. Medicine. 1984;63:65–81.

29. Churg A, Brallas M, Cronin SR, Churg J. Formes frustes of Churg-Strauss syndrome. Chest. 1995;108(2):320–3.

30. Sinico RA, Di Toma L, Maggiore U, et al. Renal involvement in Churg-Strauss syndrome. Am J Kidney Dis. 2006;47(5):770–9.

31. Comarmond C, Pagnoux C, Khellaf M, et al. Eosinophilic granulomatosis with polyangiitis (Churg-Strauss): clinical characteristics and long-term followup of the 383 patients enrolled in the French Vasculitis Study Group cohort. Arthritis Rheum. 2013;65(1):270–81.

32. Guillevin L, Pagnoux C, Seror R, Mahr A, Mouthon L, Le Toumelin P. The five-factor score revisited: assessment of prognoses of systemic necrotizing vasculitides based on the French Vasculitis Study Group (FVSG) cohort. Medicine. 2011;90(1):19–27.

33. Tatsis E, Schnabel A, Gross WL. Interferon-a treatment of four patients with the Churg-Strauss syndrome. Ann Intern Med. 1998;129:370–4.

34. Kim S, Marigowda G, Oren E, Israel E, Wechsler ME. Mepolizumab as a steroid-sparing treatment option in patients with Churg-Strauss syndrome. J Allergy Clin Immunol. 2010;125(6):1336–43.

35. Cartin-Ceba R, Fervenza FC, Specks U. Treatment of antineutrophil cytoplasmic antibody-associated vasculitis with rituximab. Curr Opin Rheumatol. 2012;24(1):15–23.

36. Rajagopala S, Shobha V, Devaraj U, D'Souza G, Garg I. Pulmonary hemorrhage in Henoch-Schonlein purpura: case report and systematic review of the english literature. Semin Arthritis Rheum. 2013;42(4):391–400.

37. Amital H, Rubinow A, Naparstek Y. Alveolar hemorrhage in cryoglobulinemia—an indicator of poor prognosis. Clin Exp Rheumatol. 2005;23(5):616–20.

38. Ferri C, Cacoub P, Mazzaro C, et al. Treatment with rituximab in patients with mixed cryoglobulinemia syndrome: results of multicenter cohort study and review of the literature. Autoimmun Rev. 2011;11(1):48–55.

39. Wisnieski JJ, Baer AN, Christensen J, et al. Hypocomplementemic urticarial vasculitis syndrome. Clinical and serologic findings in 18 patients. Medicine. 1995;74(1):24–41.

40. de Menthon M, Mahr A. Treating polyarteritis nodosa: current state of the art. Clin Exp Rheumatol. 2011;29(1 Suppl 64):S110–6.

41. Larson TS, Hall S, Hepper NGG, Hunder GG. Respiratory tract symptoms as a clue to giant cell arteritis. Ann Intern Med. 1984;101:594–7.

42. Addimanda O, Spaggiari L, Pipitone N, Versari A, Pattacini P, Salvarani C. Pulmonary artery involvement in Takayasu arteritis. PET/CT versus CT angiography. Clin Exp Rheumatol. 2013;31(1 Suppl 75): S3–4.

43. Liang P, Hoffman GS. Advances in the medical and surgical treatment of Takayasu arteritis. Curr Opin Rheumatol. 2005;17(1):16–24.

44. Maksimowicz-McKinnon K, Clark TM, Hoffman GS. Limitations of therapy and a guarded prognosis in an American cohort of Takayasu arteritis patients. Arthritis Rheum. 2007;56(3):1000–9.

45. Uzun O, Akpolat T, Erkan L. Pulmonary vasculitis in behcet disease: a cumulative analysis. Chest. 2005;127(6):2243–53.

46. Lauque D, Cadranel J, Lazor R, et al. Microscopic polyangiitis with alveolar hemorrhage. A study of 29 cases and review of the literature. Medicine. 2000;79(4):222–33.

47. Kostianovsky A, Hauser T, Pagnoux C, et al. Alveolar haemorrhage in ANCA-associated vasculitides: 80 patients' features and prognostic factors. Clin Exp Rheumatol. 2012;30(1 Suppl 70):S77–82.

48. Hruskova Z, Casian AL, Konopasek P, et al. Long-term outcome of severe alveolar haemorrhage in ANCA-associated vasculitis: a retrospective cohort study. Scand J Rheumatol. 2013;42(3):211–4.

49. Jayne DR, Gaskin G, Rasmussen N, et al. Randomized trial of plasma exchange or high-dosage methylprednisolone as adjunctive therapy for severe renal vasculitis. J Am Soc Nephrol. 2007;18(7):2180–8.

50. Klemmer PJ, Chalermskulrat W, Reif MS, Hogan SL, Henke DC, Falk RJ. Plasmapheresis therapy for diffuse alveolar hemorrhage in patients with small-vessel vasculitis. Am J Kidney Dis. 2003;42(6):1149–53.

51. Jennings CA, King Jr TE, Tuder R, Cherniack RM, Schwarz MI. Diffuse alveolar hemorrhage with underlying isolated, pauciimmune pulmonary capillaritis. Am J Respir Crit Care Med. 1997;155(3):1101–9.

52. Lombard CM, Colby TV, Elliott CG. Surgical pathology of the lung in anti-basement membrane antibody-associated Goodpasture's syndrome. Hum Pathol. 1989;20(5):445–51.

53. Levy JB, Turner AN, Rees AJ, Pusey CD. Long-term outcome of anti-glomerular basement membrane antibody disease treated with plasma exchange and immunosuppression. Ann Intern Med. 2001;134(11):1033–42.

54. Zamora MR, Warner ML, Tuder R, Schwarz MI. Diffuse alveolar hemorrhage and systemic lupus erythematosus. Clinical presentation, histology, survival, and outcome. Medicine. 1997;76(3):192–202.

55. Santos-Ocampo AS, Mandell BF, Fessler BJ. Alveolar hemorrhage in systemic lupus erythematosus: presentation and management. Chest. 2000;118(4):1083–90.

56. Chang MY, Fang JT, Chen YC, Huang CC. Diffuse alveolar hemorrhage in systemic lupus erythematosus: a single center retrospective study in Taiwan. Ren Fail. 2002;24(6):791–802.

57. Cartin-Ceba R, Peikert T, Ashrani A, et al. Primary antiphospholipid syndrome-associated diffuse alveolar hemorrhage. Arthritis Care Res (Hoboken). 2014;66(2):301–10.

第11章

混合性结缔组织疾病相关的肺动脉高压

Stephen C. Mathai，Laura K. Hummers

引言

肺动脉高压（pulmonary hypertension，PH）是肺血管系统以肺血管重塑为特征的慢性疾病；导致肺血管阻力（pulmonary vascular resistance，PVR）增高，最后导致右心室功能障碍、衰竭甚至死亡[1]。PH 可在许多相关疾病中发生，而且会影响与肺血管系统不同的其他系统进程，如心脏、肺实质、肝脏和肾脏。除此之外，还有直接影响肺血管系统的过程，如血栓栓塞[2]。特别是存在发生 PH 的高危因素的结缔组织疾病患者，不仅与上述的受累器官系统相关，也可能与缺少血栓栓塞的肺血管直接受累相关，被称为动脉性肺动脉高压（pulmonary arterial hypertension，PAH）[3]。任何形式的肺动脉高压的出现几乎都会导致发生率和死亡率上升。遗憾的是，CTD 相关的 PH 患者对治疗有不同的反应，相对于没有 CTD 的 PH 患者，其生存率较差。PH 发生的危险因素上升、治疗反应衰减及较差的预后原因知之甚少。

S.C. Mathai, M.D., M.H.S. (✉)
Division of Pulmonary and Critical Care Medicine,
Johns Hopkins University School of Medicine,
1830 East Monument Street, 5th Floor, Baltimore,
MD 21205, USA
e-mail: smathai4@jhmi.edu

L.K. Hummers, M.D., Sc.M.
Department of Medicine/Rheumatology, Johns
Hopkins University School of Medicine,
5200 Eastern Avenue, Suite 4000, Mason F. Ford
Building, Center Tower, Baltimore, MD 21224, USA

肺动脉高压的定义与分类

根据最新的临床指南，肺动脉高压定义为血流动力学测定平均肺动脉压（mean pulmonary artery pressure，mPAP）≥25mmHg[2]。因此，右心导管（right heart catheterization，RHC）检查是诊断 PH 所必需的，因为超声心动图不能直接测定 mPAP。基于测量的血流动力学，PH 常被分为毛细血管前 PH 和毛细血管后 PH；换句话说，如果 PVR 高于 3 Wood 单位且肺毛细血管楔压（pulmonary capillary wedge pressure，PCWP）≤15mmHg，即为毛细血管前 PH。如果 PCWP >15mmHg，为毛细血管后 PH。这是由于升高的左心房压力逆向传输至肺静脉和动脉，导致 PVR 和经肺梯度（transpulmonary gradient，TPG；TPG = mPAP − PCWP，正常 ≤12）正常而 PAP 升高[4]。所谓"混合型 -PH"或"反应型 -PH"指的是混合毛细血管前和毛细血管后 PH，肺静脉压力慢性升高导致伴有肺血管重塑的肺动脉血管收缩[5]。当前，指南进一步改良这个分类并包含有临床和相关特征的血流动力学诊断标准（表 11.1）。

对各种类型PH的鉴别是正确进行诊断、治疗及适当的患者危险分层所必需的。最初的分类模式只包括两种：原发性肺动脉高压和继发性肺动脉高压[6]。然而，这种分类模式和名称已被弃之不用，我们更支持目前的分类系统。如表 11.1 所示，参考世界卫生组织（WHO）的分组，PH 被分为五组。PAH（WHO 第 1 组疾病）定义为血流动力学测

表11.1　肺动脉高压的临床分类

1. 动脉性肺动脉高压（PAH）
　（a）特发性 PAH（IPAH）
　（b）遗传性
　　　- BMPR2
　　　- ALK-1,ENG,SMAD9,CAV1,KCNK3
　　　- 原因不明
　（c）药源性和毒源性
　（d）疾病相关性（APAH）
　　　- 结缔组织病
　　　- HIV 感染
　　　- 门静脉高压
　　　- 先天性心脏病
　　　- 血吸虫病

1'. 肺静脉闭塞性疾病和（或）肺毛细血管瘤
1". 新生儿持续性肺动脉高压（Persistent pulmonary hypertension of the newborn,PPHN）

2. 左心疾病所致肺动脉高压
　（a）收缩功能障碍
　（b）舒张功能障碍
　（c）瓣膜疾病
　（d）先天性 / 获得性左心流入 / 流出道梗阻和先。天性心肌病

3. 肺疾病或低氧所致的肺动脉高压
　（a）慢性阻塞性肺疾病
　（b）间质性肺疾病
　（c）伴有限制和阻塞的混合型其他肺疾病
　（d）睡眠呼吸障碍
　（e）肺泡低通气障碍
　（f）高海拔环境下慢性缺氧
　（g）发育异常肺疾病

4. 慢性血栓栓塞的肺动脉高压（chronic thromboembolic pulmonary hypertension,CTEPH）

5. 不明确的多因子机制的肺动脉高压
　（a）血液疾病：慢性溶血性贫血、骨髓增殖性疾病、脾切除术
　（b）系统性疾病：结节病、肺组织细胞增多症、淋巴管肌瘤病
　（c）代谢性疾病：糖原累积症、Gaucher 病、甲状腺疾病
　（d）其他：肿瘤阻塞、纤维化纵隔炎、慢性肾功能不全、节段性 PH

BMPR2，骨形态发生蛋白受体 2 型；ALK-1，活化素样激酶型；ENG，内皮糖蛋白；CAV1，微囊蛋白。
Source: Simonneau G,Gatzoulis MA,Adatia I,et al.,J Am Coll Cardiol.2013;62:D34-D41.
（译者注：部分内容根据作者引用源文件补充。）

terial hypertension, IPAH），就是原来的原发性肺动脉高压及疾病相关性动脉性肺动脉高压（APAH），其中包括 CTD 相关的 PAH。确认第一组疾病是特别重要的，因为大多数 PH 当前的治疗只认可在本组使用 [2, 7]。第四组疾病，慢性血栓形成或栓塞性疾病相关 PH 的诊断也是考虑外科治疗所必需的 [8, 9]。同样的，进入其他 WHO 组的适当分类，应告知治疗策略和管理 [10]。

　　因为一般情况下 CTD 可影响多器官系统，涉及 CTD 的 PH 可与五个 WHO 组的任何一组相关（图 11.1）[3, 11-18]。同 PH 相关的最常见的 CTD 陈列在图中，包括混合性结缔组织病（mixed connective tissue disease, MCTD）、多发性肌炎 / 皮肌炎（polymyositis/dermatomyositis, PM/DM）、类风湿关节炎（rheumatoid arthritis, RA）、干燥综合征（Sjögren syndrome, SS）、系统性红斑狼疮（systemic lupus erythematosus, SLE）及系统性硬化（systemic sclerosis, SSc）。任何类型的 PH 的发生风险，随潜在的 CTD 而不同；特别是 PAH 的风险，似乎在某些 CTD 中更高，如 SSc。因此，推荐用不同的 CTD 类型来筛查 PH。另外，疑似 CTD-PAH 的患者评估同 PAH 的其他类型的评估稍微不同。例如，因为 CTD-PAH 的患者很少证实在 RHC 期间对急性扩血管试验有显著反应，甚至不

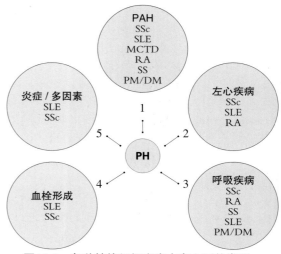

图11.1　各种结缔组织疾病中高血压的类型。

定平均肺动脉压≥25mmHg，肺毛细血管楔压（PCWP）≤15mmHg，缺乏慢性血栓栓塞性疾病或其他慢性呼吸疾病。包含在本组内的有特发性 PAH（idiopathic pulmonary ar-

可能证实对钙通道阻滞剂的持续反应，在 RHC 期间不推荐常规血管扩张试验[2]。同样的，治疗推荐和治疗反应也部分取决于潜在的 CTD。通常，任何这些 CTD 的 PH 并发症的存在均与不良预后相关[12, 19-23]。

病理生理和病理

我们对于肺动脉高压的病理生理和病理仍然存在理解不足。相比于其他类型的 PH，PAH 的病理生理似乎存在显著不同，比如在 PAH 和涉及肺部疾病的 PH 之间就有显著区别[24-26]。然而，在 CTD、ILD 与 PAH 之间提出的机制存在大量重叠，其病理生理可能存在对治疗策略有益的共性[27]。

PAH 由于中、小型肺血管的重塑进展而形成。丛状病变、内侧肥大伴小动脉肌化、同轴内膜增生及原位血栓形成是疾病的病理标志（图 11.2）[28]。然而确切的重塑机制仍不清楚，我们认为有多种因素参与[2, 25]。功能上，在血管活性介质（如血栓素 A2 和内皮素 -1）与血管扩张因子（如血管内皮的前列腺素和氧化亚氮）之间存在失衡。肺动脉血管收缩会与细胞增生相继发生；在脉管系统增加的剪切应力使内皮损伤扩大。为此，交感神经兴奋，接着血氧不足，导致进一步肺血管收缩甚至原位血栓形成。在肺血管的这些变化，导致 PVR 和右心负荷进行性上升。右心室（right ventricle, RV）代偿机制最初是维持心功能的，然而，面对持续上升的后负荷，右心室代偿失调，接着发生心力衰竭。

遗传因素不仅是会有 PAH 发生的倾向，还可能导致疾病的进展和疾病的严重性。在 PAH 患者，转化生长因子 -β（transforming growth factor-β, TGF-β）超家族的特异突变，涉及纤维化和血管再生的调节。骨形态发生蛋白 Ⅱ 型受体（bone morphogenic protein type Ⅱ receptor, BMPR2）基因突变在家族性 / 遗传性 PAH 有较高的发生率；没有家族性 / 遗传性 PAH 的较小人群的患者，也有此基因的突变[29]。其他 TGF-β 路径也与 PAH 相关。在发展成 PAH 的遗传性出血性毛细血管扩张

症的患者，发现 Ⅰ 型 TGF-β 受体、活化 A 受体 - Ⅱ 型样 -1（activin A receptor type Ⅱ like-1, ALK-1）突变[30]。在 BMPR2 的下游介质中的其他更少见突变也有描述[31]。通常，在 BMPR2 通路的这些突变导致功能丧失和（或）表达减少[32]。BMPR2 基因突变的机制研究显示这些突变是许可的但不是 PAH 发生所必需的。基因数据提示 BMPR2 起到了维护肺血管的作用。有趣的是，只有有限的资料证实在 CTD 相关的 PAH 中 TGF-β 通路的突变。两个小型的研究中，在伴有 SSc-PAH 和 CTD-PAH 患者的队列中没有显示 BMPR2 基因突变[33, 34]。然而，另一项研究报告了内皮因子，一种表达在血管内皮的糖蛋白，也是 TGF-β 超家族的一部分；其突变与在一个伴或不伴 PAH 的 SSc 患者的队列中 PAH 的危险性之间的相关性[35]。这个相关性在其他队列研究中仍然被重现，且在各种 PAH 类型之间，突出在发病机制和病理方面的潜在差别。

在 IPAH 和 CTD-PAH 中，炎症和自身免疫被认为是 PAH 发生的主要角色[36, 37]。人类 PAH，在某些巨噬细胞、T 淋巴细胞、B 淋巴细胞、树突细胞发现丛状病变[38]。包括这些细胞的第三淋巴滤泡最近在 IPAH 患者重塑的肺动脉邻近发现[39]。循环因子，包括炎性介质，诸如巨噬细胞炎性蛋白 -1α、白介素（IL）-1、白介素 -6、P- 选择素在 IPAH 升高。在 CTD-PAH 的肺血管重塑中，炎症细胞的参与也是一个主要特征[40]。

自身免疫和随后的免疫失调可能导致致病的自身反应性 B 细胞和 T 细胞活化，并因此可能在 PAH 的病理生物学中参与，特别是 CTD-PAH。尤其在 SSc，一些特异性自身抗体被发现，包括抗 - 着丝点、抗 - 拓扑异构酶 1、抗 -RNA- 聚合酶 Ⅲ、抗 - 纤维蛋白（U3 小核仁核糖核蛋白）、抗 -Th/To 和抗 - 多肌炎 / 硬皮病；这些典型抗体同包括各种 PH 表现的特殊临床表型强烈相关[41]。最近，抗 - 纤维蛋白 1、抗 - 基质金属蛋白酶 1~3、抗 - 组合抗原 2 和抗 - 成纤维细胞抗体被发现。抗 - 成纤维细胞抗体，被认为是成纤维细胞活化的重要介质，因此参与血管重塑的胶原合成

在 SSc-PAH 和 IPAH 患者中都有发现[43]。抗内皮细胞抗体（anti-endothelial cell antibodies, AECA）和绑定纤维组织的血纤维蛋白溶酶原激活剂抗体也在 SSc-PAH 患者有所呈现。AECA 能激活内皮细胞，诱导黏附分子表达并引发细胞凋亡；从而这些抗体可能与 PAH 的发病机制有牵连[44]。一项最近的研究发现，相比于其他结缔组织疾病如 RA 和 SS，血管紧张素 II 型 1 受体（angiotensin II - type 1, AT1R）和内皮素 -1 型 A（endothelin-1 type A, ET1R）受体抗体在 SSc 患者的血清中显著升高，在 SSc-PAH 患者中，这些水平

达到最高，并与死亡的风险密切相关[45]。而且，作者揭示，在体外，AT1R 和 ET1R 抗体利用微血管内皮细胞通过 ERK1/2 介导发起典型信号传递，暗示自身免疫、内皮细胞损伤和纤维化之间的潜在关系，以及在 PAH 发病机制中的角色。总起来说，这些资料提示自身免疫在 PAH 发生中的角色，并可解释通常在 CTD 患者中 PAH 的高发生率。

同 PAH 相比，其他类型的肺动脉高压（非PAH 肺动脉高压）特征没那么明显。第 2 组 PH 患者（左心疾病导致的 PH），要么是被动的 PH（单独肺动脉下游压力升高所致），

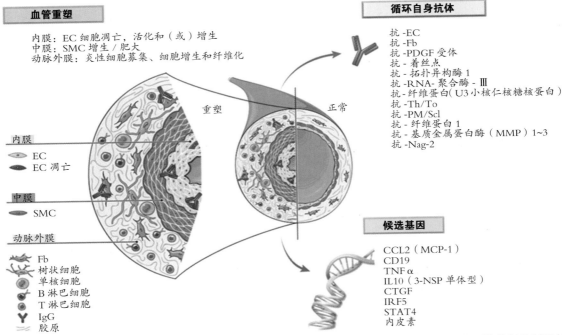

图11.2 CTD-PAH肺血管重塑。这个图表突出的是炎症介质、细胞和涉及SSc-PAH的肺血管重塑机制的特征。血管变化影响所有肺血管的三个层面（内膜、中膜和动脉外膜）并涉及内皮细胞（endothelial cell, EC）凋亡。EC活化伴黏附分子的表达上升，炎性细胞募集导致血管闭塞。一些循环自身抗体，包括典型的自身抗体，如抗-着丝点、抗-拓扑异构酶1、抗-RNA-聚合酶-III、抗-纤维蛋白（U3小核仁核糖核蛋白）、抗-Th/To和抗-多肌炎/硬皮病（PM/Scl），以及最近的抗-基质金属蛋白酶（matrix metallo-proteinases, MMP）1~3、抗-组合抗原（nag）-2（非甾体抗炎药物活化基因），并证明抗-成纤维细胞（Fb）抗体、抗-EC抗体（anti-EC antibodies, AECA）、抗-血小板衍化生长因子（platelet derived growth factor, PDGF）受体抗体可能扮演着一个致病的角色。在不同队列研究里报告的与SSc相关的一些增加的候选基因中，包括一个趋化因子（C-C模序）的启动子变体配基2（单核细胞趋化蛋白-1）[CCL2（MCP-1）]、分化抗原19（CD19）的两个变体、一个启动子和在肿瘤坏死因子（TNF）-α的编码多态性、在IL-1α基因的一个变体、一个在IL-10的3-单核苷酸多态性（single nucleotide polymorphism, SNP）单体型、在结缔组织生长因子（connection tissue growth factor, CTGF）启动区域的一个多态性、干扰素调节因子5（interferon regulatory factor 5, IRF5）rs2004640 GT替换，以及转录4的信号传导（signal transducer and eactivator of transcription 4, STAT4）与活化rs7574865单核苷酸多态性。SMC平滑肌细胞。（Used with permission from Le Pavec J, Humbert M, Mouthon L, Hassoun PM. Systemic sclerosis-associated pulmonary arterial hypertension. Am J Respir Crit Care Med 2010; 181[12]: 1285-93）（见彩图）

要么是反应性 / 混合性 PH [下游压力升高和肺血管结构和（或）功能异常联合导致][4]。病理学方面，肺静脉扩大、膨胀、增厚伴毛细血管扩张、间质水肿、肺泡出血和淋巴管扩张。肺动脉末梢可出现内侧肥大、平滑肌细胞增生和反常的内膜病变，缺乏典型的丛状病变。肺静脉压的缓慢升高导致过多的产物和细胞外基质的胶原Ⅳ聚集，导致肺血管从毛细血管到小动脉和动脉的结构改变[46]。由于左心室的舒张或非收缩功能障碍的高患病率，CTD 患者可能更易于发生第 2 组 PH。此外，瓣膜疾病，特别是影响二尖瓣的，也可出现在某些 CTD 中，并导致肺静脉压增高[3]。

第 3 组 PH 可由几种疾病造成，包括阻塞性肺疾病、限制性肺疾病、神经肌肉疾病或阻塞性睡眠呼吸暂停。在这个分类中，源于间质性肺疾病的限制性肺疾病相关的 PH 是临床最常遇到的。虽然与肺实质破坏相关的血管闭塞在 ILD 中可参与 PH 的发生，但认为这个机制导致 PH 的发生还不够充分。虽然组织缺氧明确参与 ILD 相关 PH 的发生，目前对 PH 和 ILD 之间的病理生物学共性的兴趣有增无减，尤其是 SSc 相关 ILD（SSc-ILD），其可以解释两种疾病经常一并呈现[27]。在 SSc 的发病机制中，由于循环 AECA 和抗 - 纤维蛋白抗体造成的内皮细胞凋亡可能代表最初的损害[47]。随后就会发展为炎症和初始的血管生长失衡，最后进展至伴内膜增生的血管通路闭塞。在脉管系统导致纤维化的相同因素可能影响间质的纤维化，由几个通路介导，包括 TGF-β 超家族，以及诸如 CXC 趋化因子、血小板衍化生长因子和血管紧张素Ⅱ等[48-50]。相较于其他种类的 ILD，在 SSc 不论是否有内皮损伤，这些患者发生 PH-ILD 的高危因素仍有待确定[51]。

按CTD分类的PH的特征

硬皮病

SSc 是以内皮细胞功能障碍、成纤维细胞失衡和免疫系统异常导致皮肤和内脏进行性纤维化为特征的一种异质性疾病[42]。在免疫失衡的情况下遗传和环境因素被认为促成宿主遗传易感性[23]。一个标准的分类系统的使用，使 SSc 的发生率和患病率评估更准确[52]。这些评估随地理位置而改变，暗示环境因素在疾病发病机制中占有一定地位[53, 54]。比如，在欧洲和日本，SSc 的患病率为每百万人中有 37~70 例，在美国，大约是每百万人中有 240 例[55-58]。发生率也随地理位置而不同；美国的发生率最高，每年每百万人中大约有 19 例。

基于皮肤受累的程度，典型的分类为局限型和弥漫型，两个亚型的 SSc 可侵及多器官，诸如心脏、肺、肾脏和胃肠道[53]。在 SSc 的肺动脉高压可由 PAH、左心疾病、肺疾病、慢性血栓栓塞疾病和肾脏疾病引起，因此，可以归入 PH 的 5 个 WHO 分组中的任何一个。此外，PAH 的各型均可在 SSc 患者发生。在一个尸检系列中，Dorfmuller 及其同事描述了 75% 临床诊断为 PAH 的 CTD 患者的肺小静脉和静脉有肺静脉闭塞疾病样改变[40]。虽然学术上不是肺静脉闭塞性疾病（pulmonary veno-occlusive disease, PVOD），作者推测 SSc 患者的这些肺静脉改变对肺血管扩张剂治疗可能出现和在 PVOD 相似的治疗反应。分类（如局限型和弥漫型）连同扩大的抗体谱已同包括在 WHO 组架构内的 PH 某些型别相关。

当诊断基于右心导管时，SSc 患者的 PAH 发生率为 8%~14%[59-60]。因为诊断依赖超声心动图而不是右心导管，高估了 PAH 较高的患病率（某些系列高达 45%）[61-64]。虽然超声心动图在提示 PH 的存在和确定 PH 的潜在病因方面有价值（如瓣膜疾病、左心功能障碍、先天性心脏病），特别是在 CTD 患者，但由于在评估真正的右心室收缩压时，多普勒信号的不精确且常常无能力获得足够的多普勒信号，超声心动图无法确立 PH 的诊断[65-67]。最近的一项研究中，基于临床特征，包括超声心动图发现，有发生 PH 危险因素的 SSc 患者，不足 2/3 的患者有右心导管证实的 PAH；约 15% 属第Ⅱ组 PH，20% 属第Ⅲ

组 PH[68]。然而，尽管基于超声心动图的局限性，存在 PAH 过度诊断的可能性；因低于在 PH 注册的 SSc-PAH 的预期患病率，提示 SSc-PAH 仍可能不被认识和漏诊[69-71]。

SSc 患者 PAH 发生的危险因素是多样的，从患者不变的 SSc 特异性特征到发展成肺血管疾病的心肺特征（表 11.2）。通常，SSc 的女性患者发生 PAH 比男性患者更常见，但是男性患者的预后更差，其死亡危险因素上升几近 4 倍[72]。种族可能影响疾病严重程度，如 SSc-PAH 黑种人患者相比白种人患者，其功能容量、残气量更差，并且有更严重的血流动力学改变[73]。年龄也是影响 PAH 的危险因素。正如 Schachna 及其同事的研究所显示，SSc 发病年龄每增加 10 岁，PAH 的危险就上升 20% 以上，且以 60 岁为界分成两组，SSc 迟发患者而非较年轻发病者，PAH 发生的危险因素上升两倍[74]。关于 PAH 发生的危险因素，可能存在性别和年龄之间的修正效应；绝经期后雌激素水平的变化可能消除其心血管的保护效应，因此在老年女性中发生 PAH 的风险上升[75, 76]。SSc 的持续时间也与 PAH

的危险因素相关[77]。

SSc 类型也与 PAH 风险相关。尽管在过去，PAH 同局限型皮肤 SSc（limited cutaneous systemic sclerosis, lcSSc）相关，最近法国的流行病学研究提示，弥漫型皮肤 SSc（diffuse cutaneous systemic sclerosis, dcSSc）可能发生 PAH 的可能性更高[59, 78, 79]。但是，因为总的发病病例少，这些相关性可能存在偏倚（374 例 SSc 患者随访 3 年，总共只有 8 例发生 PAH），且可能是 SSc 疾病类型总的患病率差异所致，因为在西欧 lcSSc 的患病率是 dcSSc 的 3~5 倍[80]。与 PAH 发生相关的 SSc 其他特异性疾病特征，包括严重的手指缺血和大量的毛细血管扩张[81, 82]。

通过肺功能检测评估的肺功能降低，也同 PAH 发生的风险相关。lcSSc 患者单独的一氧化碳弥散量（diffusing capacity for carbon monoxide, DLCO）下降，预示 PAH 危险上升；一项回顾性研究证实，SSc-PAH 患者几乎在 PAH 诊断前 5 年 DLCO 显著减少[81]。其他指标，如用力肺活量（FVC）与 DLCO 的比值超过 1.6，以及 DLCO 与肺泡容积（alveolar volume, VA）的比值低于 70%，均已被证实可预测 PAH 的存在[81, 83]。

筛查和早期发现

因为 SSc 患者是发生 PAH 的高危人群，几个医学协会均推荐对本病进行常规筛查[2, 84]。然而，筛查的频率、选择检查的类型和患者的特征随筛查项程序而变化。因为建议将患者的症状作为筛查的一个标志，这些程序实际上代表早期的检测流程而不是真正的筛查程序[85]。尽管如此，使用早期的检测流程，在疾病的早期可有效地识别 PAH 的患者[59, 86]。在常规实践中，当同明确的 PAH 患者队列比较时，基于超声心动图表现算法的使用 [三尖瓣反流（tricuspid regurgitant, TR）喷射速度 ≥ 2.5m/s] 联合患者症状来确定血流动力学疾病不严重和没有严重症状的患者。同那些没有进行常规临床评估的患者相比，小队列的患者生存率也显著较好[86]。然而，单独依靠超声心动图作为筛查工具显然有限，

表 11.2　在 SSc 患者中发生 PAH 的临床危险因素

局限型 SSc
SSc 发病年龄晚
SSc 持续时间
绝经期后时期
雷诺现象
毛细血管扩张数目
严重的手指溃疡
DLCO 降低
FVC/DLCO > 1.6
NT-proBNP 升高
抗体指标（抗 - 着丝点、抗 -U3 RNP）
RVSP 每年升高 > 2mmHg

同时具有较高的假阳性率和假阴性率[87]。合并其他筛查方法，诸如症状、肺功能检查和血清生物标记物，如 N- 末端脑钠肽前体（N-terminal pro-brain natriuretic peptide, NT-proBNP），可潜在提高早期检测策略的效果[59, 83]。最近一个多中心研究采用整合肺功能指标、血清生物标记物、临床特征（毛细血管扩张的出现）和 EKG 表现的一个两步法得出一个危险评分，以决定是否需要超声心动图的检查[88]。随后超声心动图的发现（右心房扩大，TR 喷射速度 ≥ 2.5m/s）联合第一步评分决定是否需要做右心导管检查。使用本步骤法，PAH 的假阴性率是 4%；参照欧洲心脏协会、欧洲呼吸协会的对本人群的筛查指南，其假阴性率几达 30%[87]。最近关于 CTD 的 PAH 的筛查和早期发现的一个共识声明支持这个步骤法，当 SSc 患者 DLCO < 60% 预计值且 SSc 时间 > 3 年（从第一个非雷诺症状算起）时，建议所有的 SSc 患者每年做肺功能和超声心动图检查[89]。

预后

SSc-PAH 预后不良。虽然最近来自于多中心的 PHAROS 观察研究队列报告中，SSc-PAH 人群总的生存率得到了改善，3 年生存率提高至 75%；但是其他的现代队列研究报告中，其生存率低于 60%[17, 60, 70, 72, 90-93]。在 PHAROS 注册研究的患者生存率得到改善，是因为这些患者没有严重疾病，且超过一半登记的患者，其患有的疾病是纽约心脏协会（NYHA）功能分级 I 级和 II 级的疾病。早先研究也证实相比特发性的 PAH 患者，尽管在诊断时表面上看血流动力学紊乱不严重，SSc-PAH 的生存率仍然很差[91, 94]。然而，最近研究显示，PAH 的血流动力学紊乱的传统测量方法（如 RAP 和 CO）在 SSc-PAH 可能不是评估疾病严重程度或预后的最好指标[93]。例如，在一个 SSc-PAH 和 IPAH 患者的队列研究中，NT-proBNP 水平在 SSc-PAH 人群显著升高，尽管没有严重的血流动力学损害；当潜在的混杂因素，如年龄、肾功能也起到一定作用时，这个差别持续存在[95]。

因为对室壁压力上升的反应，NT-proBNP 从心室释放出来，提示对右心室负荷上升的反应在 SSc-PAH 和 IPAH 之间可能不同。与此一致，最近的生理学研究显示 SSc-PAH 同 IPAH 相比，同样的后负荷情况下，右心室功能降低[96, 97]。在右心室使用压力容量测定，Tedford 及其同事证实 SSc-PAH 同 IPAH 相比，收缩力明显较低，尽管阻力 - 顺应性关系测定和动脉弹性测量有相似的肺血管阻力和搏动负荷特征[97]。这些发现提示右心室功能障碍的本质在 SSc-PAH 和 IPAH 之间可促成临床表现和预后显著的不同。表 11.3 显示了 SSc-PAH 患者预后的相关因素。

与SSc中ILD相关的PH

SSc 患者也可发生与 ILD 相关的 PH。然而，很少有资料描述在 SSc-ILD 患者中 PH 的患病率。虽然在无 PH 的 SSc 患者，ILD 的出现预示预后差，但合并 ILD 和 PH 的 SSc 患者的生存率甚至更差[12, 23, 70, 98]。在一个 59 例 SSc-PH 的队列研究中，其中 20 个患有明显的 ILD（TLC < 60% 的预计值或 TLC 为 60% ~ 70% 且胸部 HRCT 显示中重度纤维化），相比单纯 PH 组的 1 年、2 年、3 年生

表 11.3 PAH-SSc 预后的相关因素

| 男性 [a] |
| 年龄 [a] |
| 诊断时 NYHA 功能分级 [a] |
| NT-proBNP 升高 |
| 右心房压力 [a] |
| 平均肺动脉压 [a] |
| 心脏指数 |
| 搏出量指数 |
| 肺血管阻力 |
| 肾功能 |

[a] 同 PAH-SSc 生存率相关的可变因素

存率的 87%、79%、64%，SSc-PH 队列的生存率是 82%、49%、39%，生存率明显更差（$P < 0.01$）[12]。相较于 PAH，ILD 的存在预示死亡风险上升五倍。在另一个 47 例 SSc-PH-ILD 队列研究中，可以看到其 3 年生存率（47%）相似[98]。

混合性结缔组织疾病

混合性结缔组织疾病患者，包括 SSc、SLE、类风湿关节炎、多发性肌炎等几个结缔组织疾病的临床特征。症状包括多关节炎、肌炎、肢端硬化、雷诺现象、食管运动障碍；不常见的有浆膜炎、皮疹、毛细血管扩张和色素沉着异常。特征性的实验室特点是出现富尿苷（U1）RNP 多肽抗体。虽然针对本病提出了几个诊断分类框架，但所有都要求 U1-RNP 抗体的存在[99]。通过诱导内皮细胞活化与损害，这些 U1-RNP 抗体也与 PAH 发病机制相关，也可能与 AECA 相关[100, 101]。

虽然 MCTD 患者的肾脏受累不如 SLE 或 SSc 常见，但肺受累极可能比它们任何一个更常见[102-104]。MCTD 的肺疾病可表现为肺实质疾病、肺血管疾病，或两者都有[15, 21]。一个单中心研究的 201 例 MCTD 患者，超过 50% 的患者有 ILD；而几乎 24% 的患者被报告患有 PAH。尽管如此，考虑到使用 PH 的非标准定义（右心室收缩压力估计超过 25mmHg），通过超声心动图建立的诊断，倾向于高估了 PAH 的患病率。而且，本研究没有报告 PAH-ILD 的患病人群。其他队列研究也提供了 MCTD 的 PAH 患病率，从 19% 到高达 50% 不等；然而，这些研究中的一部分要么是单中心研究，要么是单纯基于超声心动图确立 PAH 诊断[103, 105, 106]。最近来自于挪威的 MCTD 患者前瞻性注册研究提示 PAH 更低的患病率，只有 5/147 患者有 PH，且仅 2/147 患 PAH[15]。然而，因为这是一个观察研究，没有拟定对 PH 专门筛查，可能低估了 PH 和 PAH 的患病率。比如，虽然所有的患者在登记期间进行过筛查回应，只有 64% 的患者在平均将近 6 年的随访期间进行过重复回应。因此，这一研究可能将随访研

究期间的新发病例漏掉了。因此，在 MCTD 的 PAH 和 PH-ILD 患者中，二者可信赖的评估尚待阐明。

肺血管疾病的另一个潜在因素，MCTD 可能比 SSc 更常见。Gunnarson 及其同事早先完成的研究中，报告了发生血栓形成的患者比例很高，动脉（6.4%）和静脉（19.9%）都存在[107]。有静脉血栓的患者是否发展成慢性血栓栓塞性疾病和 PH 目前还不清楚。有趣的是，抗 - 内皮细胞和抗 - 心磷脂抗体常常在发生栓塞事件的患者中发现，暗示一个肺血管疾病可能常见的路径。这个发现仅增强了 MCTD 伴有可能 PH 患者的慢性 PE 全面评估的重要性。

包括 52 例 MCTD-PAH 患者的 REVEAL 注册研究，帮助我们加强对本病的特殊特征的理解[17]。在注册时，这些患者比 SSc-PAH 患者更年轻（分别是 49.4 ± 16.1 对 61.8 ± 11.1）。虽然在 MCTD-PAH 和 SSc-PAH 之间不存在性别差异，但 MCTD-PAH 的高危人群是黑人和西班牙人。相比于 SSc-PAH 组，MCTD-PAH 组中，如脑钠肽和肌苷等血清生物标记物明显较低。有趣的是，两组的肺活量和肺容量测定没有差别，但 MCTD-PAH 组的 DLCO 明显较高。超声心动图检查中，MCTD-PAH 患者左心收缩功能障碍的证据较少；侵袭性血流动力学检查两组没有明显差别，除了在 MCTD-PAH 队列中有右心房压力较低的倾向。

筛查和早期发现

在 REVEAL 注册研究中，几乎 70% 的 MCTD-PAH 患者在诊断时已有功能分级中 III 级的症状，这个患者人群突出的特点是延误诊断[17]。最近一致声明，有 SSc 特征的 MCTD 患者同单纯的 SSc 患者一样应进行相同的筛查方案，减少潜在的 PAH 诊断的延误[89]。这个策略在本人群早期发现 PH 是否有效果仍需要探讨。

预后

PAH 可能是 MCTD 患者最常见的死亡原

因。在一个聚类分析中，根据临床表现、抗体指标将患者分成 3 组，"PAH"（超声心动图确诊）或血管受累为主的患者同 ILD 优势组及关节表现优势组相比，生存率明显更差[107]。在血管队列（72%）和总的队列（50%）中，PAH 是最常见的死亡原因。最近的两个队列研究报告了右心导管证实的 MCTD-PAH 患者的预后。来自于英国的一个国家注册研究显示，MCTD-PAH（$n=28$）的 1 年生存率同在 SSc-PAH 队列（$n=259$）观察到的相似（83% 对 77%），但 3 年生存率可能较好（66% 对 47%）[70]。在 REVEAL 注册研究中，1 年生存率在 MCTD-PAH 和 SSc-PAH 之间没有差别（88% 对 82%）[17]。尽管如此，当同 CTD-PAH 的其他类型相比时，如 SLE-PAH，两个 MCTD-PAH 队列研究中的生存率更差。

系统性红斑狼疮

SLE 是一个多系统疾病，可以影响肺部并形成肺血管疾病的几种类型，包括 PH-ILD、PAH 和慢性血栓栓塞性肺动脉高压（chronic thromboembolic pulmonary hypertension, CTEPH）。此外，SLE 相关的心肌病或需要血液透析和动静脉造瘘的肾衰竭可引起 PH[108]。因此，患 SLE 的 PH 患者也可被分入五组 PH 类别中的任何一组（图 11.1）。

评估 SLE 的 PH 患病率差异很大，从 0.0005% 到 14% 不等[19, 109-118]。评估中的变异很多可以归因于 PH 的定义和使用的诊断方法。例如，使用右心导管诊断 PH 的三个研究，均使用 PH 的非标准定义，一个研究使用 mPAP > 30mmHg 标准，另两个研究使用 mPAP > 40mmHg 标准[19, 109, 110]。此外，基于 SLE 患病人群 PH 相对罕见，针对 PH 的筛查方案不被推荐，只对有症状的患者进行 PH 评估。因此，虽然 SLE 的 PH 患病率看起来似乎低于其他结缔组织病如 SSc 和 MCTD，但其实际患病率可能明显更高。

患者更倾向于年轻人（诊断时平均年龄 30 岁左右），且常有雷诺现象。平均来说，发生 PAH 之前，患者患 SLE 有几近 5 年的病程[119]。发生同 SLE 相关的 PAH 的危险因素

还不十分清楚，但一项回顾性队列研究使用超声来确诊 PH[右心室收缩压（right ventricular systolic pressure, RVSP）≥ 35mmHg 确诊]，发现黑种人更可能易患 PH。此外，病程长的患者，周围神经系统受累且伴有心包炎的患者更容易患 PH[118]。作者还发现，抗平滑肌抗体和抗心磷脂抗体阳性的患者更易发生 PH。

预后

正如预期的，伴有 PH 的 SLE 比没有 PH 的患者预后更差。虽然先前的研究报道 SLE-PAH 患者的中位生存期为 2～3 年，最近一个来自于英国的队列研究报告了 3 年生存率是 75%[19, 70, 113, 120]。来自于韩国和中国的几个队列研究显示，PAH 似乎是最常见的死亡原因，然而，在北美洲和欧洲的队列中这是一个很少见的死亡原因[121, 122]。这些队列之间的差别，提示影响 SLE 的 PH 预后方面存在种族差异，但这尚有待证实和解释。在最近一个有关 SLE-PAH 预后相关因素的系统回顾中，Johnson 及其同事发现，PH 特异性和 SLE 特异性指标均可预示生存率[117]。诊断时较高的 mPAP 同较差的预后相关。特别是 SLE 的血管表现，诸如雷诺现象、肺血管炎、血栓栓塞、血小板减少和抗 - 心磷脂抗体的存在提示一个较差的预后。有趣的是，红斑狼疮活动度和肾炎与不良预后均不相关。

干燥综合征

干燥综合征（Sjögren syndrome, SS）是以外分泌腺和内分泌腺组织的淋巴细胞渗出为特征的慢性炎症性疾病。本病可以原发疾病出现或与其他 CTD 如类风湿关节炎（rheumatoid arthritis, RA）或系统性硬皮病（systemic scleroderma, SSc）等相关。高达 0.4% 的普通人群患有 SS；绝大多数是四十和五十多岁的女性[123]。虽然干燥综合征 [眼干燥和（或）干燥性角膜结膜炎及口腔干燥] 在 SS 患者是最常见的表现，肺的外分泌腺受累也是常见的，典型表现如 ILD。SS 患者已经描述过的各种类型 ILD，包括淋巴细胞性间质性肺炎、非特异性间质性肺炎、普通

型间质性肺炎和机化性肺炎[124]。

相反，PAH 在 SS 很少见；实际上文献报告中只有 43 例经过右心导管证实的 SS-PAH 患者。相对大型的队列研究估计 PH 的患病率约为 20%，然而，两个研究均没有将 ILD 相关的 PH 和 PAH 区分开来，并且在确定诊断过程中没有使用 RHC[22, 125]。因此，真实的患病率仍不清楚。尽管如此，在 SS 相关 PH 患者最大的病例系列中，Launay 及其同事描述了本病的特征，注意到这些患者更容易有雷诺现象、血管炎和 ILD[14]。抗体指标提示与抗 -Ro 和 RNP 抗体相关；也注意到，在伴 PAH 的 SS 患者中，高丙种球蛋白血症更常见。本队列的生存率差，1 年和 3 年生存率分别是 73% 和 66%，与 PAH-SSc 患者的生存率相似。

类风湿关节炎

类风湿关节炎（rheumatoid arthritis, RA）是一种以对称性、炎症性多关节炎为特征的自身免疫性疾病，可导致关节破坏。相比其他 CTD 疾病，RA 的患病率更高，在美国每 100 000 人就有超过 40 人发生本病。美国女性终身发生 RA 的危险几达 4%[126]。关节外疾病影响多器官，包括皮肤、眼、血液系统、肾脏；重要的是，心肺受累常见。相较于没有 RA 的年龄相一致的人群，存在发生冠状动脉疾病、心肌梗死、心力衰竭和猝死的高危因素[127]。肺部表现包括间质性肺疾病、类风湿结节、伴细支气管闭塞的气道疾病及机化性肺炎。另外，胸腔积液、脓胸、支气管胸膜瘘或气胸等胸膜疾病相当常见，高达 20% 的患者可发生[128]。肺部疾病也可由改善病情抗风湿药物引起，并发诸如肺炎、纤维化、闭塞性细支气管炎、感染、支气管痉挛及其他问题[129]。

据报道，RA 的肺动脉高压同左心疾病、间质性肺疾病及慢性血栓栓塞性疾病相关[130, 131]。单纯的肺动脉高压，即缺乏明显的左心疾病、ILD 和慢性血栓栓塞性疾病的 PH，在文献报告中不常见[132-142]。在这些病例报告中，PH 归因于肺血管炎[132, 135, 136, 138]、

高黏滞综合征[134] 和 PAH[133, 137]。在为数不多的几个研究中，使用右心导管确诊 PAH。而且，这些患者获得的肺组织通过活检或通过尸检证实了一些 PAH 的典型特征，包括内膜增生、中膜肥大，甚至小肺动脉丛状病变[132, 135, 137]。在英国注册的患者中，只有 12 例 RA-PAH 得到确诊，然而在 REVEAL 注册研究中，28 例右心导管证实的 RA-PAH 也被包括在内[17, 70]。同在 REVEAL 队列研究中的 SSc-PAH 患者比较，RA-PAH 患者更年轻 [（54 ± 15.8）岁对（61.8 ± 11.1）岁]。雷诺现象可能更少出现（队列的 3.6% 对 32.6%）；肾功能不全发生不常见，且 BNP 的水平明显较低。基线的功能分级、6 分钟步行距离和血流动力学在 RA-PAH 和 SSc-PAH 之间相似。在 REVEAL 注册研究的 MCTD-PAH 队列中所见的表现相似，同 SSc-PAH 相比，虽然肺活量和肺容量相似，但在 RA-PAH 队列中的弥散容积更高。相较于 SSc-PAH 队列，RA-PAH 队列的生存率明显较好，1 年生存率为 96% 对 82%（SSc-PAH 队列）（P=0.01）。

多发性肌炎/皮肌炎

多发性肌炎（polymyositis, PM）和皮肌炎（dermatomyositis, DM）是特发性炎症性肌病，以近端肌无力为特征。DM 有特征性皮肤表现，尽管 PM 和 DM 二者的临床特点在受累的个体中呈现多样化。DM 和 PM 的估计患病率为每 100 000 人有 5～22 人，年发生率为每 100 000 人有 2 人[143, 144]。PM/DM 是多系统疾病，潜在影响心脏、胃肠道和肺；且其发生恶性肿瘤的比例也有所升高，尤其是 DM 患者[145]。虽然诸如呼吸困难和端坐呼吸的呼吸系统症状也可由影响横膈的肌无力引起，但 PM/DM 最常见的肺部表现是间质性肺疾病，大约发生在 10% 的患者。

肺动脉高压似乎是 PM/DM 的罕见并发症，如果出现，其可能与潜在的 ILD 相关[18]。在英国的注册研究中，只有 7 例 PM/DM-PAH 得到确认（全部队列的 2%）；在 REVEAL 注册研究中，没有 PM/DM-PAH 病例[17, 70]。在英国的注册研究中，没有这些病例的临床

人口统计学和血流动力学特征的报告；尽管如此，这些病例的 1 年和 3 年生存率均达 100%，相比于其他 CTD-PAH，提示 PM/DM-PAH 的预后更好。

治疗

随着对 PAH 理解的深入，在推测的发病机制中，靶向选择路径的新型治疗得到了发展。这些治疗主要是影响血管紧张度和重建的慢性损伤的内皮细胞功能。最近的研究中，更进一步证实了内皮细胞和平滑肌细胞异常增生及生长因子分泌增加，吸引研究者将 PAH 同肿瘤进程进行对比，并为在 PAH 进行抗肿瘤药物试验做好了准备[147-151]。

针对 PAH 的新型治疗的随机临床试验，包括各种类型的 CTD-PAH 患者，虽然登记的多数患者很可能患有 SSc（表 11.4）。在这些研究中，CTD-PAH 队列的亚组分析只有零星的报告[152-156]。考虑到 CTD-PAH 类型之间人口学和血流动力学特征的差别，这些临床试验的结果不太可能概括 CTD-PAH 的所有类型，因此大部分情况应谨慎解释。虽然 SSc 的疾病证据基础是最低的，随后讨论的 PAH 治疗仍然在 CTD-PAH 的各型常常使用。

综合措施

尽管缺乏任何类型 PAH 的特定数据，指南一致建议在休息或活动时缺氧（周围脉氧饱和度 < 90%）的患者采取辅助氧疗，很大程度上基于来自慢性阻塞性肺疾病数据的推断[2, 157, 158]。另外，建议对容量超负荷和右心衰竭的患者使用利尿剂。地高辛在难治性右心衰竭的房性心律失常的治疗中可能有用。锻炼，尤其是肺康复，在 IPAH 的患病人群的运动处方的一个临床试验中证实可获益[159]。在此研究中，生活质量和通过 6 分钟步行试验评估的运动能力在完成专门运动项目的患者中得到显著改善，有相当大的效果。相似的结果在 CTD-PAH 的一个较小的观察研究中已得到证实[160]。

表 11.4　包含 CTD-PAH 患者的 PAH 治疗的关键试验

	CTD-PAH（n, 总 %）	CTD 类型（n, %CTD）
依前列醇	111（100%）	lcSSc:77（69%） dcSSc:14（13%） 其他: 20（18%）
口服曲前列尼尔	110（19%）	未报道
附加口服曲前列尼尔	92（26%）	未报道
SC 曲前列尼尔	90（19%）	lcSSc:20（22%） dcSSc:25（28%） SLE:25（28%） MCTD:17（19%） 重叠: 3（3%）
吸入曲前列尼尔	77（33%）	未报道
吸入依诺前列素（AIR）	35（17%）	未报道
吸入依诺前列素 + 波生坦	未报道	未报道
贝前列素	13（10%）	未报道
伐地那非（EVOLUTION）	20（30%）	未报道
他达拉非（PHIRST）	95（29%）	未报道
西地那非 + 依前列醇（PACES）	55（21%）	SSc:50（60%） SLE:14（25%） 其他: 10（18%）
西地那非（SUPER）	84（30%）	SSc:50（60%） SLE:19（23%） MCTD:8（10%） SjS:4（5%） RA:1（1%）
波生坦（EARLY）	33（18%）	SSc:15（46%） SLE:11（6%） MCTD:3（9%） SjS:1（3%） 其他: 1（3%）
波生坦（研究 351 +BREATHE）	66（27%）	SSc:52（78%） SLE:8（12%） 重叠: 4（6%） UCTD:2（3%）
波生坦 + 依前列醇（BREATHE-2）	6（18%）	SSc:5（83%） SLE:1（17%）
安贝生坦（ARIES 1+ARIES 2）	136（35%）	未报道
西他生坦（STRIDE-1）	42（24%）	SSc:19（45%） SLE:15（36%） MCTD:7（17%）

抗凝剂

建议使用抗凝剂治疗 IPAH，主要基于回顾性观察数据显示，华法林治疗改善了生存率[2]。然而，没有类似的数据出现在 CTD-PAH。血管扩张引起的胃肠道出血的潜在风险增加，尽管在某些类型的 CTD 可能常见，目前的指南仍建议对没有禁忌证的患者给予口服抗凝剂，尤其是那些接受连续静脉治疗的晚期患者。

免疫抑制剂

正如前面讨论的，炎症和免疫学机制很可能涉及 CTD 和 PAH 的发病机制。考虑到在病理生物学的潜在共性，已经在 CTD-PAH 各型中使用抗炎药物。尽管没有 CTD-PAH 的随机临床试验支持在这个患者人群中使用免疫抑制剂。几个病例系列仍然提示其对某些 CTD-PAH 人群有效。在 Jais 及其同事的报告中，23 例 SLE 相关的或 MCTD 相关的 PAH 接受环磷酰胺和糖皮质激素联合治疗；证实几乎一半的 SLE-PAH 和 MCTA-PAH 患者的功能容量和血流动力学得到临床改善[161]。然而在队列中的 6 例 SSc-PAH 患者对免疫抑制治疗没有反应。一旦开始 PAH 特异性治疗，这些患者的以上指标确实得到了改善。其他的研究者曾报告，使用免疫抑制治疗的功能容量和血流动力学获得改善，某些患者的预期生存率得到改善[162-164]。为了更好地理解免疫抑制治疗在 CTD-PAH 患者中的地位，尤其是对这些干预常常不起反应的 SSc-PAH患者，需要随机临床试验。

前列腺素

前列腺素是一个内生性血管扩张剂，通过环磷酸腺苷活化抑制血小板聚集。外生性前列腺素增加前列环素的产物，其轮流恢复血管收缩剂如血栓素 A2 和血管扩张剂之间的平衡。合成的前列环素依前列醇是第一个批准治疗 PAH 的药物，迄今为止，仍是在 PAH 患者随机临床试验中证实的改善生存率的唯一治疗[165]。依前列醇也在 SSc-PAH 患者中被研究过。虽然在运动能力和血流动力学方面得到显著改善，但生存率未见获益。此药仍然被认为是治疗 PAH 最有效的药物，因此用于治疗严重疾病患者。

几个重要因素与药物释放及其副作用相关，静脉注射依前列醇前必须进行仔细的考虑。因为本药的半衰期只有 2～3 分钟，必须通过隧道式导管进行连续灌注。而且，依前列醇Ⅳ只在室温下稳定 8 小时，因此必须冷藏维持其完整。最近，室温下稳定的配方已被准许商业使用。副作用常见，包括头痛、下颌痛、恶心、腹泻、腿痛、足跟痛和脸红。低血压也常见。在某些患者这些副作用呈剂量限制性。SSc-PAH 患者的几个肺水肿报告中，使用前列腺素衍生物治疗急、慢性 SSc-PAH，引起了对隐匿的静脉闭塞性疾病的警惕，以及强调在这些患者中的治疗风险[167, 168]。

CTD-PAH 的患者使用依前列醇静脉注射与 IPAH 的患者使用似乎存在很大差异。最近，一个在密歇根大学历时 15 年的研究报告发现，接受前列环素静脉注射治疗，SSc-PAH 患者显著少于 IPAH 队列患者（38.5% 对 55.3%，$P=0.02$），尽管几乎 80% 的 SSc 队列证实有严重的 PAH（WHO 功能分级Ⅲ / Ⅳ）[94]。在我们中心有相似的情况，低于 45% 的Ⅲ / Ⅳ级的 SSc-PAH 患者接受前列环素静脉注射治疗。这某种程度上与患者因素相关，包括由指端硬化和手指溃疡（digital ulcers, DU）引起的手灵巧度受限的 SSc 患者人群；过去，经低温处理后使用此药也能导致雷诺现象迅速加重，最终导致患者人群较少使用此药。尽管如此，在 REVEAL 注册研究显示，纵观整个美国严重 PAH 患者平行使用的比例，只有 43% 的死亡患者（所有 PAH 类型）在死亡之前接受过前列环素静脉注射治疗[169]。

有几个当前可用于 PAH 治疗的前列环素类似物的处方，也在 CTD-PAH 研究过。依洛前列素有静脉注射和吸入两个处方剂型，而在美国只有吸入剂型获得了批准。在没有 PAH 的 CTD 患者，研究使用依洛前列素静脉注射治疗周围血管并发症，显示相比基线值，运动能力和血流动力学获得改善；然而没有 CTD-PAH 患者的专门数据[170,171]。在 PAH 的各种类型吸入依洛前列素的研究中，包括 CTD-PAH，证实相较于安慰剂，在功能分级、运动能力和血流动力学获得改善[172]。

曲前列尼尔是另一个前列环素的衍生物，在室温下化学性质稳定，有可供静脉注射、皮下注射（subcutaneous, SC）和吸入使用的剂型。曲前列尼尔的口服剂型的试验目前正在进行。同依前列醇静脉注射相似，曲前列尼尔静脉注射必须通过中心导管释放并连续泵入灌注。皮下处方也必须连续灌注释放，可通过皮下组织的埋置针来实施。在皮下注入曲前列尼尔的大型随机临床试验中，包含有 90 例 CTD 相关 PAH 的各型患者（表 11.4）。正如 Oudiz 及其同事报告的，在这个小患者群体的反应中提示临床有效，呼吸困难指数、功能容量和血流动力学获得改善，尽管在治疗组和安慰剂组 6 分钟步行距离（6MWD）变化刚好有统计学意义（25m，$P=0.055$）[153]。虽然，在波生坦或西地那非基础上添加吸入曲前列尼尔的 TRIUMPH 调查研究中，其中的 CTD-PAH 患者，发现功能容量有显著改善，但没有 CTD-PAH 患者亚组分析的报告[173]。

内皮素受体拮抗剂

内皮素 -1（endothlin-1, ET-1）是一种强力血管收缩剂，在肺脉管系统调节血管紧张度和细胞增殖。ET-1 平衡的微小变化被认为促成了 PAH 的发病机制[174]。ET-1 在 SSc 的发病机制中充当促成血管损伤和纤维化的角色，之前的研究证实了 ET-1 水平和疾病严重度之间的关系[175]。因此，特别是在 CTD-PAH 和 SSc-PAH 患者，ET-1 仍是一个有吸引力的治疗靶点。

内皮素受体拮抗剂（endothlin receptor antagonists, ERA）在血管平滑肌阻断 ET 受体，从而促进肺脉管系统血管松弛。波生坦，一种双重竞争的 ET 受体拮抗剂，是此领域研制出的第一个药物。在 BREATHE-1 研究中，发现相较于安慰剂组，接受波生坦治疗的 PAH 患者在功能分级、6MWD、临床加

重时间（time to clinic worsening, TTCW）和血流动力学方面有显著改善。在本试验，几乎 1/3 的患者是 CTD-PAH。本研究的亚组分析，CTD-PAH 患者（大部分为 SSc-PAH）在 6MWD 方面没有显示明显改善；然而治疗组的患者不太可能出现恶化。这些发现与来自于我们用波生坦初步治疗的经验观察结果相似；同 IPAH 患者比较，SSc-PAH 患者反应不强烈，体现为 FC 没有变化、较差的生存率，以及更高的副作用发生率[176]。尽管如此，一个多中心观察研究中，包括 53 例服用波生坦初步治疗的 CTD-PAH 患者队列（80% 系 SSc-PAH），治疗 48 周后，同 FC 降低的相比，更高比例的患者 FC 获得改善（27% 对 16%），但大部分 FC 没有改变（57%）[156]。另外，1 年生存率是 92%，同过去对照相比获得改善，然而，与健康相关的生活质量没有明显改善。在一个包含服用波生坦的 CTD-PAH 患者随机临床试验的亚组分析中，与过去对照相比，发现 6MWD 及生存率均有所改善[154]。然而，这个队列包含 CTD-PAH 患者的各种类型，因此可能不能准确反映 CTD 人群的特定群组的结果。波生坦也在雷诺现象和手指溃疡（digital ulcer, DU）的治疗中研究过，最近的一个 meta 分析提示通过波生坦治疗的 SSc 患者新发的手指溃疡减少，但对已有手指溃疡的愈合没有效果[177]。因此，波生坦似乎起到稳定病情的作用，在部分 CTD-PAH 患者可改善症状、功能容量，但不能改善生活质量或 CTD 的其他血管并发症如手指溃疡。与过去相比，在 1 年预后可能得到改善，目前还没有进行过前瞻性随机研究的评估。

安贝生坦是另一个高选择性的 ERA，其对 ETA 受体的选择性比对 ETB 受体高 4000 倍以上。在保留由 ETB 介导的血管扩张活性时，这个选择性可能把内皮素的血管收缩效应作为靶点，然而这个选择性的水平与临床关联不清楚。PAH 大型的、随机的、双盲、安慰剂对照的临床试验，证实接受安贝生坦的患者 6MWD 显著改善，以及 TTCW 显著减少[178]。在 CTD-PAH 亚组，最初 6MWD 获得改善，在 24 周研究结束时，同基线相

比没有差别。在一个延期的长期研究中，包含 CTD-PAH 的 383 例中的 124 例患者（32%），没有 CTD 类型的报告 [179]。在这个观察研究中，CTD-PAH 患者的 1 年和 2 年生存率分别是 91% 和 83%；然而几乎 20% 的患者在这 2 年里联合了其他针对 PAH 的药物治疗，波生坦的长期疗效无法单独准确认定。在另一个观察研究中，包含初始治疗或有接受其他 PAH 特异性药物治疗背景的 40 例 CTD-PAH 患者，在接受安贝生坦治疗 24 周后 6MWD 没有明显改善。迄今的每个研究显示，安贝生坦的耐受性很好，然而几乎 33% 的患者在初始治疗时出现过下肢水肿加重。

马西替坦是一个 ERA 组织靶向药物，显示在活体内局部组织环境保持活性，以致较其他 ERA 的半衰期更长 [180]。最近一个马西替坦 3mg 和 10mg 的随机、双盲、安慰剂对照试验中，证实同安慰剂相比，其可显著减少发病率 / 死亡率风险，10mg 组减少 45%，3mg 组减少 30% [181]。本研究中，30.5% 患者有 CTD 相关性疾病；目前没有发表本人群专门的效果资料。马西替坦耐受性好，在安慰剂和治疗组中下肢水肿的症状没有差别。

ERA 的副作用常见，包括周围性水肿、头痛、呼吸困难、上呼吸道感染、鼻塞、疲劳和恶心。ERA 也可导致肝毒性。由于波生坦、安贝生坦和马西替坦之间的剂型不同，与安慰剂、安贝生坦和马西替坦混合使用，没有增加肝毒性的风险。因此，除波生坦之外，没有必要每月检测肝毒性 [182]。可发生血红蛋白降低并需要监测。ERA 可致畸，因此孕妇是绝对禁忌证；再者，由于药物与药物之间的相互反应，在使用波生坦时，雌激素 / 黄体酮避孕不是一个可靠的方式。

磷酸二酯酶抑制剂

磷酸二酯酶 5 型抑制剂（phosphodiesterase type 5 inhibitor, PDE5I）抑制环磷酸鸟苷（cyclic guanosine monophosphate, cGMP）的分解，对氧化亚氮（nitric oxide, NO）的刺激产生反应，由可溶性鸟苷酸环化酶（soluble guanylate cyclase, sGC）释放第二信使。氧化

亚氮是强力血管扩张剂，同时也抑制血小板聚集和血管平滑肌细胞增生；氧化亚氮的缺乏，被认为是 PAH 发病机制的组成部分 [183]。通过减慢 cGMP 的分解，PDE5I 增强血管平滑肌细胞的扩张。

PDE5 的表达与活化在肺内和血管平滑肌细胞是增高的，因此是一个引人注目的 PAH 治疗靶点。初期用于治疗勃起功能障碍的几个药物，已进行过治疗 PAH 的研究。西地那非是第一个进行 PAH 大宗、随机临床研究的药物。在 SUPER 研究中，患者随机给予 20mg、40mg、80mg 剂量的西地那非或安慰剂，1 日 3 次 [184]。在 12 周研究结束时，相对于安慰剂，所有剂量的患者主要的结果（6MWD）都明显改善。次要指标，如血流动力学，在几组之间也证实有明显改善，但呼吸困难和 TTCW 没有明显差别。在 SUPER 研究中，CTD-PAH 患者的亚组分析显示 20mg 和 40mg 剂量在 6MWD 有显著的统计学改善（42m, 95% CI 20 ~ 64m, $P < 0.01$；36m, 95% CI 14 ~ 58m, $P < 0.01$）[156]。另外，每个剂量都能改善功能分级，相比 20mg 组，40mg 和 80mg 组患者获得改善的比例更高（分别为 40% 对 29% 和 42% 对 29%）。也应注意，所有治疗剂量的患者血流动力学得到改善。基于汇总的数据，FDA 批准西地那非治疗 PAH 的剂量是 20mg，1 日 3 次，虽然实践中一些临床医生主张使用更高剂量。

他达拉非是另一个研究用于治疗 PAH 的 PDE5I。他达拉非同西地那非相比有独特的化学结构，导致其对于 PDE5 酶的选择性及药代动力学的差异 [185]。因为他达拉非的半衰期是 17.5 小时，一天使用一次即可。在 PHIRST 研究中，一个他达拉非一天一次的双盲、安慰剂对照试验，治疗组或稳定期波生坦治疗的患者，在最高剂量（每日 40mg）研究组中 6MWD 显著改善 [186]。而且，治疗组的 TTCW 和生活质量显著改善，但是功能分级和呼吸困难没有显著改善。在 CTD-PAH 患者中，6MWD 的改善存在剂量依赖性，同安慰剂相比，40mg 组经安慰剂校正后有 49m 的改善（95% CI 15 ~ 83m）。

通常，PDE5I 耐受性很好。常见的副作用包括脸红、头痛、鼻塞、肌痛和胃肠不适。考虑到在 PDE5 和 PDE6 之间的部分同源性，其主要在视网膜和光传导串联累积，存在潜在的视力副作用，包括光敏、蓝 - 绿色或视力模糊。重要的是，最近一项用 PDE5I 治疗慢性患者的研究报告中，从眼的角度来看西地那非耐受性很好[187]。作者的实践是在 PDE5I 初始治疗前由眼科医师对患者进行评估，然后在治疗期间每年随访监测潜在的眼科问题。

瑞司瓜特是一个 sGC 的刺激物，使 sGC 对低水平氧化亚氮（NO）生物效应敏感和通过 NO- 非依赖机制引起 cGMP 合成增加[188]。这个活化机制越过 PDE5I 产生潜在益处，因为 PDE5I 依赖 NO 的生物利用度，且 NO 在 PAH 患者相对缺乏[189]。因此，由瑞司瓜特完成的 sGC 刺激在增加 NO 生物利用度可能更有效。

PH 的瑞司瓜特两个研究已于最近完成，一个是针对 PAH 的患者，一个是针对 CTEPH 的患者。PATENT-1 研究瑞司瓜特在 PAH 患者的有效性和安全性，患者为初始治疗或有其他 PAH 特异性药物治疗背景[190]。6MWD 的主要变化结果在 12 周出现，相比于安慰剂组，治疗组获得了 36m 的改善（95% CI 20~52m，$P < 0.01$）。有趣的是，在初治组和有治疗背景的两组患者中，6MWD 获得了几乎相似大小的显著改善。次要指标也发现有统计学显著改善，包括功能分级、TTCW、生活质量、呼吸困难、NT-proBNP 及血流动力学。目前没有发表关于 CTD-PAH 患者（占队列研究的 25%）疗效的资料。副作用一般轻微，瑞司瓜特有良好的安全指标。

联合治疗

考虑涉及疾病的发病机制，针对不同路径为靶点的 PAH 治疗之间可获得潜在的协同作用，虽然这些实践的证据基础有限，联合不同类别的治疗在临床实践中仍然经常应用。正如前面讨论的，对于药物的疗效，已在临床试验研究过的几个治疗，纳入了一定比例使用不同类单药治疗 PAH 背景的患者。几个正在进行的试验在检验联合治疗的疗效，包括 COMPASS（西地那非和波生坦）和 AMBITION（他达拉非和安贝生坦）。另外，目前正在进行一项他达拉非和安贝生坦治疗 SSc-PAH 初治患者的观察研究，现即将完成（clinical.gov identifer NCT01042158）。其他已完成的检验联合治疗效果的研究得出了不同的结论。在 BREATHE-2 中，一项依前列醇静脉注射加波生坦或安慰剂的研究中，没有发现通过 RHC 测定的总肺阻力的主要终点改善和次要终点如 6MWD 的改善[191]。有趣的是，作者把在研究中缺乏临床反应归因于在治疗组中 SSc-PAH 患者比例较高，引用了 SSc-PAH 患者对一般治疗反应不那么强烈的例子。在 PACES，使用依前列醇静脉注射的患者随机给予西地那非 80mg，1 日 3 次或给予安慰剂，获得显著改善的有运动能力、TTCW、生活质量和血流动力学。然而只有队列的 17% 有 CTD-PAH，不能由此认为这个联合治疗对于这一患者人群是有效的。

在我们中心，发现相比于 IPAH 患者，SSc-PAH 患者对联合治疗反应较差[192]。虽然在波生坦单一治疗基础上加西地那非，IPAH 患者功能分级和 6MWD 得到改善，但 SSc-PAH 患者没有获得这样的效果。此外，在 SSc-PAH 组有明显更多的副作用，包括肝毒性。波生坦和西地那非之间药物相互反应也报道过，且可能在临床十分显著，尤其是在 SSc-PAH 患者人群。

新型疗法

最近，对强调内皮细胞和平滑肌细胞异常增生的 PAH 的病理生物学的深刻理解，已经引导研究者以这些过程作为靶点研究抗肿瘤药物。在 PH 的实验动物模型，加用各种酪氨酸激酶抑制剂（tyrosine kinase inhibitor, TKI）抑制增生和增加平滑肌细胞凋亡改善血流动力学，逆转血管重塑并改善生存率[194, 195]。TKI 伊马替尼，一个双重血小板衍化生长因子和血管内皮生长因子抑制剂，几个个案报告提示其在 PAH 患者的效用，包括一位 SSc-PAH 患者和一位 PVOD 患者[150, 196-199]。尽管如此，伊马替尼几个大的临床试验显示不同结果；最后，药物没有被批准在 PAH 患者中使用[148, 149]。另外，有报告称 TKI 达沙替尼会引起 PAH[200]。认为这个同达沙替尼的宽泛的靶点相关，包括 Src 激酶，可能与 PAH 的发生有牵连[201]。

一个抗肿瘤药物的多中心研究中，利妥昔单抗正在 PAH-SSc 患者中进行。利妥昔单抗是针对 B 细胞表面蛋白 CD20 的嵌合单克隆抗体。基于临床前研究数据提示，在 SSc 发病机制和 PAH 发病机制中，存在 B 细胞的累积损害。针对 SSc-PAH 患者，评估利妥昔单抗的 II 期临床试验已开始，目前在招募患者[202]。这个试验的主要结果是在 24 周时 PVR 的变化。

在PH-ILD-CTD的PH特异性治疗

正如前面所述，CTD 患者常常发生与共存的 ILD 相关的 PH，且相较于其他 CTD 患者，此现象在 SSc 患者中更常见。虽然用 PAH-特异性药物治疗 PH-ILD 从治疗立足点是吸引人的，对于存在和缺乏 ILD 的 PH 患者来说，其发生机制的差异可能影响对特异性血管扩张剂治疗的反应。缺氧性血管收缩，是 ILD 发生 PH 的主要机制之一，也是在有肺实质疾病的情况下，使通气灌注（ventila-tion perfusion, VQ）相匹配的重要调节者。当前，所有市场上可买到的 PAH 药品通过肺血管扩张生效；加用此类药物将恶化 VQ，因此通过释放适度的缺氧性血管收缩剂来与之相匹配。考虑到 SSc 的肺血管疾病的高发生率，伴一定程度 ILD 的患者人群将可能对 PH 特异性治疗有反应（图 11.3）。遗憾的是，识别这些患者是有一定挑战性的。

几个研究者报告了在伴 PH-ILD 的 SSc 患者使用未被临床认可的 PAH 特异性治疗的经验。Le Pavec 及其同事最近回顾了 70 例接受 PAH 特异性治疗的伴 PH-ILD 的 SSc 患者对 PAH 特异性治疗的反应[203]。在平均随访 7.7 年之后，同基线值相比，功能分级、6MWD 或血流动力学没有变化。1 年、2 年和 3 年生存率分别是 71%、39% 和 29%。多变量分析结果，初始治疗的氧合恶化和肾功

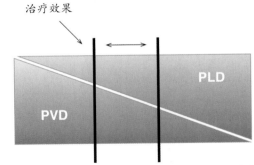

图11.3 CTD肺动脉高压促成因素及对肺血管扩张剂的治疗反应。虽然，临床上典型的CTD的肺动脉高压常常由肺血管疾病引起或由肺实质疾病引起，如此图所显示的两者都会促成肺压力的升高。肺血管扩张剂的疗效似乎在以肺血管疾病为主的患者最好，肺实质受累的治疗效果是可被证实的，然而，其"临界值"比例（此处以图中右侧黑直线表示）仍有待确定。

能的恶化均同死亡危险相关。只有很少的研究检验了其他 CTD 类型相关的 PH 对 PAH 特异性治疗的反应。

CTD相关的肺动脉高压的肺移植

多中心认为 CTD 应是肺移植的相对禁忌证，因为考虑到胃食管反流导致闭塞性细支气管炎综合征，免疫抑制治疗并发肾脏损害，以及移植后常常使用抗菌药，常有肾毒性和肺外器官损害。基于这些观念，在 1995 到 2010 年间世界范围内发生潜在 CTD 患者的肺移植不足总数的 2%[204]。尽管如此，如几个研究者所揭示的，CTD 患者的预后，似乎同仅伴有 IPAH 或仅伴有 ILD 的患者预后并没有显著不同[205-207]。因此，对于伴有严重 PH 且治疗失败的患者应该考虑行肺移植。

CTD-PAH的治疗反应

一般情况下，针对治疗 PAH 的 PAH 特异性治疗临床试验显示，在 CTD-PAH 患者反应迟钝，尤其是 SSc-PAH 患者。例如，一个关于 CTD-PAH 的 PAH 治疗疗效的系统回顾，使用来自这些药物的关键临床试验数据，证实在 CTD 人群运动能力改善不显著，评估疗效轻微[208]。然而，并发症的存在和 CTD-PAH 的混杂因素，可能限制了对当前使用的针对 PAH 的临床治疗试验结果的解释。如表

表 11.5　CTD-PH 的疾病特别注意事项

功能位点	工具	应用于 CTD-PAH
血流动力学	RHC, Echo	Ⅱ组和Ⅲ组评估混淆
运动测试	6MWD	肌肉骨骼疾病 / 失调
治疗依从性	不良事件	非 PAH 所致的呼吸困难（ILD, 贫血等）
药代动力学	生物利用度	由胃肠动力，吸收不良产生差异
生活质量	SF-36/CAMPHOR	肺外受累影像生活质量
全身状态	生存率	相比于 IPAH 总的生存率较差

Adapted with permission from Denton CP, Avouac J, Behrens F, Furst DE, Foeldvari I, Humbert M, et al. Systemic sclerosis-associated pulmonary hypertension: why disease-specifi c composite endpoints are needed. Arthritis Res Ther 2011;13（3）:114

11.5 所示，几个 CTD 特异性因素可能影响治疗反应的评估，包括共存的 ILD、左心舒张功能减退，肌肉骨骼疾病和胃肠疾病。为了在 CTD-PAH 临床试验中减少指标测量的限制，一个由多个涉及 SSc 和 PAH 患者治疗的亚专业专家所做的德尔菲（Delphi）研究中，推荐了一个可在 SSc-PAH 治疗的临床试验中使用的一套核心结果的评估体系；这些评估包含心肺血流动力学、运动测试、呼吸困难、药物治疗依从性、生活质量和生存率等诸多领域[209]。近期有专家建议，使用 TTCW 作为一个主要指标测量，集中于临床加重的疾病特异性测量（如区分是 CTD 相关的还是 PAH 相关的临床加重），以及随机通过疾病类型和功能分级来分层患者[210]。

总结和未来方向

肺动脉高压常常使 CTD 恶化，并且总是伴随高的发生率和死亡率。遗憾的是，尽管在 CTD 患者中提高了对这个问题的认知，PH 在 CTD 患者中仍然常常不被发现。虽然特异肺血管扩张疗法显示可改善症状、生活质量及其他的 PAH 类型的生存率，但这些治疗反应通常会在 CTD 相关疾病患者中减弱。尽管如此，当前使用的疾病严重度的标志物和结果评估，对 CTD-PH 是不适当的；因此，CTD 相关疾病有意义的评估的认同与批准是必要的。另外，对 CTD 的特异性靶向治疗路径正在研究中，并将可能对这种 CTD 的严重并发症提供治疗方向。

（阳云平　译校）

参考文献

1. Chin KM, Kim NH, Rubin LJ. The right ventricle in pulmonary hypertension. Coron Artery Dis. 2005;16(1):13–8.
2. Simonneau G, Gatzoulis MA, Adatia I, Celermajer D, Denton C, Ghofrani A, et al. Updated clinical classification of pulmonary hypertension. J Am Coll Cardiol. 2013;62(25 Suppl):D34–41.
3. Mathai SC, Hassoun PM. Pulmonary arterial hypertension in connective tissue diseases. Heart Fail Clin. 2012;8(3):413–25.
4. Barnett CF, De MT. Pulmonary hypertension associated with left-sided heart disease. Heart Fail Clin. 2012;8(3):447–59.
5. Georgiopoulou VV, Kalogeropoulos AP, Borlaug BA, Gheorghiade M, Butler J. Left ventricular dysfunction with pulmonary hypertension: part 1: epidemiology, pathophysiology, and definitions. Circ Heart Fail. 2013;6(2):344–54.
6. Hatano S, Strasser T. Primary pulmonary hypertension. Report on a WHO meeting. Geneva: World Health Organization; 1975.
7. Ghofrani HA, Distler O, Gerhardt F, Gorenflo M, Grunig E, Haefeli WE, et al. Treatment of pulmonary arterial hypertension (PAH): updated recommendations of the Cologne Consensus Conference 2011. Int J Cardiol. 2011;154 Suppl 1:S20–33.
8. Jamieson SW, Kapelanski DP, Sakakibara N, Manecke GR, Thistlethwaite PA, Kerr KM, et al. Pulmonary endarterectomy: experience and lessons learned in 1,500 cases. Ann Thorac Surg. 2003; 76(5):1457–62.
9. Mayer E, Jenkins D, Lindner J, D'Armini A, Kloek J, Meyns B, et al. Surgical management and outcome of patients with chronic thromboembolic pulmonary hypertension: results from an international prospective registry. J Thorac Cardiovasc Surg. 2011; 141(3):702–10.
10. Rich S, Rabinovitch M. Diagnosis and treatment of secondary (non-category 1) pulmonary hypertension. Circulation. 2008;118(21):2190–9.
11. Launay D, Mouthon L, Hachulla E, Pagnoux C, de Groote P, Remy-Jardin M, et al. Prevalence and characteristics of moderate to severe pulmonary hypertension in systemic sclerosis with and without interstitial lung disease. J Rheumatol. 2007;34(5): 1005–11.

12. Mathai SC, Hummers LK, Champion HC, Wigley FM, Zaiman A, Hassoun PM, et al. Survival in pulmonary hypertension associated with the scleroderma spectrum of diseases: impact of interstitial lung disease. Arthritis Rheum. 2009;60(2): 569–77.

13. de Groote P, Gressin V, Hachulla E, Carpentier P, Guillevin L, Kahan A, et al. Evaluation of cardiac abnormalities by Doppler echocardiography in a large nationwide multicentric cohort of patients with systemic sclerosis. Ann Rheum Dis. 2008;67(1): 31–6.

14. Launay D, Hachulla E, Hatron PY, Jais X, Simonneau G, Humbert M. Pulmonary arterial hypertension: a rare complication of primary Sjogren syndrome: report of 9 new cases and review of the literature. Medicine (Baltimore). 2007;86(5):299–315.

15. Gunnarsson R, Andreassen AK, Molberg O, Lexberg AS, Time K, Dhainaut AS, et al. Prevalence of pulmonary hypertension in an unselected, mixed connective tissue disease cohort: results of a nationwide, Norwegian cross-sectional multicentre study and review of current literature. Rheumatology (Oxford). 2013;52(7):1208–13.

16. Chow SL, Chandran V, Fazelzad R, Johnson SR. Prognostic factors for survival in systemic lupus erythematosus associated pulmonary hypertension. Lupus. 2012;21(4):353–64.

17. Chung L, Liu J, Parsons L, Hassoun PM, McGoon M, Badesch DB, et al. Characterization of connective tissue disease-associated pulmonary arterial hypertension from REVEAL: identifying systemic sclerosis as a unique phenotype. Chest. 2010; 138(6):1383–94.

18. Minai OA. Pulmonary hypertension in polymyositis-dermatomyositis: clinical and hemodynamic characteristics and response to vasoactive therapy. Lupus. 2009;18(11):1006–10.

19. Chung SM, Lee CK, Lee EY, Yoo B, Lee SD, Moon HB. Clinical aspects of pulmonary hypertension in patients with systemic lupus erythematosus and in patients with idiopathic pulmonary arterial hypertension. Clin Rheumatol. 2006;25(6): 866–72.

20. Hatron PY, Tillie-Leblond I, Launay D, Hachulla E, Fauchais AL, Wallaert B. Pulmonary manifestations of Sjogren's syndrome. Presse Med. 2011;40(1 Pt 2):e49–64.

21. Szodoray P, Hajas A, Kardos L, Dezso B, Soos G, Zold E, et al. Distinct phenotypes in mixed connective tissue disease: subgroups and survival. Lupus. 2012;21(13):1412–22.

22. Lin DF, Yan SM, Zhao Y, Zhang W, Li MT, Zeng XF, et al. Clinical and prognostic characteristics of 573 cases of primary Sjogren's syndrome. Chin Med J (Engl). 2010;123(22):3252–7.

23. Le PJ, Launay D, Mathai SC, Hassoun PM, Humbert M. Scleroderma lung disease. Clin Rev Allergy Immunol. 2011;40(2):104–16.

24. Voelkel NF, Mizuno S, Bogaard HJ. The role of hypoxia in pulmonary vascular diseases: a perspective. Am J Physiol Lung Cell Mol Physiol. 2013;304(7):L457–65.

25. Voelkel NF, Gomez-Arroyo J, Abbate A, Bogaard HJ, Nicolls MR. Pathobiology of pulmonary arterial hypertension and right ventricular failure. Eur Respir J. 2012;40(6):1555–65.

26. Rabinovitch M. Pathobiology of pulmonary hypertension. Annu Rev Pathol. 2007;2:369–99.

27. Farkas L, Gauldie J, Voelkel NF, Kolb M. Pulmonary hypertension and idiopathic pulmonary fibrosis: a tale of angiogenesis, apoptosis, and growth factors. Am J Respir Cell Mol Biol. 2011;45(1):1–15.

28. Stewart S, Rassl D. Advances in the understanding and classification of pulmonary hypertension. Histopathology. 2009;54(1):104–16.

29. Newman JH, Wheeler L, Lane KB, Loyd E, Gaddipati R, Phillips III JA, et al. Mutation in the gene for bone morphogenetic protein receptor II as a cause of primary pulmonary hypertension in a large kindred. N Engl J Med. 2001;345(5):319–24.

30. Trembath RC, Thomson JR, Machado RD, Morgan NV, Atkinson C, Winship I, et al. Clinical and molecular genetic features of pulmonary hypertension in patients with hereditary hemorrhagic telangiectasia. N Engl J Med. 2001;345(5):325–34.

31. Nasim MT, Ogo T, Ahmed M, Randall R, Chowdhury HM, Snape KM, et al. Molecular genetic characterization of SMAD signaling molecules in pulmonary arterial hypertension. Hum Mutat. 2011;32(12): 1385–9.

32. Machado RD, Pauciulo MW, Thomson JR, Lane KB, Morgan NV, Wheeler L, et al. BMPR2 haploinsufficiency as the inherited molecular mechanism for primary pulmonary hypertension. Am J Hum Genet. 2001;68(1):92–102.

33. Morse J, Barst R, Horn E, Cuervo N, Deng Z, Knowles J. Pulmonary hypertension in scleroderma spectrum of disease: lack of bone morphogenetic protein receptor 2 mutations. J Rheumatol. 2002; 29(11):2379–81.

34. Tew MB, Arnett FC, Reveille JD, Tan FK. Mutations of bone morphogenetic protein receptor type II are not found in patients with pulmonary hypertension and underlying connective tissue diseases. Arthritis Rheum. 2002;46(10):2829–30.

35. Wipff J, Kahan A, Hachulla E, Sibilia J, Cabane J, Meyer O, et al. Association between an endoglin gene polymorphism and systemic sclerosis-related pulmonary arterial hypertension. Rheumatology (Oxford). 2007;46(4):622–5.

36. Hassoun PM, Mouthon L, Barbera JA, Eddahibi S, Flores SC, Grimminger F, et al. Inflammation, growth factors, and pulmonary vascular remodeling. J Am Coll Cardiol. 2009;54(1 Suppl):S10–9.

37. Price LC, Wort SJ, Perros F, Dorfmuller P, Huertas A, Montani D, et al. Inflammation in pulmonary arterial hypertension. Chest. 2012;141(1):210–21.

38. Tuder RM, Groves B, Badesch DB, Voelkel NF. Exuberant endothelial cell growth and elements of inflammation are present in plexiform lesions of pulmonary hypertension. Am J Pathol. 1994;144(2): 275–85.

39. Perros F, Dorfmuller P, Montani D, Hammad H, Waelput W, Girerd B, et al. Pulmonary lymphoid neogenesis in idiopathic pulmonary arterial hypertension. Am J Respir Crit Care Med. 2012;185(3): 311–21.

40. Dorfmuller P, Humbert M, Perros F, Sanchez O, Simonneau G, Muller KM, et al. Fibrous remodeling of the pulmonary venous system in pulmonary arterial hypertension associated with connective tissue diseases. Hum Pathol. 2007;38(6):893–902.

41. Steen VD. The many faces of scleroderma. Rheum Dis Clin North Am. 2008;34(1):1–15.

42. Gabrielli A, Avvedimento EV, Krieg T. Scleroderma. N Engl J Med. 2009;360(19):1989–2003.

43. Tamby MC, Humbert M, Guilpain P, Servettaz A, Dupin N, Christner JJ, et al. Antibodies to fibroblasts in idiopathic and scleroderma-associated pulmonary hypertension. Eur Respir J. 2006;28(4):799–807.

44. Nicolls MR, Taraseviciene-Stewart L, Rai PR, Badesch DB, Voelkel NF. Autoimmunity and pulmonary hypertension: a perspective. Eur Respir J. 2005; 26(6):1110–8.

45. Riemekasten G, Philippe A, Nather M, Slowinski T, Muller DN, Heidecke H, et al. Involvement of functional autoantibodies against vascular receptors in systemic sclerosis. Ann Rheum Dis. 2011;70(3): 530–6.

46. Negrini D, Passi A, De LG, Miserocchi G. Pulmonary interstitial pressure and proteoglycans during development of pulmonary edema. Am J Physiol. 1996; 270(6 Pt 2):H2000–7.

47. Sgonc R, Gruschwitz MS, Dietrich H, Recheis H, Gershwin ME, Wick G. Endothelial cell apoptosis is a primary pathogenetic event underlying skin lesions in avian and human scleroderma. J Clin Invest. 1996;98(3):785–92.

48. Ebina M, Shimizukawa M, Shibata N, Kimura Y, Suzuki T, Endo M, et al. Heterogeneous increase in CD34-positive alveolar capillaries in idiopathic pulmonary fibrosis. Am J Respir Crit Care Med. 2004;169(11):1203–8.

49. Burdick MD, Murray LA, Keane MP, Xue YY, Zisman DA, Belperio JA, et al. CXCL11 attenuates bleomycin-induced pulmonary fibrosis via inhibition of vascular remodeling. Am J Respir Crit Care Med. 2005;171(3):261–8.

50. Wang R, Ibarra-Sunga O, Verlinski L, Pick R, Uhal BD. Abrogation of bleomycin-induced epithelial apoptosis and lung fibrosis by captopril or by a caspase inhibitor. Am J Physiol Lung Cell Mol Physiol. 2000;279(1):L143–51.

51. Lewandowska K, Ciurzynski M, Gorska E, Bienias P, Irzyk K, Siwicka M, et al. Antiendothelial cells antibodies in patients with systemic sclerosis in relation to pulmonary hypertension and lung fibrosis. Adv Exp Med Biol. 2013;756:147–53.

52. LeRoy EC, Black C, Fleischmajer R, Jablonska S, Krieg T, Medsger Jr TA, et al. Scleroderma (systemic sclerosis): classification, subsets and pathogenesis. J Rheumatol. 1988;15(2):202–5.

53. Barnes J, Mayes MD. Epidemiology of systemic sclerosis: incidence, prevalence, survival, risk factors, malignancy, and environmental triggers. Curr Opin Rheumatol. 2012;24(2):165–70.

54. Ranque B, Mouthon L. Geoepidemiology of systemic sclerosis. Autoimmun Rev. 2010;9(5): A311–8.

55. Tamaki T, Mori S, Takehara K. Epidemiological study of patients with systemic sclerosis in Tokyo. Arch Dermatol Res. 1991;283(6):366–71.

56. Silman A, Jannini S, Symmons D, Bacon P. An epidemiological study of scleroderma in the West Midlands. Br J Rheumatol. 1988;27(4):286–90.

57. Allcock RJ, Forrest I, Corris PA, Crook PR, Griffiths ID. A study of the prevalence of systemic sclerosis in northeast England. Rheumatology (Oxford). 2004;43(5):596–602.

58. Mayes MD, Lacey Jr JV, Beebe-Dimmer J, Gillespie BW, Cooper B, Laing TJ, et al. Prevalence, incidence, survival, and disease characteristics of systemic sclerosis in a large US population. Arthritis Rheum. 2003;48(8):2246–55.

59. Hachulla E, Gressin V, Guillevin L, Carpentier P, Diot E, Sibilia J, et al. Early detection of pulmonary arterial hypertension in systemic sclerosis: a French nationwide prospective multicenter study. Arthritis Rheum. 2005;52(12):3792–800.

60. Mukerjee D, St GD, Coleiro B, Knight C, Denton CP, Davar J, et al. Prevalence and outcome in systemic sclerosis associated pulmonary arterial hypertension: application of a registry approach. Ann Rheum Dis. 2003;62(11):1088–93.

61. Battle RW, Davitt MA, Cooper SM, Buckley LM, Leib ES, Beglin PA, et al. Prevalence of pulmonary hypertension in limited and diffuse scleroderma. Chest. 1996;110(6):1515–9.

62. Stupi AM, Steen VD, Owens GR, Barnes EL, Rodnan GP, Medsger Jr TA. Pulmonary hypertension in the CREST syndrome variant of systemic sclerosis. Arthritis Rheum. 1986;29(4):515–24.

63. MacGregor AJ, Canavan R, Knight C, Denton CP, Davar J, Coghlan J, et al. Pulmonary hypertension in systemic sclerosis: risk factors for progression and consequences for survival. Rheumatology (Oxford). 2001;40(4):453–9.

64. Sacks DG, Okano Y, Steen VD, Curtiss E, Shapiro LS, Medsger Jr TA. Isolated pulmonary hypertension in systemic sclerosis with diffuse cutaneous involvement: association with serum anti-U3RNP antibody. J Rheumatol. 1996;23(4):639–42.

65. Murata I, Takenaka K, Yoshinoya S, Kikuchi K, Kiuchi T, Tanigawa T, et al. Clinical evaluation of pulmonary hypertension in systemic sclerosis and related disorders. A Doppler echocardiographic study of 135 Japanese patients. Chest. 1997;111(1): 36–43.

66. Fisher MR, Forfia PR, Chamera E, Housten-Harris T, Champion HC, Girgis RE, et al. Accuracy of Doppler echocardiography in the hemodynamic assessment of pulmonary hypertension. Am J Respir Crit Care Med. 2009;179(7):615–21.

67. Mathai SC, Sibley CT, Forfia PR, Mudd JO, Fisher MR, Tedford RJ, et al. Tricuspid annular plane systolic excursion is a robust outcome measure in systemic sclerosis-associated pulmonary arterial hypertension. J Rheumatol. 2011;38(11):2410–8.

68. Hinchcliff M, Fischer A, Schiopu E, Steen VD. Pulmonary hypertension assessment and recognition of outcomes in scleroderma (PHAROS): baseline characteristics and description of study population. J Rheumatol. 2011;38(10):2172–9.

69. Humbert M, Sitbon O, Chaouat A, Bertocchi M, Habib G, Gressin V, et al. Pulmonary arterial hyper-

tension in France: results from a national registry. Am J Respir Crit Care Med. 2006;173(9):1023–30.

70. Condliffe R, Kiely DG, Peacock AJ, Corris PA, Gibbs JS, Vrapi F, et al. Connective tissue disease-associated pulmonary arterial hypertension in the modern treatment era. Am J Respir Crit Care Med. 2009;179(2):151–7.

71. Badesch DB, Raskob GE, Elliott CG, Krichman AM, Farber HW, Frost AE, et al. Pulmonary arterial hypertension: baseline characteristics from the REVEAL registry. Chest. 2010;137(2):376–87.

72. Chung L, Domsic RT, Lingala B, Alkassab F, Bolster M, Csuka ME, et al. Survival and predictors of mortality in systemic sclerosis associated pulmonary arterial hypertension: outcomes from the PHAROS registry. Arthritis Care Res (Hoboken). 2013. [Epub ahead of print].

73. Blanco I, Mathai SC, Shafiq M, Boyce D, Kolb TM, Chami H, Hummers LK, Housten T, Chaisson N, Zaiman AL, Wigley FM, Tedford RJ, Kass DA, Damico R, Girgis RE, Hassoun PM. Severity of scleroderma-associated pulmonary arterial hypertension in African Americans. Medicine 2014. (Accepted for publication).

74. Schachna L, Wigley FM, Chang B, White B, Wise RA, Gelber AC. Age and risk of pulmonary arterial hypertension in scleroderma. Chest. 2003;124(6):2098–104.

75. Scorza R, Caronni M, Bazzi S, Nador F, Beretta L, Antonioli R, et al. Post-menopause is the main risk factor for developing isolated pulmonary hypertension in systemic sclerosis. Ann N Y Acad Sci. 2002;966:238–46.

76. Beretta L, Caronni M, Origgi L, Ponti A, Santaniello A, Scorza R. Hormone replacement therapy may prevent the development of isolated pulmonary hypertension in patients with systemic sclerosis and limited cutaneous involvement. Scand J Rheumatol. 2006;35(6):468–71.

77. Avouac J, Airo P, Meune C, Beretta L, Dieude P, Caramaschi P, et al. Prevalence of pulmonary hypertension in systemic sclerosis in European Caucasians and metaanalysis of 5 studies. J Rheumatol. 2010;37(11):2290–8.

78. Cox SR, Walker JG, Coleman M, Rischmueller M, Proudman S, Smith MD, et al. Isolated pulmonary hypertension in scleroderma. Intern Med J. 2005;35(1):28–33.

79. Hachulla E, de Groote P, Gressin V, Sibilia J, Diot E, Carpentier P, et al. The three-year incidence of pulmonary arterial hypertension associated with systemic sclerosis in a multicenter nationwide longitudinal study in France. Arthritis Rheum. 2009;60(6):1831–9.

80. Ferri C, Valentini G, Cozzi F, Sebastiani M, Michelassi C, La MG, et al. Systemic sclerosis: demographic, clinical, and serologic features and survival in 1,012 Italian patients. Medicine (Baltimore). 2002;81(2):139–53.

81. Steen V, Medsger Jr TA. Predictors of isolated pulmonary hypertension in patients with systemic sclerosis and limited cutaneous involvement. Arthritis Rheum. 2003;48(2):516–22.

82. Shah AA, Wigley FM, Hummers LK. Telangiectases in scleroderma: a potential clinical marker of pulmonary arterial hypertension. J Rheumatol. 2010;37(1):98–104.

83. Allanore Y, Borderie D, Avouac J, Zerkak D, Meune C, Hachulla E, et al. High N-terminal pro-brain natriuretic peptide levels and low diffusing capacity for carbon monoxide as independent predictors of the occurrence of precapillary pulmonary arterial hypertension in patients with systemic sclerosis. Arthritis Rheum. 2008;58(1):284–91.

84. Galie N, Hoeper MM, Humbert M, Torbicki A, Vachiery JL, Barbera JA, et al. Guidelines for the diagnosis and treatment of pulmonary hypertension. Eur Respir J. 2009;34(6):1219–63.

85. Black WC, Welch HG. Screening for disease. AJR Am J Roentgenol. 1997;168(1):3–11.

86. Humbert M, Yaici A, de Groote P, Montani D, Sitbon O, Launay D, et al. Screening for pulmonary arterial hypertension in patients with systemic sclerosis: clinical characteristics at diagnosis and long-term survival. Arthritis Rheum. 2011;63(11):3522–30.

87. Humbert M, Gerry CJ, Khanna D. Early detection and management of pulmonary arterial hypertension. Eur Respir Rev. 2012;21(126):306–12.

88. Coghlan JG, Denton CP, Grunig E, Bonderman D, Distler O, Khanna D, et al. Evidence-based detection of pulmonary arterial hypertension in systemic sclerosis: the DETECT study. Ann Rheum Dis. 2013. [Epub ahead of print].

89. Khanna D, Gladue H, Channick R, Chung L, Distler O, Furst DE, et al. Recommendations for screening and detection of connective-tissue disease associated pulmonary arterial hypertension. Arthritis Rheum. 2013;65(12):3194–201.

90. Kawut SM, Taichman DB, Archer-Chicko CL, Palevsky HI, Kimmel SE. Hemodynamics and survival in patients with pulmonary arterial hypertension related to systemic sclerosis. Chest. 2003;123(2):344–50.

91. Fisher MR, Mathai SC, Champion HC, Girgis RE, Housten-Harris T, Hummers L, et al. Clinical differences between idiopathic and scleroderma-related pulmonary hypertension. Arthritis Rheum. 2006;54(9):3043–50.

92. Hachulla E, Carpentier P, Gressin V, Diot E, Allanore Y, Sibilia J, et al. Risk factors for death and the 3-year survival of patients with systemic sclerosis: the French ItinerAIR-Sclerodermie study. Rheumatology (Oxford). 2009;48(3):304–8.

93. Campo A, Mathai SC, Le PJ, Zaiman AL, Hummers LK, Boyce D, et al. Hemodynamic predictors of survival in scleroderma-related pulmonary arterial hypertension. Am J Respir Crit Care Med. 2010;182(2):252–60.

94. Rubenfire M, Huffman MD, Krishnan S, Seibold JR, Schiopu E, McLaughlin VV. Survival in systemic sclerosis with pulmonary arterial hypertension has not improved in the modern era. Chest. 2013;144(4):1282–90.

95. Mathai SC, Bueso M, Hummers LK, Boyce D, Lechtzin N, Le PJ, et al. Disproportionate elevation of N-terminal pro-brain natriuretic peptide in scleroderma-related pulmonary hypertension. Eur Respir J. 2010;35(1):95–104.

96. Overbeek MJ, Lankhaar JW, Westerhof N, Voskuyl AE, Boonstra A, Bronzwaer JG, et al. Right ventricular contractility in systemic sclerosis-associated and idiopathic pulmonary arterial hypertension. Eur Respir J. 2008;31(6):1160–6.

97. Tedford RJ, Mudd JO, Girgis RE, Mathai SC, Zaiman AL, Housten-Harris T, et al. Right ventricular dysfunction in systemic sclerosis associated pulmonary arterial hypertension. Circ Heart Fail. 2013;6(5):953–63.

98. Launay D, Humbert M, Berezne A, Cottin V, Allanore Y, Couderc LJ, et al. Clinical characteristics and survival in systemic sclerosis-related pulmonary hypertension associated with interstitial lung disease. Chest. 2011;140(4):1016–24.

99. Sharp GC, Irvin WS, Tan EM, Gould RG, Holman HR. Mixed connective tissue disease—an apparently distinct rheumatic disease syndrome associated with a specific antibody to an extractable nuclear antigen (ENA). Am J Med. 1972;52(2):148–59.

100. Okawa-Takatsuji M, Aotsuka S, Uwatoko S, Kinoshita M, Sumiya M. Increase of cytokine production by pulmonary artery endothelial cells induced by supernatants from monocytes stimulated with autoantibodies against U1-ribonucleoprotein. Clin Exp Rheumatol. 1999;17(6):705–12.

101. Bodolay E, Csipo I, Gal I, Sipka S, Gyimesi E, Szekanecz Z, et al. Anti-endothelial cell antibodies in mixed connective tissue disease: frequency and association with clinical symptoms. Clin Exp Rheumatol. 2004;22(4):409–15.

102. Smolen JS, Steiner G. Mixed connective tissue disease: to be or not to be? Arthritis Rheum. 1998; 41(5):768–77.

103. Burdt MA, Hoffman RW, Deutscher SL, Wang GS, Johnson JC, Sharp GC. Long-term outcome in mixed connective tissue disease: longitudinal clinical and serologic findings. Arthritis Rheum. 1999;42(5):899–909.

104. Lundberg I, Hedfors E. Clinical course of patients with anti-RNP antibodies. A prospective study of 32 patients. J Rheumatol. 1991;18(10):1511–9.

105. Wigley FM, Lima JA, Mayes M, McLain D, Chapin JL, Ward-Able C. The prevalence of undiagnosed pulmonary arterial hypertension in subjects with connective tissue disease at the secondary health care level of community-based rheumatologists (the UNCOVER study). Arthritis Rheum. 2005;52(7): 2125–32.

106. Sullivan WD, Hurst DJ, Harmon CE, Esther JH, Agia GA, Maltby JD, et al. A prospective evaluation emphasizing pulmonary involvement in patients with mixed connective tissue disease. Medicine (Baltimore). 1984;63(2):92–107.

107. Gunnarsson R, Aalokken TM, Molberg O, Lund MB, Mynarek GK, Lexberg AS, et al. Prevalence and severity of interstitial lung disease in mixed connective tissue disease: a nationwide, cross-sectional study. Ann Rheum Dis. 2012;71(12):1966–72.

108. Johnson SR, Granton JT. Pulmonary hypertension in systemic sclerosis and systemic lupus erythematosus. Eur Respir Rev. 2011;20(122):277–86.

109. Perez HD, Kramer N. Pulmonary hypertension in systemic lupus erythematosus: report of four cases and review of the literature. Semin Arthritis Rheum. 1981;11(1):177–81.

110. Quismorio Jr FP, Sharma O, Koss M, Boylen T, Edmiston AW, Thornton PJ, et al. Immunopathologic and clinical studies in pulmonary hypertension associated with systemic lupus erythematosus. Semin Arthritis Rheum. 1984;13(4):349–59.

111. Badui E, Garcia-Rubi D, Robles E, Jimenez J, Juan L, Deleze M, et al. Cardiovascular manifestations in systemic lupus erythematosus. Prospective study of 100 patients. Angiology. 1985;36(7):431–41.

112. Simonson JS, Schiller NB, Petri M, Hellmann DB. Pulmonary hypertension in systemic lupus erythematosus. J Rheumatol. 1989;16(7):918–25.

113. Asherson RA, Higenbottam TW, Dinh Xuan AT, Khamashta MA, Hughes GR. Pulmonary hypertension in a lupus clinic: experience with twenty-four patients. J Rheumatol. 1990;17(10):1292–8.

114. Ong ML, Veerapen K, Chambers JB, Lim MN, Manivasagar M, Wang F. Cardiac abnormalities in systemic lupus erythematosus: prevalence and relationship to disease activity. Int J Cardiol. 1992; 34(1):69–74.

115. Winslow TM, Ossipov MA, Fazio GP, Simonson JS, Redberg RF, Schiller NB. Five-year follow-up study of the prevalence and progression of pulmonary hypertension in systemic lupus erythematosus. Am Heart J. 1995;129(3):510–5.

116. Shen JY, Chen SL, Wu YX, Tao RQ, Gu YY, Bao CD, et al. Pulmonary hypertension in systemic lupus erythematosus. Rheumatol Int. 1999;18(4):147–51.

117. Johnson SR, Gladman DD, Urowitz MB, Ibanez D, Granton JT. Pulmonary hypertension in systemic lupus. Lupus. 2004;13(7):506–9.

118. Fois E, Le Guern V, Dupuy A, Humbert M, Mouthon L, Guillevin L. Noninvasive assessment of systolic pulmonary artery pressure in systemic lupus erythematosus: retrospective analysis of 93 patients. Clin Exp Rheumatol. 2010;28(6):836–41.

119. Goupille P, Fauchier L, Babuty D, Fauchier JP, Valat JP. Precapillary pulmonary hypertension dramatically improved with high doses of corticosteroids during systemic lupus erythematosus. J Rheumatol. 1994;21(10):1976–7.

120. Asherson RA, Oakley CM. Pulmonary hypertension and systemic lupus erythematosus. J Rheumatol. 1986;13(1):1–5.

121. Kim WU, Min JK, Lee SH, Park SH, Cho CS, Kim HY. Causes of death in Korean patients with systemic lupus erythematosus: a single center retrospective study. Clin Exp Rheumatol. 1999;17(5): 539–45.

122. Pope J. An update in pulmonary hypertension in systemic lupus erythematosus—do we need to know about it? Lupus. 2008;17(4):274–7.

123. Mavragani CP, Moutsopoulos HM. Sjogren's syndrome. Annu Rev Pathol. 2014;9:273–85.

124. Kokosi M, Riemer EC, Highland KB. Pulmonary involvement in Sjogren syndrome. Clin Chest Med. 2010;31(3):489–500.

125. Vassiliou VA, Moyssakis I, Boki KA, Moutsopoulos HM. Is the heart affected in primary Sjogren's syndrome? An echocardiographic study. Clin Exp Rheumatol. 2008;26(1):109–12.

126. Crowson CS, Matteson EL, Myasoedova E, Michet CJ, Ernste FC, Warrington KJ, et al. The lifetime risk of adult-onset rheumatoid arthritis and other inflammatory autoimmune rheumatic diseases. Arthritis Rheum. 2011;63(3):633–9.

127. Turesson C, McClelland RL, Christianson TJ, Matteson EL. Severe extra-articular disease manifestations are associated with an increased risk of first ever cardiovascular events in patients with rheumatoid arthritis. Ann Rheum Dis. 2007;66(1):70–5.

128. Balbir-Gurman A, Yigla M, Nahir AM, Braun-Moscovici Y. Rheumatoid pleural effusion. Semin Arthritis Rheum. 2006;35(6):368–78.

129. Marigliano B, Soriano A, Margiotta D, Vadacca M, Afeltra A. Lung involvement in connective tissue diseases: a comprehensive review and a focus on rheumatoid arthritis. Autoimmun Rev. 2013;12(11):1076–84.

130. Dawson JK, Goodson NG, Graham DR, Lynch MP. Raised pulmonary artery pressures measured with Doppler echocardiography in rheumatoid arthritis patients. Rheumatology (Oxford). 2000;39(12):1320–5.

131. Gonzalez-Juanatey C, Testa A, Garcia-Castelo A, Garcia-Porrua C, Llorca J, Ollier WE, et al. Echocardiographic and Doppler findings in long-term treated rheumatoid arthritis patients without clinically evident cardiovascular disease. Semin Arthritis Rheum. 2004;33(4):231–8.

132. Kay JM, Banik S. Unexplained pulmonary hypertension with pulmonary arteritis in rheumatoid disease. Br J Dis Chest. 1977;71(1):53–9.

133. Lehrman SG, Hollander RC. Severe pulmonary hypertension in a patient with rheumatoid arthritis—response to nifedipine. West J Med. 1986;145(2):242–4.

134. Eaton AM, Serota H, Kernodle Jr GW, Uglietta JP, Crawford J, Fulkerson WJ. Pulmonary hypertension secondary to serum hyperviscosity in a patient with rheumatoid arthritis. Am J Med. 1987;82(5):1039–45.

135. Morikawa J, Kitamura K, Habuchi Y, Tsujimura Y, Minamikawa T, Takamatsu T. Pulmonary hypertension in a patient with rheumatoid arthritis. Chest. 1988;93(4):876–8.

136. Young ID, Ford SE, Ford PM. The association of pulmonary hypertension with rheumatoid arthritis. J Rheumatol. 1989;16(9):1266–9.

137. Sharma S, Vaccharajani A, Mandke J. Severe pulmonary hypertension in rheumatoid arthritis. Int J Cardiol. 1990;26(2):220–2.

138. Balagopal VP, da Costa P, Greenstone MA. Fatal pulmonary hypertension and rheumatoid vasculitis. Eur Respir J. 1995;8(2):331–3.

139. Keser G, Capar I, Aksu K, Inal V, Danaoglu Z, Savas R, et al. Pulmonary hypertension in rheumatoid arthritis. Scand J Rheumatol. 2004;33(4):244–5.

140. Castro GW, Appenzeller S, Bertolo MB, Costallat LT. Isolated pulmonary hypertension secondary to rheumatoid arthritis. Clin Rheumatol. 2006;25(6):901–3.

141. Shariff N, Kumar A, Narang R, Malhotra A, Mukhopadhyaya S, Sharma SK. A study of pulmonary arterial hypertension in patients with rheumatoid arthritis. Int J Cardiol. 2007;115(1):75–6.

142. Udayakumar N, Venkatesan S, Rajendiran C. Pulmonary hypertension in rheumatoid arthritis–relation with the duration of the disease. Int J Cardiol. 2008;127(3):410–2.

143. Bernatsky S, Joseph L, Pineau CA, Belisle P, Boivin JF, Banerjee D, et al. Estimating the prevalence of polymyositis and dermatomyositis from administrative data: age, sex and regional differences. Ann Rheum Dis. 2009;68(7):1192–6.

144. Jacobson DL, Gange SJ, Rose NR, Graham NM. Epidemiology and estimated population burden of selected autoimmune diseases in the United States. Clin Immunol Immunopathol. 1997;84(3):223–43.

145. Mammen AL. Autoimmune myopathies: autoantibodies, phenotypes and pathogenesis. Nat Rev Neurol. 2011;7(6):343–54.

146. Vij R, Strek ME. Diagnosis and treatment of connective tissue disease-associated interstitial lung disease. Chest. 2013;143(3):814–24.

147. Adnot S. Lessons learned from cancer may help in the treatment of pulmonary hypertension. J Clin Invest. 2005;115(6):1461–3.

148. Hoeper MM, Barst RJ, Bourge RC, Feldman J, Frost AE, Galie N, et al. Imatinib mesylate as add-on therapy for pulmonary arterial hypertension: results of the randomized IMPRES study. Circulation. 2013;127(10):1128–38.

149. Ghofrani HA, Morrell NW, Hoeper MM, Olschewski H, Peacock AJ, Barst RJ, et al. Imatinib in pulmonary arterial hypertension patients with inadequate response to established therapy. Am J Respir Crit Care Med. 2010;182(9):1171–7.

150. Ghofrani HA, Seeger W, Grimminger F. Imatinib for the treatment of pulmonary arterial hypertension. N Engl J Med. 2005;353(13):1412–3.

151. Godinas L, Guignabert C, Seferian A, Perros F, Bergot E, Sibille Y, et al. Tyrosine kinase inhibitors in pulmonary arterial hypertension: a double-edge sword? Semin Respir Crit Care Med. 2013;34(5):714–24.

152. Girgis RE, Frost AE, Hill NS, Horn EM, Langleben D, McLaughlin VV, et al. Selective endothelin A receptor antagonism with sitaxsentan for pulmonary arterial hypertension associated with connective tissue disease. Ann Rheum Dis. 2007;66(11):1467–72.

153. Oudiz RJ, Schilz RJ, Barst RJ, Galie N, Rich S, Rubin LJ, et al. Treprostinil, a prostacyclin analogue, in pulmonary arterial hypertension associated with connective tissue disease. Chest. 2004;126(2):420–7.

154. Denton CP, Humbert M, Rubin L, Black CM. Bosentan treatment for pulmonary arterial hypertension related to connective tissue disease: a subgroup analysis of the pivotal clinical trials and their open-label extensions. Ann Rheum Dis. 2006;65(10):1336–40.

155. Denton CP, Pope JE, Peter HH, Gabrielli A, Boonstra A, van den Hoogen FH, et al. Long-term effects of bosentan on quality of life, survival, safety and tolerability in pulmonary arterial hypertension related to connective tissue diseases. Ann Rheum Dis. 2008;67(9):1222–8.

156. Badesch DB, Hill NS, Burgess G, Rubin LJ, Barst RJ, Galie N, et al. Sildenafil for pulmonary arterial

hypertension associated with connective tissue disease. J Rheumatol. 2007;34(12):2417–22.

157. Continuous or nocturnal oxygen therapy in hypoxemic chronic obstructive lung disease: a clinical trial. Nocturnal Oxygen Therapy Trial Group. Ann Intern Med. 1980;93(3):391–8.

158. Long term domiciliary oxygen therapy in chronic hypoxic cor pulmonale complicating chronic bronchitis and emphysema. Report of the Medical Research Council Working Party. Lancet 1981; 1(8222):681–6.

159. Mereles D, Ehlken N, Kreuscher S, Ghofrani S, Hoeper MM, Halank M, et al. Exercise and respiratory training improve exercise capacity and quality of life in patients with severe chronic pulmonary hypertension. Circulation. 2006;114(14):1482–9.

160. Grunig E, Maier F, Ehlken N, Fischer C, Lichtblau M, Blank N, et al. Exercise training in pulmonary arterial hypertension associated with connective tissue diseases. Arthritis Res Ther. 2012;14(3): R148.

161. Jais X, Launay D, Yaici A, Le PJ, Tcherakian C, Sitbon O, et al. Immunosuppressive therapy in lupus- and mixed connective tissue disease-associated pulmonary arterial hypertension: a retrospective analysis of twenty-three cases. Arthritis Rheum. 2008;58(2):521–31.

162. Sanchez O, Sitbon O, Jais X, Simonneau G, Humbert M. Immunosuppressive therapy in connective tissue diseases-associated pulmonary arterial hypertension. Chest. 2006;130(1):182–9.

163. Kato M, Kataoka H, Odani T, Fujieda Y, Otomo K, Oku K, et al. The short-term role of corticosteroid therapy for pulmonary arterial hypertension associated with connective tissue diseases: report of five cases and a literature review. Lupus. 2011;20(10): 1047–56.

164. Miyamichi-Yamamoto S, Fukumoto Y, Sugimura K, Ishii T, Satoh K, Miura Y, et al. Intensive immunosuppressive therapy improves pulmonary hemodynamics and long-term prognosis in patients with pulmonary arterial hypertension associated with connective tissue disease. Circ J. 2011;75(11): 2668–74.

165. Barst RJ, Rubin LJ, Long WA, McGoon MD, Rich S, Badesch DB, et al. A comparison of continuous intravenous epoprostenol (prostacyclin) with conventional therapy for primary pulmonary hypertension. N Engl J Med. 1996;334(5):296–301.

166. Badesch DB, Tapson VF, McGoon MD, Brundage BH, Rubin LJ, Wigley FM, et al. Continuous intravenous epoprostenol for pulmonary hypertension due to the scleroderma spectrum of disease. A randomized, controlled trial. Ann Intern Med. 2000;132(6): 425–34.

167. Farber HW, Graven KK, Kokolski G, Korn JH. Pulmonary edema during acute infusion of epoprostenol in a patient with pulmonary hypertension and limited scleroderma. J Rheumatol. 1999;26(5): 1195–6.

168. Palmer SM, Robinson LJ, Wang A, Gossage JR, Bashore T, Tapson VF. Massive pulmonary edema and death after prostacyclin infusion in a patient with pulmonary veno-occlusive disease. Chest. 1998;113(1):237–40.

169. Farber HW, Miller DP, Meltzer LA, McGoon MD. Treatment of patients with pulmonary arterial hypertension at the time of death or deterioration to functional class IV: insights from the REVEAL registry. J Heart Lung Transplant. 2013;32(11):1114–22.

170. Caravita S, Wu SC, Secchi MB, Dadone V, Bencini C, Pierini S. Long-term effects of intermittent iloprost infusion on pulmonary arterial pressure in connective tissue disease. Eur J Intern Med. 2011;22(5): 518–21.

171. Hoeper MM, Gall H, Seyfarth HJ, Halank M, Ghofrani HA, Winkler J, et al. Long-term outcome with intravenous iloprost in pulmonary arterial hypertension. Eur Respir J. 2009;34(1):132–7.

172. Olschewski H, Simonneau G, Galie N, Higenbottam T, Naeije R, Rubin LJ, et al. Inhaled iloprost for severe pulmonary hypertension. N Engl J Med. 2002;347(5):322–9.

173. McLaughlin VV, Benza RL, Rubin LJ, Channick RN, Voswinckel R, Tapson VF, et al. Addition of inhaled treprostinil to oral therapy for pulmonary arterial hypertension: a randomized controlled clinical trial. J Am Coll Cardiol. 2010; 55(18):1915–22.

174. Shao D, Park JE, Wort SJ. The role of endothelin-1 in the pathogenesis of pulmonary arterial hypertension. Pharmacol Res. 2011;63(6):504–11.

175. Shetty N, Derk CT. Endothelin receptor antagonists as disease modifiers in systemic sclerosis. Inflamm Allergy Drug Targets. 2011;10(1):19–26.

176. Girgis RE, Mathai SC, Krishnan JA, Wigley FM, Hassoun PM. Long-term outcome of bosentan treatment in idiopathic pulmonary arterial hypertension and pulmonary arterial hypertension associated with the scleroderma spectrum of diseases. J Heart Lung Transplant. 2005;24(10):1626–31.

177. Tingey T, Shu J, Smuczek J, Pope J. Meta-analysis of healing and prevention of digital ulcers in systemic sclerosis. Arthritis Care Res (Hoboken). 2013; 65(9):1460–71.

178. Galie N, Olschewski H, Oudiz RJ, Torres F, Frost A, Ghofrani HA, et al. Ambrisentan for the treatment of pulmonary arterial hypertension: results of the ambrisentan in pulmonary arterial hypertension, randomized, double-blind, placebo-controlled, multicenter, efficacy (ARIES) study 1 and 2. Circulation. 2008;117(23):3010–9.

179. Oudiz RJ, Galie N, Olschewski H, Torres F, Frost A, Ghofrani HA, et al. Long-term ambrisentan therapy for the treatment of pulmonary arterial hypertension. J Am Coll Cardiol. 2009;54(21):1971–81.

180. Iglarz M, Binkert C, Morrison K, Fischli W, Gatfield J, Treiber A, et al. Pharmacology of macitentan, an orally active tissue-targeting dual endothelin receptor antagonist. J Pharmacol Exp Ther. 2008;327(3): 736–45.

181. Pulido T, Adzerikho I, Channick RN, Delcroix M, Galie N, Ghofrani HA, et al. Macitentan and morbidity and mortality in pulmonary arterial hypertension. N Engl J Med. 2013;369(9):809–18.

182. McGoon MD, Frost AE, Oudiz RJ, Badesch DB, Galie N, Olschewski H, et al. Ambrisentan therapy in patients with pulmonary arterial hypertension who

discontinued bosentan or sitaxsentan due to liver function test abnormalities. Chest. 2009;135(1):122–9.

183. Klinger JR, Abman SH, Gladwin MT. Nitric oxide deficiency and endothelial dysfunction in pulmonary arterial hypertension. Am J Respir Crit Care Med. 2013;188(6):239–46.

184. Galie N, Ghofrani HA, Torbicki A, Barst RJ, Rubin LJ, Badesch D, et al. Sildenafil citrate therapy for pulmonary arterial hypertension. N Engl J Med. 2005;353(20):2148–57.

185. Wright PJ. Comparison of phosphodiesterase type 5 (PDE5) inhibitors. Int J Clin Pract. 2006;60(8): 967–75.

186. Galie N, Brundage BH, Ghofrani HA, Oudiz RJ, Simonneau G, Safdar Z, et al. Tadalafil therapy for pulmonary arterial hypertension. Circulation. 2009;119(22):2894–903.

187. Wirostko BM, Tressler C, Hwang LJ, Burgess G, Laties AM. Ocular safety of sildenafil citrate when administered chronically for pulmonary arterial hypertension: results from phase III, randomised, double masked, placebo controlled trial and open label extension. BMJ. 2012;344:e554.

188. Ghofrani HA, Grimminger F. Soluble guanylate cyclase stimulation: an emerging option in pulmonary hypertension therapy. Eur Respir Rev. 2009;18(111):35–41.

189. Evgenov OV, Pacher P, Schmidt PM, Hasko G, Schmidt HH, Stasch JP. NO-independent stimulators and activators of soluble guanylate cyclase: discovery and therapeutic potential. Nat Rev Drug Discov. 2006;5(9):755–68.

190. Ghofrani HA, Galie N, Grimminger F, Grunig E, Humbert M, Jing ZC, et al. Riociguat for the treatment of pulmonary arterial hypertension. N Engl J Med. 2013;369(4):330–40.

191. Humbert M, Barst RJ, Robbins IM, Channick RN, Galie N, Boonstra A, et al. Combination of bosentan with epoprostenol in pulmonary arterial hypertension: BREATHE-2. Eur Respir J. 2004;24(3):353–9.

192. Mathai SC, Girgis RE, Fisher MR, Champion HC, Housten-Harris T, Zaiman A, et al. Addition of sildenafil to bosentan monotherapy in pulmonary arterial hypertension. Eur Respir J. 2007;29(3):469–75.

193. Paul GA, Gibbs JS, Boobis AR, Abbas A, Wilkins MR. Bosentan decreases the plasma concentration of sildenafil when coprescribed in pulmonary hypertension. Br J Clin Pharmacol. 2005;60(1):107–12.

194. Schermuly RT, Dony E, Ghofrani HA, Pullamsetti S, Savai R, Roth M, et al. Reversal of experimental pulmonary hypertension by PDGF inhibition. J Clin Invest. 2005;115(10):2811–21.

195. Klein M, Schermuly RT, Ellinghaus P, Milting H, Riedl B, Nikolova S, et al. Combined tyrosine and serine/threonine kinase inhibition by sorafenib prevents progression of experimental pulmonary hypertension and myocardial remodeling. Circulation. 2008;118(20):2081–90.

196. Patterson KC, Weissmann A, Ahmadi T, Farber HW. Imatinib mesylate in the treatment of refractory idiopathic pulmonary arterial hypertension. Ann Intern Med. 2006;145(2):152–3.

197. Souza R, Sitbon O, Parent F, Simonneau G, Humbert M. Long term imatinib treatment in pulmonary arterial hypertension. Thorax. 2006;61(8):736.

198. Overbeek MJ, van Nieuw Amerongen GP, Boonstra A, Smit EF, Vonk-Noordegraaf A. Possible role of imatinib in clinical pulmonary veno-occlusive disease. Eur Respir J. 2008;32(1):232–5.

199. ten Freyhaus H, Dumitrescu D, Bovenschulte H, Erdmann E, Rosenkranz S. Significant improvement of right ventricular function by imatinib mesylate in scleroderma-associated pulmonary arterial hypertension. Clin Res Cardiol. 2009;98(4):265–7.

200. Montani D, Bergot E, Gunther S, Savale L, Bergeron A, Bourdin A, et al. Pulmonary arterial hypertension in patients treated by dasatinib. Circulation. 2012;125(17):2128–37.

201. Nagaraj C, Tang B, Balint Z, Wygrecka M, Hrzenjak A, Kwapiszewska G, et al. Src tyrosine kinase is crucial for potassium channel function in human pulmonary arteries. Eur Respir J. 2013;41(1): 85–95.

202. McMahan ZH, Wigley FM. Novel investigational agents for the treatment of scleroderma. Expert Opin Investig Drugs. 2014;23(2):183–98.

203. Le Pavec J, Girgis RE, Lechtzin N, Mathai SC, Launay D, Hummers LK, et al. Systemic sclerosis-related pulmonary hypertension associated with interstitial lung disease: impact of pulmonary arterial hypertension therapies. Arthritis Rheum. 2011;63(8):2456–64.

204. Christie JD, Edwards LB, Kucheryavaya AY, Benden C, Dobbels F, Kirk R, et al. The Registry of the International Society for Heart and Lung Transplantation: twenty-eighth adult lung and heart-lung transplant report—2011. J Heart Lung Transplant. 2011;30(10):1104–22.

205. Schachna L, Medsger Jr TA, Dauber JH, Wigley FM, Braunstein NA, White B, et al. Lung transplantation in scleroderma compared with idiopathic pulmonary fibrosis and idiopathic pulmonary arterial hypertension. Arthritis Rheum. 2006;54(12): 3954–61.

206. Saggar R, Khanna D, Furst DE, Belperio JA, Park GS, Weigt SS, et al. Systemic sclerosis and bilateral lung transplantation: a single centre experience. Eur Respir J. 2010;36(4):893–900.

207. Shitrit D, Amital A, Peled N, Raviv Y, Medalion B, Saute M, et al. Lung transplantation in patients with scleroderma: case series, review of the literature, and criteria for transplantation. Clin Transplant. 2009; 23(2):178–83.

208. Avouac J, Wipff J, Kahan A, Allanore Y. Effects of oral treatments on exercise capacity in systemic sclerosis related pulmonary arterial hypertension: a meta-analysis of randomised controlled trials. Ann Rheum Dis. 2008;67(6):808–14.

209. Distler O, Behrens F, Pittrow D, Huscher D, Denton CP, Foeldvari I, et al. Defining appropriate outcome measures in pulmonary arterial hypertension related to systemic sclerosis: a Delphi consensus study with cluster analysis. Arthritis Rheum. 2008;59(6):867–75.

210. Denton CP, Avouac J, Behrens F, Furst DE, Foeldvari I, Humbert M, et al. Systemic sclerosis-associated pulmonary hypertension: why disease-specific composite endpoints are needed. Arthritis Res Ther. 2011;13(3):114.

第 12 章

风湿病患者的呼吸系统感染

Jonathan B. Parr，Ritu R. Gill，Joel T. Katz

引言

　　风湿病患者面临的诸多挑战中，感染一直是影响临床预后的一个重要因素。宿主防御机制的改变和强力免疫抑制药物之间的相互作用，让风湿病患者处于严重感染的危险之中，可导致发病、住院，甚至死亡。风湿患者出现呼吸疾病症状，尤其是出现呼吸系统感染时，临床医生必须勤于评估和治疗。

流行病学

　　多个研究调查过风湿性疾病和感染风险性之间的关系，炎症性关节炎患者的证据是最强的。一个大的关于新诊断的炎症性多关节炎患者的前瞻性研究中，估计该类患者的危险性至少比普通人群高 2.5 倍[1]。而且，该类患者发生呼吸道感染的危险性也更高，多关节炎患者发生呼吸道感染的危险性是普通人群的 3.5 倍以上（95% CI 2.3 ~ 5.4）。

　　在 Mayo 诊所治疗的类风湿关节炎（rheumatoid arthritis，RA）患者，跨度几近 40 年，

J.B. Parr, M.D., M.P.H. • J.T. Katz, M.D., M.A. (✉)
Department of Medicine, Brigham and Women's
Hospital, 75 Francis Street, Boston, MA 02115, USA
e-mail: jonbparr@post.harvard.edu; jkatz@partners.org

R.R. Gill, M.D., M.P.H.
Department of Radiology, Brigham and Women's
Hospital, 75 Francis Street, Boston, MA 02115, USA
e-mail: rgill@partners.org

对这些患者的回顾性配队列研究显示，感染风险是增高的。控制包括激素使用的多种危险因素变量之后，研究者发现，相同人群中，RA 患者感染的危险性是没有 RA 患者的 1.7 倍（95% CI 1.5 ~ 2.0）。他们发生肺炎的可能性也是没有 RA 患者的 1.7 倍（95% CI 1.5 ~ 2.0）[2]。

　　遗憾的是，在风湿病患者中，感染风险的上升促使死亡率的上升。在一个超过 10 年的 1000 例 RA 患者的回顾性研究中，RA 患者总死亡率较对照组显著升高（RA 患者死亡 352 例对对照组死亡 221 例）。感染性疾病所致的死亡，特别是呼吸系统感染，显然在 RA 患者中更常见[3]。

发病机制

　　风湿病患者的感染发病机制，被认为主要是取决于潜在的宿主防御受损和免疫抑制药物的效果，虽然对风湿病患者免疫系统的某些异常做过详尽描述，诸如补体缺陷和系统性红斑狼疮（systemic lupus erythematosus，SLE）的其他机制[4]，我们对风湿性疾病发病机制的理解仍有许多有待阐明[5]。除免疫系统异常外，风湿疾病引起的结构异常也可能引起感染。在多变量模型中，除了别的危险因子之外，慢性肺疾病、风湿结节均是 RA 患者感染的预测因子[6]。此外，促成风湿性疾病发生的危险因素也可引起感染风险增加。一项对双胞胎的研究证实，在吸烟的患者中发生 RA 的风险和 RA 的严重程度上升[7]。烟草使用也是一个已知的呼吸系统感

染的危险因素。

用于治疗风湿病的药物可概括地分为激素、改善病情抗风湿药物（disease-modifying antirheumatic drug, DMARD）和生物制剂。虽然这些药物中很多有明确的肺免疫效应，但它们的使用与感染之间关联的支持证据常常是不一致的。最近一个使用糖皮质激素的 RA 患者感染危险因素的 meta 分析显示，在随机试验中风险没有增加[8]，但观察证据一致支持感染与激素使用相关[6]。例如，在一个纳入 16 788 例风湿病患者的大型观察研究中，因肺炎住院的风险随强的松的使用及泼尼松剂量而升高[9]。根据这些结果，我们认为，风湿病患者使用任何免疫调节药物都将使感染风险上升。

然而，感染风险随药物的不同而不同。最常使用的 DMARD，如甲氨蝶呤有抗淋巴细胞增生的效果。虽然，许多病例报告记录了服用低剂量甲氨蝶呤的风湿病患者的机会性感染，大的队列研究没能证实服用甲氨蝶呤患者的感染风险一致升高[10]。在 DMARD 试验中，使用环磷酰胺的感染风险最高，在 1980 至 2003 年间一个大型的 RA 患者治疗的病例对照研究中，相对风险是 3.26（95% CI 2.28 ~ 4.67）。在同一研究中，硫唑嘌呤同 1.52 的中度升高的相对风险相关（95% CI 1.18 ~ 1.97），但抗疟药、来氟米特、柳氮磺胺吡啶、环孢霉素和其他药物没有危险性[11]。在 DMARD 中，这个观测数据证实临床医生使用环磷酰胺和硫唑嘌呤必须谨防感染。然而，在实践中密切观察感染的迹象，我们认为机会性感染与服用其他 DMARD 的患者一样。

基于动物模型和患者中发生异常感染的病例系列，我们一般认为使用生物制剂患者的感染风险性高于使用 DMARD 的患者。肿瘤坏死因子（tumor necrosis factor-alpha, TNF-α）拮抗剂是风湿病患者最常使用的生物制剂。TNF-α 对于肉芽肿的形成和维持很重要，并且在预防包括结核分枝杆菌等许多病原体方面也很重要。当前批准的 TNF-α 拮抗剂，包括阿达木单抗、赛妥珠单抗、依那西普、高利单抗和英夫利昔单抗。一个经常引用的 meta 分析显示，使用 TNF-α 拮抗剂的患者发生严重感染需要住院的风险上升。对于开始使用 TNF-α 拮抗剂的 RA 患者，在为期 3 ~ 12 个月的治疗期间，患有严重感染的患者数量是 59（95% CI 39 ~ 125）[12]。

然而需要注意的是，与 TNF-α 拮抗剂相关的感染风险仍旧有相当大的争论[13]。在几个研究中，在接受 TNF-α 拮抗剂和接受糖皮质激素[9]、甲氨蝶呤[14]或其他 DMARD[15, 16]治疗的患者之间，需要住院的严重感染的风险没有显著上升。但是，几个研究发现，相比于服用 DMARD，在开始使用 TNF-α 拮抗剂的头 3 ~ 6 个月，需要住院的严重感染的比例上升[17, 18]。此外，似乎不是所有的 TNF-α 拮抗剂都一样。例如，英夫利昔单抗同感染相关的风险比依那西普要高[19, 20]。感染并发症增加的证据，在使用消耗 B 细胞的一个不同类的生物制剂——利妥昔单抗的患者，也混杂在其中[21, 22]。然而，许多病例报告描述使用利妥昔单抗的患者，其乙型肝炎病毒（hepatitis B virus, HBV）再激活[23]。实际上，我们建议，必须考虑到任何使用生物制剂的患者有感染上升的风险，特别是真菌和分枝杆菌感染。

感染的筛查与预防

考虑到感染风险的升高，在开始免疫调节药物治疗之前，临床医生应仔细筛查。美国风湿病学院建议，在开始使用来氟米特和甲氨蝶呤之前，筛查 HBV 和丙型肝炎病毒（hepatitis C virus, HCV）高危患者[24]。此外，在使用 TNF-α 拮抗剂之前，所有患者应筛查潜在的结核（latent tuberculosis infection, LTBI）、HBV 和 HCV 感染[25]。

LTBI 筛查可由传统的结核菌素皮肤试验（tuberculin skin testing, TST）或新的 γ- 干扰素释放试验（interferon-γ release assays, IGRA）来完成，如 Quanti FERON®-TB Gold（Cellestis Ltd Victoria Australia）[26]。以前接种过卡介苗（bacillus Calmette-Guérin, BCG）或不能进

行结核菌素皮内试验检查的患者，通常优先给予 IGRA。LTBI 筛查结果阳性的患者，应进行疾病活动性临床体征的评估和进行胸部 X 线片的结核病（tuberculosis disease, TB）活动性评估。如果胸部 X 线检查无发现，他们应接受 LTBI 的治疗，即 9 个月的每日异烟肼或最近批准的 12 周的每周异烟肼和利福喷汀方案[27,28]。理想的情况下，LTBI 的治疗应该在开始 TNF-α 拮抗剂治疗之前完成，但许多临床医生在 LTBI 治疗几个月之后才开始 TNF-α 拮抗剂治疗。

此外，在开始生物治疗之前，临床医生应询问会带来较高机会性感染风险的活动情况。特别是应阐明那些增加组织胞浆菌暴露风险的活动，包括洞穴探险、清扫禽舍、拆迁或其他活动。如果报告存在任何的高危活动，应当进行胸部 X 线筛查。如果胸部 X 线

检查显示组织胞浆菌病依据，或在生物治疗之前 2 年临床有支持组织胞浆菌病诊断的依据，我们建议在开始生物治疗之前用伊曲康唑治疗患者至少 3 个月或开始生物治疗之后至少 2 年[29]。如果在球孢子菌病的地方病区域（亚利桑那、新墨西哥、加利福尼亚中央和南部及德克萨斯南部地区）活动过，临床医生应获得血清学抗球孢子菌属抗体，并在生物治疗之前进行胸部 X 线检查。如果血清或胸部 X 线检查有球孢子菌病依据，或患者有球孢子菌病史（目前已治愈），我们建议，使用生物治疗的患者用氟康唑预防治疗至少 6 ~ 12 个月。然而需要注意的是，对没有症状的球孢子菌病患者如何使用生物制剂进行最佳治疗曾有过不少争论，但最近推出了建议的处理流程[30]。

除前面所说的预防措施以外，对于接受

表 12.1　开始或当前使用 DMARD 或生物制剂 RA 患者的疫苗建议

	肺炎疫苗[a]	流感疫苗[b]	乙型肝炎疫苗[c]	减毒活疫苗
开始治疗之前				
DMARD 单一疗法[d]	X	X	X	X
DMARD 联合治疗	X	X	X	X
所有生物制剂[e]	X	X	X	X
处在治疗期间				
DMARD 单一疗法	X	X	X	X
DMARD 联合治疗	X	X	X	X
所有生物制剂	X	X	X	没有建议

Adapted with permission from Singh JA, Furst DE, Bharat A, Curtis JR, Kavanaugh AF, Kremer JM, et al. 2012 update of the 2008 American College of Rheumatology recommendations for the use of disease-modifying antirheumatic drugs and biologic agents in the treatment of rheumatoid arthritis. Arthritis Care Res（Hoboken）2012 May;64（5）:625-639

X= 当表明时推荐疫苗（基于年龄和风险）
[a] 疾病控制与预防中心也推荐患有慢性疾病如 RA 的患者 5 年后重新接种一次肺炎疫苗。对于年龄 ≥ 65 岁，原先接种 ≥ 5 年者及最初接种时间 < 65 岁的患者建议再次接种一次
[b] 肌肉内
[c] 如果存在肝炎危险因素（如静脉滥用毒品、6 个月以前有多个性伴侣、卫生保健人员）
[d] DMARD 包括羟基氯喹、来氟米特、甲氨蝶呤、米诺环素和柳氮磺胺吡啶
[e] 生物制剂包括 TNF-α 拮抗剂（阿达木单抗、聚乙二醇化赛妥珠单抗、依那西普和英夫利昔单抗）和其他药物（阿巴西普、利妥昔单抗和托珠单抗）

风湿病治疗的患者，接种疫苗是一项重要的干预措施（表 12.1）。对接受羟基氯喹或米诺环素治疗的患者，推荐接种流感疫苗。对接受柳氮磺胺吡啶治疗的患者，推荐接种流感疫苗和肺炎疫苗。对接受来氟米特、甲氨蝶呤或生物制剂治疗的患者，推荐接种流感疫苗、肺炎疫苗和乙型肝炎疫苗。活疫苗（包括带状疱疹、麻疹、流行性腮腺炎和风疹疫苗）应避开使用生物制剂的患者。需要注意的是，最近美国风湿病学院建议，在进行生物制剂治疗之前，患者应接种带状疱疹疫苗[31]。虽然没有指导这个实践的确切数据，我们建议至少在生物治疗之前 30 日实施。对选择已经进行生物治疗的患者，维持生物治疗一段时间可能是合理的，给予带状疱疹疫苗，然后 30 日后重新开始生物治疗。

另外，使用中-高剂量糖皮质激素治疗的患者，应接受针对肺孢子菌肺炎（pneumocystis pneumonia, PCP）的预防。虽然缺少共识和指南，我们建议对服用至少等效于 20mg 强的松的糖皮质激素或服用糖皮质激素联用另一个免疫抑制药物如 TNF-α 拮抗剂的患者，给予复方新诺明预防 PCP（片剂剂量至少翻 1 倍，每周 3 次）至少 1 个月。对于甲氨蝶呤和复方新诺明（trimethoprim-sulfamethoxazole, TMP-SMX）都服用的患者，甲氨蝶呤的毒性风险增加；但通常接受 TMP-SMX 预防剂量（而不是一天两次的治疗剂量）的患者，甲氨蝶呤的耐受性很好。有些人担心，对 SLE 患者使用含有磺胺类药物的抗菌药很可能发生变态反应，这个就提示部分临床医生对于 SLE 患者应使用阿托伐醌预防 PCP，而不用 TMP-SMX[32]，但在我们的实践中对 SLE 患者仍使用 TMP-SMX，没有出现已知的 TMP-SMX 变态反应。

临床综合征

肺部感染是风湿病患者感染的重要部分，是患者发病、住院、死亡的主要推动者。在一项研究中，不同队列的 SLE 患者所有感染中的 21% ~ 25% 是肺部感染[33]。风湿病患者的肺部感染已经报道过，但我们要关注两个显著的综合征：肺炎——最常遇到的肺部感染，肺结核——其为使用 TNF-α 拮抗剂患者的一个重要考虑因素。

肺炎

当出现肺炎的症状时，所有的风湿病患者应受到特别关注，尤其是使用生物制剂的患者。肺炎的典型体征和症状可能会缺乏或减弱，而且影像学检查可能会出现假阴性。应评估疑似肺炎的患者，并针对包括肺炎链球菌、肺炎支原体、流感嗜血杆菌、肺炎衣原体和军团菌肺炎等常见病原体进行治疗。在 2011 年，美国食品和药品管理局（FDA）针对军团菌肺炎发布了 TNF-α 拮抗剂的黑框警告。1999 至 2010 年间，在 FDA 的不良事件报告系统（adverse events reporting system, AERS）中，报告使用 TNF-α 拮抗剂的患者有 80 例军团菌肺炎且 4 例死亡[34]。

风湿病患者的社区获得性肺炎，我们一般开始予以呼吸喹诺酮（如左氧氟沙星或莫西沙星）或一种经过改良的 β- 内酰胺类药物（如阿奇霉素）进行治疗。对于住院的医疗照护相关性肺炎或医院获得性肺炎的患者，初始抗菌药物覆盖范围应扩大到包含医院的致病菌，包括耐甲氧西林金黄色葡萄球菌（methicillin-resistant Staphylococcus aureus, MRSA）和铜绿假单胞菌（图 12.1）。典型方案包括如下三种抗菌药物的联合：①哌拉西林他唑巴坦，一种抗铜绿假单胞菌的头孢菌素（如头孢他啶或头孢吡肟）或抗铜绿假单胞菌的碳青霉烯（如亚胺培南或美罗培南）；②万古霉素；③一种抗铜绿假单胞菌的氟喹诺酮（如左氧氟沙星或莫西沙星）或一种氨基糖苷类药物。可从美国感染性疾病协会获得完整的抗菌药物建议[35, 36]。

也必须考虑不常见的病原体，特别要考虑越来越多的与生物制剂使用相关的细菌、真菌、病毒性肺炎的观察证据。AERS 报告有多例真菌性肺炎。FDA 对 240 例组织胞浆菌病的报告给出了回应[37]，针对肺炎和播散性组织胞浆菌病（图 12.2 和图 12.3）、球孢

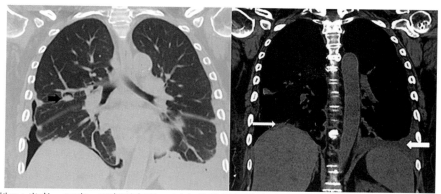

图12.1　女性RA患者，57岁，双侧肺气肿，正在接受甲氨蝶呤治疗。冠状位CT影像（左：肺窗；右：软组织窗）显示双侧肺气肿（白箭）和多个符合类风湿结节的空腔肺结节（黑箭）。诊断性胸腔穿刺术及微生物培养证实双侧金黄色葡萄球菌脓胸。

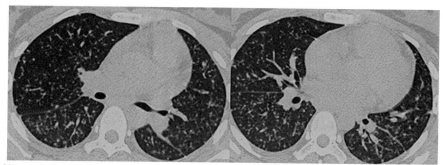

图12.2　女性SLE患者，37岁，播散性组织胞浆菌病，正在接受利妥昔单抗治疗。矢状位CT影像显示新出现的弥漫性粟粒结节，感觉其符合组织胞浆菌再活化的特征。由初期的尿组织胞浆菌属抗原测试和其后的血清组织胞浆菌属阳性证实而确立诊断。

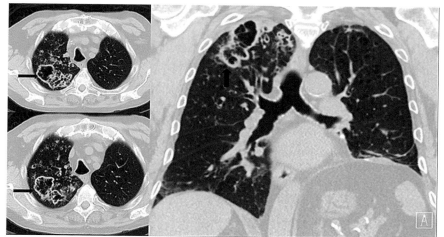

图12.3　RA患者，50岁，组织胞浆菌病再活化，正在接受甲氨蝶呤治疗。矢状位和冠状位CT影像显示，右上叶肺实质结节影围绕的空腔病变（粗黑箭）。经支气管镜活检符合组织胞浆菌病特征。

子菌病和芽生菌病[38]，发布了 TNF-α 拮抗剂的黑框警告。使用英夫利昔单抗发生组织胞浆菌病的风险似乎比使用依那西普要高[19]。对新诊断的风湿病患者的组织胞浆菌病，抗真菌治疗应立即开始，通常应咨询感染性疾病专家给予伊曲康唑或两性霉素 B。如果可能，我们也建议停止使用 TNF-α 拮抗剂，至少直到临床感染得到控制，并仔细观察停止 TNF-α 拮抗剂后的免疫重建综合征（immune reconstitution inflammatory syndrome, IRIS）的体征，其在病例研究中已有报道[29]。

在 2007 至 2009 年间，关于球孢子菌病肺炎的有限资料来自于亚利桑那的两个诊所中使用生物制剂或 DMARD 治疗的患者。在治疗风湿病期间发生球孢子菌病的 44 例患者，其中 29 例发生肺部感染，9 例发生播散性疾病，6 例产生无症状球孢子菌血清学阳性。除开始抗真菌治疗外，主要停止初始的免疫调节治疗，但稍后可重新开始[39]。我们建议，如果可能，诊断为球孢子菌肺炎的风湿病患者应停止免疫调节治疗，并咨询感染性疾病专家给予抗真菌治疗（氟康唑为代表）。

在 1998 至 2003 年间，报告在 AERS 的使用英夫利昔单抗的 84 例 PCP，49 例患有 RA。许多患者也使用包括糖皮质激素的其他免疫抑制剂。在输注英夫利昔单抗和肺炎症状发作之间的平均时间包括诊断是 21 天，且有 23 例患者死亡[40]。在日本的一项病例对照研究中，包括诊断伴有 PCP 的 21 例使用英夫利昔单抗的患者，其中超过 65 岁，使用 6mg 或更多的甲基泼尼松龙或并存肺部疾病的患者，PCP 的风险增加[41]。此外，有一例使用利妥昔单抗治疗的 RA 患者发生致死性 PCP 的报道[42]。基于这些证据，我们建议，发生肺炎的风湿病患者应考虑有 PCP 可能，特别是以低氧为主要临床特征的患者，且当临床高度怀疑时应立即开始使用 TMP-SMX 治疗。对于中重度的疾病，应开始附加激素治疗[43]。对于确立诊断，支气管镜检查优于诱导痰方法。因为有多例使用生物制剂患者患隐球菌肺炎和曲霉菌肺炎的病例报告，其他的致病真菌也必须考虑[19]。

作为使用 TNF-α 拮抗剂患者的一种严重并发症，也曾有病毒性肺炎的报告[44]。通常，风湿病患者感染单纯疱疹病毒（herpes simplex virus, HSV）的风险增加[9]，且使用 TNF-α 拮抗剂的风湿病患者的大型观察研究中也提示 HSV 感染的风险增加[45]。在使用 TNF-α 拮抗剂的患者中，水痘带状疱疹病毒（varicella zoster virus, VSV）再活化是常见的，且有 1 例使用依那西普治疗的银屑病关节炎患者患严重的 VSV 肺炎的报告[46]。

应特别注意几个常见的临床可能情况。因为较普通人群，风湿病患者更易于发生间质性肺疾病（interstitial lung disease, ILD），临床医生常常被迫确定呼吸系统症状的加重是 ILD 发生所致，还是感染过程所致。相似的，肺部受累的结缔组织疾病患者常常有症状，并且有提示潜在感染过程的放射学表现。因为与 ILD 及结缔组织疾病肺部受累相关的放射学和临床表现，同在各种感染的那些相关发现类似，我们建议临床医生对感染保持高度警惕，尤其是真菌感染、结核及其他不常见的病原体。非侵袭性诊断研究如 β-葡聚糖（评估 PCP 和真菌感染、球孢子菌属和芽生菌病）可能极其有价值。最小风险的诱导痰方法或早期支气管肺泡灌洗，常常可鉴别感染性疾病和 ILD 暴发。对有挑战性的病例，我们会与放射学家仔细回顾研究影像资料，与感染性疾病专家进行讨论并且与肺病学专家进行会诊，利用多学科方法来进行处理。

结核病

使用 TNF-α 拮抗剂治疗的风湿病患者可能有结核复发风险的增加，且在一般风湿病患者中也存在这个可能（图 12.4）。一项西班牙的患者研究中，此前广泛使用 TNF-α 拮抗剂的患者，相比于普通人群 RA 患者肺结核（tuberculosis, TB）的发生风险比是 3.68（95% CI 2.36～5.92）[47]。然而，在一项单独的前瞻性研究分析中，在广泛使用 TNF-α 拮抗剂之前，同普通人群相比，RA 患者的 TB 风险并没有升高[48]。

使用 TNF-α 拮抗剂治疗的患者发生结

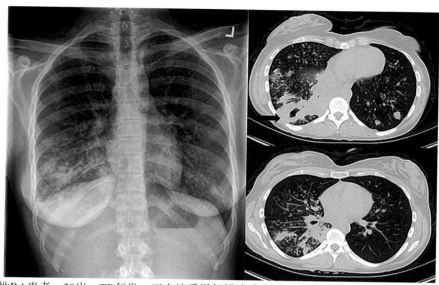

图12.4　女性RA患者，29岁，TB复发，正在接受甲氨蝶呤治疗。胸部X线片（后前位）和矢状位CT影像显示，双侧多灶伴树芽结节状的肺实质影，在右下叶的上段有空洞迹象（粗黑箭），且感染经支气管播散。诱导痰检查和培养证实结核分枝杆菌感染。

核的风险上升，大概是由于早先描述过的 TNF-α 在肉芽肿的形成与维持中的重要性所致。韩国的一项患者研究中，没有使用 TNF-α 拮抗剂的 RA 患者的 TB 风险比是 8.9（95% CI 4.6 ～ 17.2），使用英夫利昔单抗患者的风险比是 30.1 [49]。在美国的患者中，LTBI 复发是最常见的病因，但原发性 TB 也必须考虑，特别是近期有 TB 暴露危险因素的患者。同普通人群的患者相比，使用 TNF-α 拮抗剂治疗的患者发生肺外结核的风险似乎更高。

在一项有 112 300 例 RA 患者的研究中，在 RA 治疗后，有 386 例发生结核。同没有接受任何生物制剂或 DMARD 治疗的 RA 患者相比，接受生物制剂治疗的 RA 患者发生 TB 的相对风险是 1.5（95% CI 1.1 ～ 1.9）[50]。在用 TNF-α 拮抗剂治疗的患者当中，每 1000 人年结核的发生率是 2.57（95% CI 1.89 ～ 3.26）。这些患者中有 73% 会发生 TB，从英夫利昔单抗第一次处方到 TB 出现的中间间隔时间是 17 周（范围：1 ～ 17 周），从依那西普第一次处方到 TB 出现的中间间隔是 79 周（范围：3 ～ 168 周）。有趣的是，当前使用激素的患者发生 TB 的风险较低。最近一个 meta 分析

也发现 TNF-α 拮抗剂之间的差异，同使用依那西普相比，英夫利昔单抗和阿达木单抗发生 TB 的风险要高 3 ～ 4 倍 [51]。同这些发现相似，使用英夫利昔单抗到 TB 出现的中间间隔时间是 5.5 个月，依那西普是 13.4 个月，阿达木单抗则是 18.5 个月。62% 的病例是肺外结核。

对于使用 TNF-α 拮抗剂治疗的患者，TB 的诊断可能特别困难。免疫抑制治疗可使 TST 和胸部 X 线假阴性的风险增加，而且可能会使患者疾病更快速地进展。因为这个原因，我们建议当临床高度怀疑 TB 或诊断不易确立时，应转诊给感染性疾病专家。经常进行培养（活检、支气管镜检查和其他形式），进一步获得微生物诊断，但有时在通过培养缺少证据时，必须依靠临床资料做出诊断。在诊断为结核后，根据患者的药物敏感性和暴露史，多药治疗应当开始，如果可能的话 TNF-α 拮抗剂应当停用。注意，伴有新诊断 TB 的风湿病患者，曾有停用 TNF-α 拮抗剂后的 IRIS 样反应的报告 [52]。在治疗 TB 期间，必须继续使用 TNF-α 拮抗剂的小部分患者的最佳治疗策略仍不清楚，但最近一个来自日本的病例报告，报道了成功治愈一名 TB 的严重 RA 患者，在 TB 治疗的前几个月，患者的

英夫利昔单抗治疗只作了短暂的停止[53]。引起使用 TNF-α 拮抗剂患者肉芽肿感染的许多其他病原体——包括非结核分枝杆菌（non-tu-berculosis mycobacteria, NTM）、念珠菌、组织胞浆菌、球孢子菌、芽生菌、曲霉菌等均被报道过[19]。与结核一样，也曾报道过分枝杆菌和真菌感染严重并迅速进展的病例。

因为支气管扩张和 NTM 病之间的关联，伴有支气管扩张的风湿病患者在开始生物治疗之前必须仔细评估。虽然支气管扩张不是生物治疗的绝对禁忌证，痰培养和对过去痰培养结果的分析，应该在生物治疗前进行。NTM 病常常要求延长多药治疗方案，且似乎比使用 TNF-α 拮抗剂治疗的患者更困难。如果少数患者也正在接受充足的针对 NTM 病的治疗，伴活动性 NTM 病的患者必须继续使用 TNF-α 拮抗剂治疗，并且也只能这样做。

总结

对于风湿病患者，肺部感染是一个重要的威胁。在开始免疫调节治疗之前，通过确保患者接受仔细筛查和适当的疫苗接种，临床医生可以减少严重感染的风险。出现肺部感染症状和体征的风湿病患者的治疗管理，应涉及常见和不常见的病原体。对于使用生物制剂的患者来说，其确实可增加 TB 和其他不常见感染的风险。

（阳云平　译校）

参考文献

1. Franklin J, Lunt M, Bunn D, Symmons D, Silman A. Risk and predictors of infection leading to hospitalisation in a large primary-care-derived cohort of patients with inflammatory polyarthritis. Ann Rheum Dis. 2007;66(3):308–12.
2. Doran MF, Crowson CS, Pond GR, O'Fallon WM, Gabriel SE. Frequency of infection in patients with rheumatoid arthritis compared with controls: a population-based study. Arthritis Rheum. 2002;46(9):2287–93.
3. Mutru O, Laakso M, Isomaki H, Koota K. Ten year mortality and causes of death in patients with rheumatoid arthritis. Br Med J (Clin Res Ed). 1985;290(6484):1797–9.
4. Zandman-Goddard G, Shoenfeld Y. Infections and SLE. Autoimmunity. 2005;38(7):473–85.
5. McInnes IB, Schett G. The pathogenesis of rheumatoid arthritis. N Engl J Med. 2011;365(23):2205–19.
6. Doran MF, Crowson CS, Pond GR, O'Fallon WM, Gabriel SE. Predictors of infection in rheumatoid arthritis. Arthritis Rheum. 2002;46(9):2294–300.
7. Silman AJ, Newman J, MacGregor AJ. Cigarette smoking increases the risk of rheumatoid arthritis. Results from a nationwide study of disease-discordant twins. Arthritis Rheum. 1996;39(5):732–5.
8. Dixon WG, Suissa S, Hudson M. The association between systemic glucocorticoid therapy and the risk of infection in patients with rheumatoid arthritis: systematic review and meta-analyses. Arthritis Res Ther. 2011;13(4):R139.
9. Wolfe F, Caplan L, Michaud K. Treatment for rheumatoid arthritis and the risk of hospitalization for pneumonia: associations with prednisone, disease-modifying antirheumatic drugs, and anti-tumor necrosis factor therapy. Arthritis Rheum. 2006;54(2):628–34.
10. McLean-Tooke A, Aldridge C, Waugh S, Spickett GP, Kay L. Methotrexate, rheumatoid arthritis and infection risk: what is the evidence? Rheumatology (Oxford). 2009;48(8):867–71.
11. Bernatsky S, Hudson M, Suissa S. Anti-rheumatic drug use and risk of serious infections in rheumatoid arthritis. Rheumatology (Oxford). 2007;46(7):1157–60.
12. Bongartz T, Sutton AJ, Sweeting MJ, Buchan I, Matteson EL, Montori V. Anti-TNF antibody therapy in rheumatoid arthritis and the risk of serious infections and malignancies: systematic review and meta-analysis of rare harmful effects in randomized controlled trials. JAMA. 2006;295(19):2275–85.
13. Solomon DH, Lunt M, Schneeweiss S. The risk of infection associated with tumor necrosis factor alpha antagonists: making sense of epidemiologic evidence. Arthritis Rheum. 2008;58(4):919–28.
14. Schneeweiss S, Setoguchi S, Weinblatt ME, Katz JN, Avorn J, Sax PE, et al. Anti-tumor necrosis factor alpha therapy and the risk of serious bacterial infections in elderly patients with rheumatoid arthritis. Arthritis Rheum. 2007;56(6):1754–64.
15. Listing J, Strangfeld A, Kary S, Rau R, von Hinueber U, Stoyanova-Scholz M, et al. Infections in patients with rheumatoid arthritis treated with biologic agents. Arthritis Rheum. 2005;52(11):3403–12.
16. Grijalva CG, Chen L, Delzell E, Baddley JW, Beukelman T, Winthrop KL, et al. Initiation of tumor necrosis factor-alpha antagonists and the risk of hospitalization for infection in patients with autoimmune diseases. JAMA. 2011;306(21):2331–9.
17. Dixon WG, Symmons DP, Lunt M, Watson KD, Hyrich KL, British Society for Rheumatology Biologics Register Control Centre Consortium, et al. Serious infection following anti-tumor necrosis factor alpha therapy in patients with rheumatoid arthritis: lessons from interpreting data from observational studies. Arthritis Rheum. 2007;56(9):2896–904.
18. Curtis JR, Patkar N, Xie A, Martin C, Allison JJ, Saag M, et al. Risk of serious bacterial infections among

rheumatoid arthritis patients exposed to tumor necrosis factor alpha antagonists. Arthritis Rheum. 2007;56(4):1125–33.

19. Wallis RS, Broder MS, Wong JY, Hanson ME, Beenhouwer DO. Granulomatous infectious diseases associated with tumor necrosis factor antagonists. Clin Infect Dis. 2004;38(9):1261–5.

20. Koo S, Marty FM, Baden LR. Infectious complications associated with immunomodulating biologic agents. Infect Dis Clin North Am. 2010;24(2):285–306.

21. Rafailidis PI, Kakisi OK, Vardakas K, Falagas ME. Infectious complications of monoclonal antibodies used in cancer therapy: a systematic review of the evidence from randomized controlled trials. Cancer. 2007;109(11):2182–9.

22. Aksoy S, Dizdar O, Hayran M, Harputluoglu H. Infectious complications of rituximab in patients with lymphoma during maintenance therapy: a systematic review and meta-analysis. Leuk Lymphoma. 2009;50(3):357–65.

23. Garcia-Rodriguez MJ, Canales MA, Hernandez-Maraver D, Hernandez-Navarro F. Late reactivation of resolved hepatitis B virus infection: an increasing complication post rituximab-based regimens treatment? Am J Hematol. 2008;83(8):673–5.

24. Saag KG, Teng GG, Patkar NM, Anuntiyo J, Finney C, Curtis JR, et al. American College of Rheumatology 2008 recommendations for the use of nonbiologic and biologic disease-modifying antirheumatic drugs in rheumatoid arthritis. Arthritis Rheum. 2008;59(6):762–84.

25. Furst DE, Keystone EC, Kirkham B, Kavanaugh A, Fleischmann R, Mease P, et al. Updated consensus statement on biological agents for the treatment of rheumatic diseases, 2008. Ann Rheum Dis. 2008;67 Suppl 3:iii2–25.

26. Mazurek GH, Jereb J, Vernon A, LoBue P, Goldberg S, Castro K, et al. Updated guidelines for using interferon gamma release assays to detect Mycobacterium tuberculosis infection—United States, 2010. MMWR Recomm Rep. 2010;59(RR-5):1–25.

27. Targeted tuberculin testing and treatment of latent tuberculosis infection. This official statement of the American Thoracic Society was adopted by the ATS Board of Directors, July 1999. This is a Joint Statement of the American Thoracic Society (ATS) and the Centers for Disease Control and Prevention (CDC). This statement was endorsed by the Council of the Infectious Diseases Society of America. (IDSA), September 1999, and the sections of this statement. Am J Respir Crit Care Med. 2000;161 (4 Pt 2):S221–47.

28. Centers for Disease Control and Prevention (CDC). Recommendations for use of an isoniazid-rifapentine regimen with direct observation to treat latent Mycobacterium tuberculosis infection. MMWR Morb Mortal Wkly Rep. 2011;60(48):1650–3.

29. Hage CA, Bowyer S, Tarvin SE, Helper D, Kleiman MB, Joseph WL. Recognition, diagnosis, and treatment of histoplasmosis complicating tumor necrosis factor blocker therapy. Clin Infect Dis. 2010;50(1):85–92.

30. Galgiani JN, Ampel NM, Blair JE, Catanzaro A, Johnson RH, Stevens DA, et al. Coccidioidomycosis. Clin Infect Dis. 2005;41(9):1217–23.

31. Singh JA, Furst DE, Bharat A, Curtis JR, Kavanaugh AF, Kremer JM, et al. 2012 Update of the 2008 American College of Rheumatology recommendations for the use of disease-modifying antirheumatic drugs and biologic agents in the treatment of rheumatoid arthritis. Arthritis Care Res (Hoboken). 2012;64(5):625–39.

32. Jeffries M, Bruner G, Glenn S, Sadanandan P, Carson CW, Harley JB, et al. Sulpha allergy in lupus patients: a clinical perspective. Lupus. 2008;17(3):202–5.

33. Petri M. Infection in systemic lupus erythematosus. Rheum Dis Clin North Am. 1998;24(2):423–56.

34. FDA Drug Safety Communication: Drug labels for the tumor necrosis factor-alpha (TNFα) blockers now include warnings about infection with Legionella and Listeria bacteria. 2011. Accessed 11 May 2012. http://www.fda.gov/Drugs/DrugSafety/ucm270849.htm

35. Mandell LA, Wunderink RG, Anzueto A, Bartlett JG, Campbell GD, Dean NC, et al. Infectious Diseases Society of America/American Thoracic Society consensus guidelines on the management of community-acquired pneumonia in adults. Clin Infect Dis. 2007;44 Suppl 2:S27–72.

36. American Thoracic Society, Infectious Diseases Society of America. Guidelines for the management of adults with hospital-acquired, ventilator-associated, and healthcare-associated pneumonia. Am J Respir Crit Care Med. 2005;171(4):388–416.

37. Lee JH, Slifman NR, Gershon SK, Edwards ET, Schwieterman WD, Siegel JN, et al. Life-threatening histoplasmosis complicating immunotherapy with tumor necrosis factor alpha antagonists infliximab and etanercept. Arthritis Rheum. 2002;46(10):2565–70.

38. Information for Healthcare Professionals: Cimzia (certolizumab pegol), Enbrel (etanercept), Humira (adalimumab), and Remicade (infliximab). 2008. Accessed 11 May 2012. http://www.fda.gov/Drugs/DrugSafety/PostmarketDrugSafetyInformationforPatientsandProviders/ucm124185.htm

39. Taroumian S, Knowles SL, Lisse JR, Yanes J, Ampel NM, Vaz A, et al. Management of coccidioidomycosis in patients receiving biologic response modifiers or disease-modifying antirheumatic drugs. Arthritis Care Res (Hoboken). 2012;64(12):1903–9.

40. Kaur N, Mahl TC. Pneumocystis jiroveci (carinii) pneumonia after infliximab therapy: a review of 84 cases. Dig Dis Sci. 2007;52(6):1481–4.

41. Harigai M, Koike R, Miyasaka N, Pneumocystis Pneumonia under Anti-Tumor Necrosis Factor Therapy (PAT) Study Group. Pneumocystis pneumonia associated with infliximab in Japan. N Engl J Med. 2007;357(18):1874–6.

42. Teichmann LL, Woenckhaus M, Vogel C, Salzberger B, Scholmerich J, Fleck M. Fatal Pneumocystis pneumonia following rituximab administration for rheumatoid arthritis. Rheumatology (Oxford). 2008;47(8):1256–7.

43. Kaplan JE, Benson C, Holmes KH, Brooks JT, Pau A, Masur H, et al. Guidelines for prevention and treat-

ment of opportunistic infections in HIV-infected adults and adolescents: recommendations from CDC, the National Institutes of Health, and the HIV Medicine Association of the Infectious Diseases Society of America. MMWR Recomm Rep. 2009;58(RR-4):1–207; quiz CE1-4.

44. Smith D, Letendre S. Viral pneumonia as a serious complication of etanercept therapy. Ann Intern Med. 2002;136(2):174.

45. Strangfeld A, Listing J, Herzer P, Liebhaber A, Rockwitz K, Richter C, et al. Risk of herpes zoster in patients with rheumatoid arthritis treated with anti-TNF-alpha agents. JAMA. 2009;301(7):737–44.

46. Manzano V, Ruiz P, Torres M, Gomez F. Severe pneumonia by aciclovir-resistant varicella-zoster virus during etanercept therapy. Rheumatology (Oxford). 2010;49(9):1791–3.

47. Carmona L, Hernandez-Garcia C, Vadillo C, Pato E, Balsa A, Gonzalez-Alvaro I, et al. Increased risk of tuberculosis in patients with rheumatoid arthritis. J Rheumatol. 2003;30(7):1436–9.

48. Wolfe F, Michaud K, Anderson J, Urbansky K. Tuberculosis infection in patients with rheumatoid arthritis and the effect of infliximab therapy. Arthritis Rheum. 2004;50(2):372–9.

49. Seong SS, Choi CB, Woo JH, Bae KW, Joung CL, Uhm WS, et al. Incidence of tuberculosis in Korean patients with rheumatoid arthritis (RA): effects of RA itself and of tumor necrosis factor blockers. J Rheumatol. 2007;34(4):706–11.

50. Brassard P, Kezouh A, Suissa S. Antirheumatic drugs and the risk of tuberculosis. Clin Infect Dis. 2006; 43(6):717–22.

51. Dixon WG, Hyrich KL, Watson KD, Lunt M, Galloway J, Ustianowski A, et al. Drug-specific risk of tuberculosis in patients with rheumatoid arthritis treated with anti-TNF therapy: results from the British Society for Rheumatology Biologics Register (BSRBR). Ann Rheum Dis. 2010;69(3):522–8.

52. Arend SM, Leyten EM, Franken WP, Huisman EM, van Dissel JT. A patient with de novo tuberculosis during anti-tumor necrosis factor-alpha therapy illustrating diagnostic pitfalls and paradoxical response to treatment. Clin Infect Dis. 2007;45(11): 1470–5.

53. Matsumoto T, Tanaka T, Kawase I. Infliximab for rheumatoid arthritis in a patient with tuberculosis. N Engl J Med. 2006;355(7):740–1.

54. Griffith DE, Aksamit T, Brown-Elliott BA, Catanzaro A, Daley C, Gordin F, et al. An official ATS/IDSA statement: diagnosis, treatment, and prevention of nontuberculous mycobacterial diseases. Am J Respir Crit Care Med. 2007;175(4):367–416.

第 13 章

肺移植治疗结缔组织病相关的肺疾病

Ryan Hadley，Kevin M. Chan

引言

几十年来，肺移植是治疗结缔组织病（connective tissue disease，CTD）相关的呼吸衰竭患者可行的治疗策略[1]。在 2006 年，国际心肺移植协会（International Society of Heart and Lung Transplantation，ISHLT）提出把 CTD 作为肺移植的一个适应证[2]。尽管如此，CTD 也是肺移植病例中罕见的适应证，从 1995 至 2012 年间，只有 488 例 CTD 患者接受了肺移植（占所有肺移植报告病例的1.3%）[3]。导致 CTD 相关肺移植病例数较少的原因可能是肺外机体多系统的损害阻碍了肺移植病例的入选。在本章中，我们讨论了关于 CTD 患者肺移植一般的背景及适应证、禁忌证、预后和推荐建议。

肺移植概述

肺移植最早可追溯到 20 世纪 60 年代，在 1963 至 1974 年间共有 36 例肺移植病例[4]。肺移植预后一直很差，其中只有 3 例患者存活超过 1 个月，最长活到了术后 10 个月。

R. Hadley, M.D. • K.M. Chan, M.D. (✉)
Division of Pulmonary and Critical Care Medicine,
Department of Internal Medicine, University of
Michigan Health System, 3916 Taubman Center,
1500 East Medical Center Drive, SPC 5360,
Ann Arbor, MI 48109-5360, USA
e-mail: hadleyr@med.umich.edu;
kevichan@med.umich.edu

病例死亡的主要原因是由免疫排斥、感染、支气管断裂引起的呼吸衰竭[5-7]。在 1981 年，伴随着环孢霉素的出现，作为阻断肺血管疾病的心肺的一部分，第一例成功的肺移植手术得以实现[8, 9]。1986 年报告了第一次为特发性肺纤维化（idiopathic pulmonary fibrosis，IPF）的患者成功进行单肺移植（single lung transplant，SLT）的病例[10]。总的来说，虽然在 2011 年有 54% 的晚期肺纤维化患者接受了双肺移植（double lung transplant，DLT），SLT 仍是治疗晚期肺纤维化的主要的外科治疗方式[3]。最常见的肺移植指征是：肺气肿（34%）、特发性肺纤维化（24%）、囊肿性纤维化（17%）、抗 α1- 抗胰蛋白酶缺乏肺气肿（5.8%）、其他肺纤维化（3.7%）和特发性动脉性肺动脉高压（idiopathic pulmonary arterial hypertension，IPAH）（3.1%）。然而，2001 至 2011 年，接受肺移植的肺气肿患者的百分比从 40% 降到了 30%，而间质性肺疾病（ILD）占比则从 17% 增长到了 29%[3]。

关于接受肺移植患者的最佳手术方式（单肺对双肺）一直存在很多争议[11-14]。而现阶段的手术方法及术后的处理原则不在本章的讨论范围之内[15, 16]。单肺移植具有手术时间较短、供体肺可供两个而不是单个接受者的优点，并且对于肺气肿和特发性肺纤维化具有很好的治疗效果[4, 13, 17-19]。对于化脓性肺疾病如囊肿性纤维化和支气管扩张，以及肺动脉高压，年龄低于 50 岁的患者而言，更倾向于接受双肺移植。最近的数据显示，双肺移植的远期预后要优于单肺移植（图

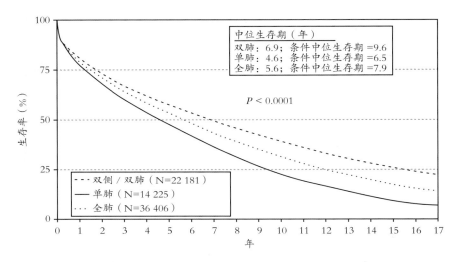

图13.1 成人单肺对双肺移植术的生存预后。国际心肺移植协会（International Society of Lung Transplant Registry, ISLTR）成人肺移植Kaplan-Meier生存曲线，按手术类型分层（移植：1994年1月至2011年6月）。包括条件中位生存期包括移植术后存活超过1年的亚组。（Used with permission from Yusen RD, Christie JD, Edwards LB, Kucheryavaya AY, Benden C, Dipchand AI, et al. The Registry of the International Society for Heart and Lung Transplantation: Thirtieth Adult Lung and Heart-Lung Transplant Report—2013; Focus Theme: Age. The Journal of Heart and Lung Transplantation. 2013; 32(10):965-78）

13.1）[3, 11, 12, 14, 20]。事实上，2006 至 2008 年间的数据显示美国接受肺移植的患者约 2/3 手术方式为全肺移植[21]。尽管有这些发现，由于前瞻性的数据收集、干扰变量的调整，以及缺乏随机性以确保治疗组的可比性，这些信息是局限的。就这一点而论，明确的建议需要进一步研究。

肺移植的远期效果受限于影响生存率的重大并发症。ISHLT 注册研究数据显示肺移植接受者中 1 年生存率为 79%，5 年生存率为 53%，10 年生存率为 31%[3]。虽然肺气肿患者肺移植术后第一年的生存率最高，但其术后 15 年的生存率却降到最低（图 13.2）[3]。围术期并发症较低的发生率及 COPD 患者高龄可能促成这个结果。对于存活 1 年的患者的假定中位生存期，与间质性肺疾病患者（7 年）相比，囊肿性纤维化患者（10.5 年）及肺动脉高压患者（10 年）最长[3]。这也可能是患者年龄的反映。最常见的晚期死亡原因有慢性同种异体移植物排斥、闭塞性细支气管炎或闭塞性细支气管炎综合征（bronchiolitis obliterans syndrome, BOS）、感染、恶性肿瘤[3, 22]。

现在可得到肺移植后评估健康相关的生活质量（health-related quality of life, HRQL）和健康状况的远期数据。运用圣乔治呼吸问卷(St. George's Respiratory Questionnaire, SGRQ）随访 7 年接受单肺和双肺移植的慢性阻塞性肺疾病（chronic obstructive pulmonary disease, COPD）患者，显示较移植前的分值得到持续改善[23]。然而，双肺移植患者的 SGRQ 绝对平均值更高，尤其是在术后的 4 年[23]。另外，在 DLT 的患者中所有三个部分的 SGRQ 评分得到改善，而在 SLT 患者中呼吸系统症状部分没有明显的改善。相较于 COPD 患者进行 SLT 而言，暗示 DLT 术后远期的健康相关生活质量（HRQL）得到改善[23, 24]。Rodrigue 等采用 SF-36 及移植特异性频率问卷（Transplant Specific Frequency Questionnaire, TSFQ）调查肺移植接受者[25]。通过平均两年的随访发现，在 SF-36 的 8 个分量表中有 7 个量表有显著的改善，虽然相较一般人群而言还是处于较低的水平[25]。在其研究中发现，肺移植术后 3 ~ 5 年的患者更常有情感、神经认知和外表方面的问题。在生存率为 10 年的患者组也有相似的发现[26]，可能归因于远期存活患者

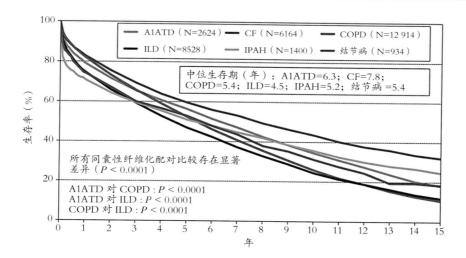

图13.2　成人肺移植存活率，以疾病诊断分层。诊断分层的Kaplan-Meier生存曲线数据来源于国际心肺移植登记处（International Society of Heart and Lung Transplantation Registry）（移植：1990年1月至2011年6月）。A1ATD抗胰蛋白酶缺乏相关的慢性阻塞性肺疾病；COPD非A1ATD相关的慢性阻塞性肺疾病；CF囊性纤维化相关性支气管扩张；ILD间质性肺疾病，其包括特发性肺纤维化（IPF），以及特发性动脉性肺动脉高压（IPAH）。（Used with permission from Yusen RD, Christie JD, Edwards LB, Kucheryavaya AY, Benden C, Dipchand AI, et al. The Registry of the International Society for Heart and Lung Transplantation: Thirtieth Adult Lung and Heart-Lung Transplant Report—2013; Focus Theme: Age. The Journal of Heart and Lung Transplantation. 2013;32(10):965-78）（见彩图）

长期使用免疫抑制药物治疗、移植手术并发症，以及 BOS 的发生。

器官分配

在实施器官移植手术前，移植器官要根据以下原则进行合理分配：供者的地理位置，血型，供者和受者的器官大小匹配程度，针对移植物的抗人类白细胞抗原（human leukocyte antigen, HLA）抗体存在情况，移植物的外科评估及肺移植器官分配评分（lung allocation score, LAS）[27]。

在 2005 年 5 月，LAS 已经在美国 12 岁以上的潜在的器官受助者中实施，这一创新的分配系统以医疗紧迫性为基础，旨在根据客观的数据来分配移植肺 [27]。LAS 是基于同等待移植和移植后期间的死亡率相关的危险因素而产生的公式，以确定"移植获益"公式。正常 LAS 范围为 0～100，评分越高，疾病越严重。当移植等待中心认为 LAS 没有充分反映患者疾病的严重程度时，肺审查委

员会也会为患者提供例外机会 [28]。根据患者的生理和统计学的相似性用 LAS 将患者分为四组，包括 A 组（阻塞性肺疾病）、B 组（动脉性肺动脉高压，PAH）、C 组（囊性纤维化）和 D 组（肺纤维化）[27]。对于 CTD 患者而言，如果发生呼吸衰竭的首要原因是 PAH，那么该患者归为 B 组；若该原因为 ILD，那么就归入 D 组。考虑到 CTD 群体临床观察中研究变量太少，以致不能准确地预测患者预后，该种分类法与 CTD 相关的疾病表现有很好的相似性 [27]。器官共享联合网络理事会已经批准实施根据最近的数据新修订的 LAS 评分系统 [29]。

CTD患者肺移植的适应证

进行性系统性硬化症（systemic sclerosis, SSc）首要的致死原因是与 PAH 和（或）ILD [非特异性间质性肺炎（non-specific interstitial pneumonia, NSIP）和（或）普通型间质性肺炎（usual interstitial pneumonia, UIP）] 相关的终末期肺疾病 [30]。动脉性肺动脉高压、

ILD、闭塞性细支气管炎或淋巴性间质性肺炎也可以在其他的 CTD 疾病中发生，包括混合性结缔组织病（mixed connective tissue disease, MCTD）、多发肌炎 / 皮肌炎（polymyositis/dermatomyositis, PM/DM）、系统性红斑狼疮（systemic lupus erythematosus, SLE）、Sjögren 综合征、抗合成酶综合征或者类风湿关节炎（rheumatoid arthritis, RA）。尽管有恰当的免疫抑制治疗，仍有 9% ~ 12% 的患者因为肺疾病进展而发生呼吸衰竭，考虑行肺移植以改善患者的预后[30-32]。考虑到与肺移植相关的显著的发病率及死亡率，谨慎地选择患者对最佳预后至关重要[2]。可能的选择标准总结见表 13.1。

一般选择标准

肺移植的候选者应该处于肺疾病的终末期，并且对于最强有力的医疗治疗措施反应不佳，没有其他严重的重要器官系统功能障碍或者活动性的全身疾病，没有活动性的肺外感染，具备走动及参与肺疾病康复的能力，有较强的社会支持系统，在至少 2 ~ 5 年内没有患恶性肿瘤的证据，至少 6 个月没有物质成瘾（包括吸烟），没有难以处置的将影响依从性的精神疾病或没有处理高压状态的能力[2]。这些评判标准通常认定为"绝对"禁忌证，然而几个"相对"禁忌证由移植中心决定（表 13.1）。

高龄移植受者的生存率明显更差[3]。ISHLT 的肺科学委员会提供的最新数据建议，潜在肺移植的受者年龄上限为 65 岁；然而美国在 2008 年有超过 19% 的移植者年龄超过或等于该年龄界限，似乎是纤维化肺疾病受者数目增加的一个反映[2, 21]。体重指数（body mass index, BMI）< 17kg/㎡ 或者 > 30kg/㎡ 与术后超过 90 天的死亡率增加相关[33, 34]。Kanasky 等的研究显示，BMI > 30kg/㎡ 的肺移植受者，其死亡率增加了 3 倍[35]。因此，这些标准应该被考虑为移植禁忌证。骨质疏松症在终末期肺疾病的患者中很常见，严重的骨质疏松症应该在术前给予充分的关注[36]。骨质的加

速流失及非创伤性骨折的发生均与肺移植相关[37, 38]，这些疾病可能会引起远期的并发症。肺移植其他的一些相对禁忌证还包括机械通气；持续很久的体外生命支持；耐药菌、真菌、非典型分枝杆菌的定植，以及其他医疗状况，包括先期的冠状动脉旁路移植或者糖尿病[2]。严重的胃食管反流（gastroesophageal reflux, GER）及食管运动功能障碍也是移植过程的一个相对禁忌证，这些症状在 CTD 患者中不常见；但是，积极主动地给予药物治疗或者在术前或移植术后给予外科纠正，对提升肺移植患者中期预后有积极作用[39, 40]。

虽然这些指南适用于考虑进行肺移植的所有患者，但在 IPF 及 IPAH 患者中有一些特殊疾病的标准[2]（表 13.1）。因为还没有发布针对 CTD 患者的肺移植参考的确切标准，对这个患者组使用 IPF 和 IPAH 标准均属推测。

CTD-特殊的注意事项

虽然任何的 CTD 都能够使呼吸系统失去功能以致达到需要实施肺移植的程度，但在美国，SSc 是 CTD 疾病相关肺移植中最常见的指征，从 2006 年 1 月到 2012 年 8 月 31 日的统计结果显示，SSc 约占到所有 CTD 肺移植总数的 75%（表 13.2）[41]。

在 CTD 患者中，动脉性肺动脉高压是主要的肺移植指征（50%）[41]。在现代治疗的时代，虽然有针对肺血管的血管活性药物出现，然而与 IPAH 相比，CTD 相关的 PAH 预后较差，5 年存活率只有 42%[42, 43]。这些联合研究发现，较差的结果可能与 SSc 相关的 PAH 占优势有关[42]。当独立地分析各类疾病时，SLE、RA、PM/DM 或 MCTD 相关的肺动脉高压患者存活率与 SSc-PAH 相比要更高（3 年存活率 63% ~ 100% 对 47%）[44]。其他的专门评估在 SSc 的 PAH 的一些研究中也提示 SSc-PAH 患者 3 年存活率为 49% ~ 71%[42-48]，而同 IPAH 存活率为 71% ~ 88% 相比，其预后较差[43, 45]。动脉性肺动脉高压，当其在 SSc 与 ILD 并存时，预后特别渺茫，其 3 年存活

表 13.1　作为肺移植参考的一般和特种疾病指南

肺移植参考指南

一般选择标准

- 适应证

  - 药物难治性的呼吸衰竭

- 绝对禁忌证

  - 不能承受复杂的医疗方案

  - 持续的物质成瘾（6 月内），包括烟草或处方药

  - 2 ~ 5 年内恶性肿瘤（除外鳞癌及皮肤基底肿瘤或 BAC）

  - 难以处置的严重功能障碍（例如：肾、肝、心脏）

  - HIV 或者慢性、活动性乙型肝炎或丙型肝炎

  - 胸廓解剖异常（由移植术者评估）

  - 难以处置的精神疾病

  - 卧床或极度虚弱

  - 缺乏社会心理支持系统

- 相对禁忌证

  - 严重的食管 / 胃动力障碍或 GER

  - 年龄 >65 岁

  - 较差的功能状态

  - 严重的冠状动脉疾病

  - 严重的骨质疏松症

  - BMI > 30kg/㎡ 或 < 17kg/㎡

  - 耐药的感染性微生物定植

  - 类固醇剂量 > 20mg 泼尼松或等效剂量

  - 危重的或不稳定的情形（包括机械通气或 ECLS）

特定疾病注意事项

- 纤维化肺疾病

  - UIP 病理组织学表现

  - HRCT 显示蜂窝肺

  - FVC < 70% 或 DLCO < 40%

  - DLCO 下降 15% 超过 6 个月

  - FVC 下降 ≥ 10% 超过 6 个月

  - 6-MWT 后脉搏血氧饱和度在 88% 以下

  - 除外 ILD 之外的 PAH 或肺心病

  - 需住院治疗的呼吸衰竭

- 动脉性肺动脉高压

  - 任何 SSc 相关的 PAH

  - 治疗后心功能仍为 NYHA Ⅲ 或 Ⅳ 级

  - CI < 2L/（min·㎡）

  - 右房压力 > 15mmHg

  - 快速进展性疾病

  - 6-MWT 距离短（< 350m）或进行性降低

  - 右室衰竭体征

  - 除 PAH 之外的 ILD

- 结缔组织病相对禁忌证

  - 不认为是对典型的移植术后免疫抑制治疗反应的活动性肺外 CTD

  - SSc 严重的胸部皮肤疾病

  - 手指溃疡或坏死

BAC，细支气管肺泡癌；HIV，人体免疫缺损病毒；CTD，结缔组织病；GER，胃食管反流；ECLS，体外生命支持；UIP，普通型间质性肺炎；SSc，系统性硬化病；ILD，间质性肺病；DLCO，一氧化碳弥散量（diffusion capacity for carbon monoxide，DLCO）；FVC，用力肺活量；6-MWT，6 分钟步行试验；PAH，动脉性肺动脉高压；NYHA，纽约心脏协会；CI，心脏指数；RV，右心室；FEV1，1 秒用力呼气容积；HRCT，高分辨率计算机体层 X 线摄影术。Data from references [2, 87]

表 13.2 2006～2012 年美国结缔组织病相关的肺移植

诊断	数量	比例（%）
SSc-PAH	109	50
SSc-ILD	55	25
MCTD	28	13
Sjögren	8	4
RA	16	7
总数	216	100

美国 2006 年 1 月 1 日至 2012 年 8 月 31 日结缔组织病相关的肺移植的数据来源于器官获取和移植网络（Organ Procurement Transplantation Network, OPTN）。数据以 OPTN [41] 2012 年 11 月 30 日为基础，数据可能发生变化基于未来数据提交或修正。SSc-PAH，系统性硬化症肺动脉高压；SSc-ILD，系统性硬化病相关的间质性肺病；MCTD，混合性结缔组织病；RA，类风湿关节炎。

率只有 28%～47% [44,47,48]。

CTD 相关的 PAH 的患者合并以下情况时，需要参考移植评估，包括：充分的药物治疗后心功能持续 NYHA Ⅲ 或 Ⅳ 级，持续性明显的右心衰竭 [心脏指数 < 2.0L/（min·m²），左房压力 > 15mmHg]，6 分钟步行距离降低或呈进行性的下降（< 350m），或伴随 ILD [2,49-51]（表 13.1）。

一般来说，相比 IPF 患者，CTD 相关的 ILD 有一个更加良好的预后 [52,53]，不过这不是一个普遍的结果 [54,55]。最近的研究已质疑是否将这个假定应用到所有的 CTD 及病理亚型中，尤其是与 UIP 病理学改变相关的类风湿关节炎（rheumatoid arthritis, RA）[56]。一项伴有通过高分辨率 CT（high-resolution computed tomography, HRCT）[56] 或肺组织活检 [57] 明确 UIP 诊断的 RA 患者的回顾性分析同 IPF 进行了生存率比较。把 IPF 极差的预后作为比较的基准，当利用病理组织学检查或 HRCT 确定 UIP 诊断后，早期推荐 RA 患者进行肺移植是应当考虑的。基于 UIP 小部分的这个预后结果，可能还不宜推广到其他 CTD 亚型的患者中 [52,58]。

SSc 相关的 ILD 是相当难以治疗的，最近一项环磷酰胺的随机临床对照试验显示有显著性效果，但是对于肺动力学改善很小，并且对于肺的气体交换无明显影响 [59]。疾病表现的严重程度及一氧化碳的弥散量（diffusing capacity for carbon monoxide, DLCO）对疾病的预后有重要影响 [58]。尽管如此，不是所有伴 ILD 的 SSc 患者疾病进展速度都一致，所以推荐对于轻到中度的患者应连续地检测肺功能 [58]。

从 IPF 患者较差的预后支持数据及先前讨论的 CTD 预后信息推断，CTD 患者有以下情况时，如 FVC < 70% 和 DLCO < 40%，6 分钟步行实验血氧饱和度低于 88%，FVC 下降 > 10% 或 DLCO 下降 > 15% 超过 6 个月，病理组织学疑诊 UIP，合并肺动脉高压等 [2,62,63]（表 13.1），应该推荐行早期肺移植。

CTD肺移植的其他注意事项

药物

移植术后为防止移植物排斥反应及预防机会感染有多种药物可应用。同时，巧合的是一些术后免疫抑制治疗的药物也是那些用于治疗 CTD 的药物。典型的术后维持免疫抑制的药物包括神经钙调蛋白抑制剂（他克莫司或环孢霉素 A）、抗代谢药物（霉酚酸酯或硫唑嘌呤），以及低到中剂量的类固醇激素。当 CTD 肺外表现活跃或系统性疾病症状控制不充分时，移植候选人的资格则受到质疑。另外，应用肿瘤坏死因子 -α 阻滞剂（TNF 阻滞剂）可能阻碍术后的康复或进一步增加并发感染的风险。当加用复杂的药物治疗方案时，抗代谢物如环磷酰胺、甲氨蝶呤、羟氯喹或来氟米特可加重骨髓抑制或肝毒性。肾功能不全在移植术后尤其常见，通常是由钙调磷酸酶抑制剂引起 [3]。因此，术后常规的应用非甾体抗炎药物（non-steroidal antiinflammatory drugs, NSAIDS）镇痛是被禁止的 [64,65]。

在对 TNF 阻滞剂需求的基础上排除患者

没有证据支持，但是研究证实，术前高剂量的皮质类固醇与术后较差的预后相关[3, 66]。Takagishi 及其同事报道了术后 CTD 急性加重的单中心经验。他们的研究显示，在 22 位患者中有 2 人需要在移植术前加用免疫抑制剂来保持疾病控制，而这种治疗方法不包括在标准的移植术后的治疗方案中；这两位患者同时加用依那西普，而其中一个患者加用了来氟米特[67]。术后单独应用免疫抑制药物就可以有效地控制系统性 CTD 症状，而其中一位患者，由于 CTD 的加重而重新给予了依那西普[67]。作者总结认为，只要在术前有良好的系统性症状的控制，移植术后的 CTD 肺外疾病的发作是少见的。

胃肠疾病

CTD 引起的食管平滑肌损害常见，尤其是在 SSc 或 DM/PM 患者，可导致严重的蠕动受损及胃食管反流（gastroesophageal reflux, GER）。传统认为，食管平滑肌受损是肺移植的禁忌证，由于胃内容物有进入移植肺的风险，并且 GER 与闭塞性细支气管炎或 BOSD 发展相关，而这些并发症是引起肺移植受者晚期死亡的主要原因[68, 69]。在发生急性和慢性排斥反应的肺移植受者的远端气道里，都发现了胃蛋白酶[70] 和胆汁酸[71, 72]，进一步证明了误吸促进了同种异体移植物的损伤。单中心研究评估在合并 GER 和假定 BOS 的肺移植受者中行外科胃底折叠术可改善肺功能[73-75]，并且减少 BOS 的持续时间[73]。有趣的是，GER 与非移植肺的功能恶化的相关性也在增加[74, 76]。在肺移植受者，外科手术抗反流防止慢性同种异体移植物功能障碍（RESULT）和 IPF 患者疾病进展（WRAP-IPF）的前瞻性研究正在进行中[77, 78]。

SSc 患者尤其容易发生 GER。Saravino 等[79] 发现有 83% 的伴肺纤维化的 SSc 患者支气管远端酸暴露增加的证据，55% 存在无效的食管运动，并且 22% 存在异常低的食管压力[79]，其他的研究也有同样的发现[80, 81]。在 SSc 患者的尸体解剖研究中，食管前肠病理组织学评估发现，94% 的患者有末梢平滑

肌萎缩的证据[82]，这可能是运动受损的机制。胃排空延缓发生率较食管反流低，但胃排空延缓常常使 SSc 病情复杂化，并且可能延长胃内容物与食管下端括约肌的接触时间，从而加剧食管反流[83, 84]。另一方面，肺移植也能加快 GER 恶化[85] 或者由于手术损伤了迷走神经减缓胃内容物的通过[72, 86]。

建议术前对等待移植高危患者的食管和胃的异常状态进行检查[40, 87]。Saggar 及同事在单中心的研究中描述了 SSc 患者肺移植的预后[87]。术前的检测包括 CER 症状的回顾、双重 pH 探针监测、食管钡餐、胃排空功能定量测定、食管测压和（或）上消化道内镜检查[87]。伴有中度 GER、食管狭窄或正在行药物治疗的溃疡、食管蠕动停止、贲门失弛缓症或胃排空异常（90 分钟清除率 < 25%）的患者不符合移植的条件[87]。与 IPF 对照组相比，14 例 SSc 接受单肺移植的患者[87]，发生急性排斥反应的比例更高（HR 2.91；P=0.007）。作者们猜测这个现象可能由 GER 所致[87]。尽管有以上这些结果，Sottile 等研究发现伴 GER 或者食管运动能力受损的 SSc 的肺移植受者预后良好[40]。23 例 SSc 患者与 46 例非 CTD 的 ILD 患者对照组进行比较[40]。基于 pH 探针及压力监测诊断的 GER，SSc 组有 14 例患者，占该组人数的 52%；非 CTD 组有 25 例患者，占该组人数的 41%，他们均确定了 GER 的诊断，提示在所有伴 ILD 的患者中 GER 有较高的比例。在 SSc 组 6 例患者及非 CTD 组 5 例患者移植术后行 Nissen 胃底折叠术，在 SSc 组部分患者由于明显的误吸而采用了该种术式[40]。移植术后采取了积极的、多学科的措施来治疗 GER，以确保对移植肺的影响最小。SSc 组及 IPF 对照组有着相似的结果，证明伴有明显的食管疾病的 SSc 患者也可以成功地实施肺移植[40]。

总之，所有的 CTD 患者在行肺移植术前都应该评估食管功能障碍情况，如果存在食管的功能障碍，移植候选人的手术开展与否依赖于所在医疗中心管理复杂患者的能力。本中心利用术后植入幽门后饲管，持续到可

以开展 Nissen 或 Toupet 术式，已经对几例伴有严重食管胃肠功能障碍的 SSc 患者成功实施了肺移植[88]。

肾脏、心脏及骨骼肌的注意事项

肾功能障碍在肺移植术后很常见，约 56% 的肺移植患者在术后 5 年内会发生肾功能损害，一些患者还需要进行透析或者肾脏移植[3]。大部分的肾脏疾病源于钙调磷酸酶抑制剂的应用，在绝大多数情况下，这些药物不能被其他免疫抑制药物代替。因此严重的肾脏疾病，以肌酐清除率 < 50mg/（mL·min）界定，是肺移植独立的绝对禁忌证[2]。需要特别注意的是有急性和慢性肾脏并发症危险因素的 CTD 患者，例如伴有 SLE 及 SSc 的情况。硬皮病肾危象（scleroderma renal crisis, SRC）以高血压、肾功能减退、微血管溶血性贫血为特点，对 SSc 的患者来说可能是致命的[89]。SRC 的预后由于血管紧张素转换酶抑制剂（angiotensin-converting enzyme inhibitor, ACEi）的应用已经得到了改善[30]，但是发展到 SRC 以后其 5 年存活率仅为 41%[90]。皮质类固醇是移植术后免疫抑制剂鸡尾酒疗法的基本部分，皮质类固醇的使用与 SRC 的发生具有相关性[91-93]，尤其是用量 > 15mg/d 泼尼松或等效剂量激素[92]。只有 1 例肺移植术后 SRC 发生的报道[87, 94]，但是 SRC 在其他实质性器官的移植已经有报道[95]。已经推荐在 SSc 患者器官移植术后常规地运用 ACEi 来预防 SRC[87]。

伴有肺动脉高压和（或）严重的右室和左室功能衰竭患者可能需要考虑行心 - 肺联合移植。然而，伴有 PH 的 CTD 患者耐受单纯右心室功能不全的程度，是否行单独的肺移植取决于医疗机构[96]。超声心动图是筛查心包疾病的有效检测手段，可以应用于 CTD 患者移植术前的评估[97]。值得注意的是，无法治愈的瓣膜疾病、传导系统疾病或者与 CTD 相关或不相关的冠状动脉异常都应该考虑行心 - 肺联合移植而非单独肺移植[2]。

实质性的胸部解剖异常如严重的脊柱侧凸或者驼背可能会影响移植肺的安放及功能的发挥，因此，胸部外科医生应谨慎判断移植候选人的解剖结构[2]。对病情危急的患者，肌炎或者呼吸肌无力应该进行评估，以防术后通气功能发挥不良。SSc 患者应不会患有严重到足以使手术复杂化或限制生理的胸部皮肤疾病[87]。有雷诺现象的患者应无手指溃疡或坏死，因其在行免疫抑制治疗时将是一个感染源[87]。

肺移植术后CTD患者的预后

CTD 患者移植术后的预后数据仅来源于一系列的小样本和个案报道。由于患者的临界取样量需要发表一个病例系列，多数数据来源于 SSc 肺移植患者。最近 Khan 收集并综述了 SSc 相关的文献[94]。与许多的独立研究多方面的结论相比，没有一个回顾性研究发现 SSc 患者在存活率有显著、持久的差异[40, 87, 94, 98-100]。

Massad 及其同事利用器官共享联合网络（United Network for Organ Sharing, UNOS）注册数据库收集了最大的病例系列，比较了 47 例 SSc 和超过 10 000 例非 SSc 肺移植患者的数据。他们发现两组之间在 BOS 的发生率及 3 年存活率上没有统计学差异（SSc 46% 对非 SSc 58%）[98]。

Schachna 及其同事比较了在应用 LAS 评分系统以前来源于两个医疗机构的接受肺移植的 29 例 SSc 患者的预后，患者伴有 IPF（n=70）或者 IPAH（n=38），具有相似疾病生理[99]。SSc 患者在术后 6 个月时存活率最低；然而，两年后各组生存曲线重合，生存率大致为 64%，提示中期存活率相当[99]。

最近，如前讨论的，Saggar 等报道了 SSc 患者的评估及 14 例行 DLT 移植术 SSc 患者的预后，在排除了显著的 GER 后患者被视为移植候选人[87]。在术后 632 天的中位时间，SSc 组患者的存活率及免于 BOS 两项均好，分别是 79% 及 63%，与 IPF 队列比较，没有明显的统计学差异[87]。Sottile 的 23 例 SSc 患者移植病例系列中也报告了术后 3 年和 5 年良好的存活率及免于 BOS 时间；然而，在本组中包括有严重的前肠异常的病例[40]。

多伦多肺移植组（Toronto Lung Transplant group）报道了他们在治疗动脉性肺动脉高压的 14 年经验[101]。在移植等待期，CTD-PAH 组死亡率较单独 PAH 组高（34% 对 11%），然而在 16 例 CTD 相关的 PAH 肺移植患者中，10 年存活率为罕见的 69%，虽然只有两例患者在术后 10 年的时候处于危险中[101]。

Takagishi 是描述非 SSc CTD 移植后受者的少数的几个作者之一[67]。利用来自器官获取和移植网络（Organ Procurement and Transplantation Network, OPTN）1991 至 2009 年的数据，他发现 SLE、MCTD、Sjögren 疾病、RA 及 PM/DM 的术后 3 年存活率分别为 66%、45%、57%、58% 及 47%[67]。当联合起来比较，所有 CTD 移植患者的术后存活率与 IPF 患者的相当（5 年相对风险为 1.04，95% CI 0.94～1.15），与 COPD 患者相比，存活率较低（5 年相对风险为 1.22，95% CI 1.11～1.35）[67]。

分析在 1999 年到 2011 年间 ISHLT 注册研究报道的所有肺移植病例，发现与 ILD 病例组比较，CTD 是移植术后第 1 年的独立死亡危险因素，未校正的相对风险为 1.36（95% CI 1.04～1.76；$N=297$）[3]。在移植术后 5 年，两组间的这个风险不再有显著的统计学差异[102]。

基于可获得的 ISHLT 和 UNOS/OPTN 数据的回顾性分析，同类似的对照组比较，合理地选择 CTD 肺移植受者，会有短期的死亡风险增加，但中期的生存率增加是合理的[40, 67, 87, 101]。

总结

对于经过严格筛选的即将发生呼吸衰竭的 CTD 患者，肺移植是可行的治疗方法。虽然短期的死亡率可能会增加，中期的预后与类似病理生理的患者是相当的。特别关注移植术前的药物治疗方案、评估和治疗食管的异常状态、疾病特异性肺外临床表现是

CTD 患者成功肺移植必不可少的条件。最近的研究数据也支持伴有显著的胃食管动力异常 CTD 患者行肺移植手术治疗，在不远的将来接受这个手术选择的患者数量会增加，这类手术的开展能够使更多的患者接受肺移植手术。我们建议任何潜在的移植候选人（表 13.1）接受肺移植手术，对于他们进行性加重的、难治的肺部疾病，肺移植可能是唯一有效的治疗手段。

（山小薪　李義　译校）

参考文献

1. Levine SM, Anzueto A, Peters JI, Calhoon JH, Jenkinson SG, Bryan CL. SIngle lung transplantation in patients with systemic disease. Chest. 1994; 105(3):837–41.
2. Orens JB, Estenne M, Arcasoy S, Conte JV, Corris P, Egan JJ, et al. International guidelines for the selection of lung transplant candidates: 2006 update—a consensus report from the Pulmonary Scientific Council of the International Society for Heart and Lung Transplantation. J Heart Lung Transplant. 2006;25(7):745–55.
3. Yusen RD, Christie JD, Edwards LB, Kucheryavaya AY, Benden C, Dipchand AI, et al. The Registry of the International Society for Heart and Lung Transplantation: thirtieth adult lung and heart-lung transplant report—2013; focus theme: age. J Heart Lung Transplant. 2013;32(10):965–78.
4. Dunitz J, Hertz M. Surgical therapy for COPD: lung transplantation. Semin Respir Crit Care Med. 1999; 20(4):365–73.
5. Wildevuur C, Benfield J. A review of 23 human lung transplantation by 20 surgeons. Ann Thorac Surg. 1970;9:489–515.
6. Veith F, Koerner S. Problems in the management of lung transplant recipients. Vas Surg. 1974;8: 273–82.
7. Veith F, Koerner S, Siegelman S, et al. Single lung transplantation in experimental and human emphysema. Ann Surg. 1973;178:463–76.
8. Reitz B, Wallwork J, Hunt S, et al. Heart-lung transplantation: successful therapy for patients with pulmonary vascular disease. N Engl J Med. 1982;306: 557–64.
9. Colvin-Adams M, Valapour M, Hertz M, Heubner B, Paulson K, Dhungel V, et al. Lung and heart allocation in the United States. Am J Transplant. 2012; 12(12):3213–34.
10. Group TLT. Unilateral lung transplantation for pulmonary fibrosis. N Engl J Med. 1986;314:1140–5.
11. Force SD, Kilgo P, Neujahr DC, Pelaez A, Pickens A, Fernandez FG, et al. Bilateral lung transplantation offers better long-term survival, compared with

single-lung transplantation, for younger patients with idiopathic pulmonary fibrosis. Ann Thorac Surg. 2011;91(1):244–9.

12. Neurohr C, Huppmann P, Thum D, Leuschner W, von Wulffen W, Meis T, et al. Potential functional and survival benefit of double over single lung transplantation for selected patients with idiopathic pulmonary fibrosis. Transpl Int. 2010;23(9):887–96.

13. Thabut G, Christie J, Ravaud P, Castier Y, Dauriat G, Jebrak G, et al. Survival after bilateral versus single-lung transplantation for idiopathic pulmonary fibrosis. Ann Intern Med. 2009;151(11):767–74.

14. Weiss ES, Allen JG, Merlo CA, Conte JV, Shah AS. Survival after single versus bilateral lung transplantation for high-risk patients with pulmonary fibrosis. Ann Thorac Surg. 2009;88(5):1616–26.

15. Force S, Choong C, Meyers B. Lung transplantation for emphysema. Chest Surg Clin N Am. 2003; 13(4):651–67.

16. Kotloff RM, Thabut G. Lung transplantation. Am J Respir Crit Care Med. 2011;184(2):159–71.

17. Meyers B, Patterson G. Chronic obstructive pulmonary disease. 10: bullectomy, lung volume reduction surgery, and transplantation for patients with chronic obstructive pulmonary disease. Thorax. 2003;58: 634–8.

18. Keating D, Levvey B, Kotsimbos T, Whitford H, Westall G, Williams T, et al. Lung transplantation in pulmonary fibrosis: challenging early outcomes counterbalanced by surprisingly good outcomes beyond 15 years. Transplant Proc. 2009;41(1): 289–91.

19. Meyer DM, Edwards LB, Torres F, Jessen ME, Novick RJ. Impact of recipient age and procedure type on survival after lung transplantation for pulmonary fibrosis. Ann Thorac Surg. 2005;79(3): 950–7; discussion 7–8.

20. Mason DP, Brizzio ME, Alster JM, McNeill AM, Murthy SC, Budev MM, et al. Lung transplantation for idiopathic pulmonary fibrosis. Ann Thorac Surg. 2007;84(4):1121–8.

21. Yusen RD, Shearon TH, Qian Y, Kotloff R, Barr ML, Sweet S, et al. Lung transplantation in the United States, 1999–2008. Am J Transplant. 2010;10(4p2): 1047–68.

22. Studer S, Levy R, McNeil K, Orens J. Lung transplant outcomes; a review of survival, graft function, physiology, health-related quality of life and cost-effectiveness. Eur Respir J. 2004;24:674–85.

23. Gerbase MW, Spiliopoulos A, Rochat T, Archinard M, Nicod LP. Health-related quality of life following single or bilateral lung transplantation: a 7-year comparison to functional outcome. Chest. 2005; 128(3):1371–8.

24. Snyder LD, Palmer SM. Quality, quantity, or both?: life after lung transplantation. Chest. 2005;128(3): 1086–7.

25. Rodrigue JR, Baz MA, Kanasky JWF, MacNaughton KL. Does lung transplantation improve health-related quality of life? The University of Florida Experience. J Heart Lung Transplant. 2005;

24(6):755–63.

26. Rutherford RM, Fisher AJ, Hilton C, Forty J, Hasan A, Gould FK, et al. Functional status and quality of life in patients surviving 10 years after lung transplantation. Am J Transplant. 2005;5(5):1099–104.

27. Egan TM, Murray S, Bustami RT, Shearon TH, McCullough KP, Edwards LB, et al. Development of the new lung allocation system in the United States. Am J Transplant. 2006;6(5 Pt 2):1212–27.

28. Chan KM. Idiopathic pulmonary arterial hypertension and equity of donor lung allocation in the era of the lung allocation score: are we there yet? Am J Respir Crit Care Med. 2009;180(5):385–7.

29. UNOS/OPTN. Summary of actions taken at OPTN/ UNOS Board of Directors Meeting (November 12-13, 2012) and OPTN/UNOS Executive Committee Meetings (August 28, 2012; October 19, 2012; and November 12, 2012). 2012. p. 17.

30. Steen VD, Medsger TA. Changes in causes of death in systemic sclerosis, 1972–2002. Ann Rheum Dis. 2007;66(7):940–4.

31. Antin-Ozerkis D, Rubinowitz A, Evans J, Homer RJ, Matthay RA. Interstitial lung disease in the connective tissue diseases. Clin Chest Med. 2012;33(1): 123–49.

32. Mouthon L, Bérezné A, Guillevin L, Valeyre D. Therapeutic options for systemic sclerosis related interstitial lung diseases. Respir Med. 2010;104 Suppl 1:S59–69.

33. Madill J, Gutierrez C, Grossman J, Allard J, Chan C, Hutcheon M, et al. Nutritional assessment of the lung transplant patient: body mass index as a predictor of 90-day mortality following transplantation. J Heart Lung Transplant. 2001;20:288–96.

34. Culver DA, Mazzone PJ, Khandwala F, Blazey HC, DeCamp MM, Chapman JT. Discordant utility of ideal body weight and body mass index as predictors of mortality in lung transplant recipients. J Heart Lung Transplant. 2005;24(2):137–44.

35. Kanasky Jr WF, Anton SD, Rodrigue JR, Perri MG, Szwed T, Baz MA. Impact of body weight on long-term survival after lung transplantation. Chest. 2002; 121(2):401–6.

36. Tschopp O, Boehler A, Speich R, Weder W, Seifert B, Russi EW, et al. Osteoporosis before lung transplantation: association with low body mass index, but not with underlying disease. Am J Transplant. 2002;2(2):167–72.

37. Shane E, Papadopoulos A, Staron RB, Addesso V, Donovan D, McGregor C, et al. Bone loss and fracture after lung transplantation. Transplantation. 1999;68(2):220–7.

38. Spira A, Gutierrez C, Chaparro C, Hutcheon MA, Chan CKN. Osteoporosis and lung transplantation: a prospective study. Chest. 2000;117(2):476–81.

39. Gasper WJ, Sweet MP, Golden JA, Hoopes C, Leard LE, Kleinhenz ME, et al. Lung transplantation in patients with connective tissue disorders and esophageal dysmotility. Dis Esophagus. 2008;21(7):650–5.

40. Sottile PD, Iturbe D, Katsumoto TR, Connolly MK, Collard HR, Leard LA, et al. Outcomes in systemic

sclerosis-related lung disease after lung transplantation. Transplantation. 2013;95(7):975–80.

41. (OPTN) OPTN. Based on Organ Procurement and Transplantation Network (OPTN) data as of November 30th, 2012. Transplants reported between 1/1/2006-8/31/2012. Data subject to change based on future data submission or correction. 2013.

42. Ruiz-Cano MJ, Escribano P, Alonso R, Delgado J, Carreira P, Velazquez T, et al. Comparison of baseline characteristics and survival between patients with idiopathic and connective tissue disease–related pulmonary arterial hypertension. J Heart Lung Transplant. 2009;28(6):621–7.

43. Rubenfire M, Huffman MD, Krishnan S, Seibold JR, Schiopu E, McLaughlin VV. Survival in systemic sclerosis with pulmonary arterial hypertension has not improved in the modern era. Chest. 2013; 144(4):1282–90.

44. Condliffe R, Kiely DG, Peacock AJ, Corris PA, Gibbs JS, Vrapi F, et al. Connective tissue disease-associated pulmonary arterial hypertension in the modern treatment era. Am J Respir Crit Care Med. 2009;179(2):151–7.

45. Fisher MR, Mathai SC, Champion HC, Girgis RE, Housten-Harris T, Hummers L, et al. Clinical differences between idiopathic and scleroderma-related pulmonary hypertension. Arthritis Rheum. 2006; 54(9):3043–50.

46. Campo A, Mathai SC, Le Pavec J, Zaiman AL, Hummers LK, Boyce D, et al. Hemodynamic predictors of survival in scleroderma-related pulmonary arterial hypertension. Am J Respir Crit Care Med. 2010;182(2):252–60.

47. Mathai SC, Hummers LK, Champion HC, Wigley FM, Zaiman A, Hassoun PM, et al. Survival in pulmonary hypertension associated with the scleroderma spectrum of diseases: impact of interstitial lung disease. Arthritis Rheum. 2009;60(2):569–77.

48. Launay D, Humbert M, Berezne A, Cottin V, Allanore Y, Couderc LJ, et al. Clinical characteristics and survival in systemic sclerosis-related pulmonary hypertension associated with interstitial lung disease. Chest. 2011;140(4):1016–24.

49. D'Alonzo GE, Barst RJ, Ayres SM, Bergofsky EH, Brundage BH, Detre KM, et al. Survival in patients with primary pulmonary hypertension. Results from a national prospective registry. Ann Intern Med. 1991;115(5):343–9.

50. McLaughlin VV, Shillington A, Rich S. Survival in primary pulmonary hypertension: the impact of epoprostenol therapy. Circulation. 2002;106(12):1477–82.

51. Sitbon O, Humbert M, Nunes H, Parent F, Garcia G, Herve P, et al. Long-term intravenous epoprostenol infusion in primary pulmonary hypertension: prognostic factors and survival. J Am Coll Cardiol. 2002;40(4):780–8.

52. Park JH, Kim DS, Park IN, Jang SJ, Kitaichi M, Nicholson AG, et al. Prognosis of fibrotic interstitial pneumonia: idiopathic versus collagen vascular disease-related subtypes. Am J Respir Crit Care

Med. 2007;175(7):705–11.

53. Song JW, Do K-H, Kim M-Y, Jang SJ, Colby TV, Kim DS. Pathologic and radiologic differences between idiopathic and collagen vascular disease-related usual interstitial pneumonia. Chest. 2009; 136(1):23–30.

54. Hubbard R, Venn A. The impact of coexisting connective tissue disease on survival in patients with fibrosing alveolitis. Rheumatology (Oxford). 2002; 41(6):676–9.

55. Kocheril SV, Appleton BE, Somers EC, Kazerooni EA, Flaherty KR, Martinez FJ, et al. Comparison of disease progression and mortality of connective tissue disease-related interstitial lung disease and idiopathic interstitial pneumonia. Arthritis Rheum. 2005;53(4):549–57.

56. Kim EJ, Elicker BM, Maldonado F, Webb WR, Ryu JH, Van Uden JH, et al. Usual interstitial pneumonia in rheumatoid arthritis-associated interstitial lung disease. Eur Respir J. 2010;35(6):1322–8.

57. Solomon JJ, Ryu JH, Tazelaar HD, Myers JL, Tuder R, Cool CD, et al. Fibrosing interstitial pneumonia predicts survival in patients with rheumatoid arthritis-associated interstitial lung disease (RA-ILD). Respir Med. 2013;107(8):1247–52.

58. Bouros D, Wells AU, Nicholson AG, Colby TV, Polychronopoulos V, Pantelidis P, et al. Histopathologic subsets of fibrosing alveolitis in patients with systemic sclerosis and their relationship to outcome. Am J Respir Crit Care Med. 2002;165(12):1581–6.

59. Tashkin DP, Elashoff R, Clements PJ, Goldin J, Roth MD, Furst DE, et al. Cyclophosphamide versus placebo in scleroderma lung disease. N Engl J Med. 2006;354(25):2655–66.

60. Steen VD, Conte C, Owens GR, Medsger Jr TA. Severe restrictive lung disease in systemic sclerosis. Arthritis Rheum. 1994;37(9):1283–9.

61. Plastiras SC, Karadimitrakis SP, Ziakas PD, Vlachoyiannopoulos PG, Moutsopoulos HM, Tzelepis GE. Scleroderma lung: Initial forced vital capacity as predictor of pulmonary function decline. Arthritis Care Res. 2006;55(4):598–602.

62. Lama VN, Flaherty KR, Toews GB, Colby TV, Travis WD, Long Q, et al. Prognostic value of desaturation during a 6-minute walk test in idiopathic interstitial pneumonia. Am J Respir Crit Care Med. 2003;168(9):1084–90.

63. Flaherty KR, Andrei A-C, Murray S, Fraley C, Colby TV, Travis WD, et al. Idiopathic pulmonary fibrosis: prognostic value of changes in physiology and six-minute-walk test. Am J Respir Crit Care Med. 2006;174(7):803–9.

64. Sheiner PA, Mor E, Chodoff L, Glabman S, Emre S, Schwartz ME, et al. Acute renal failure associated with the use of ibuprofen in two liver transplant recipients on FK506. Transplantation. 1994;57(7):1132–3.

65. Soubhia RM, Mendes GE, Mendonca FZ, Baptista MA, Cipullo JP, Burdmann EA. Tacrolimus and nonsteroidal anti-inflammatory drugs: an association to

be avoided. Am J Nephrol. 2005;25(4):327–34.

66. McAnally KJ, Valentine VG, LaPlace SG, McFadden PM, Seoane L, Taylor DE. Effect of pre-transplantation prednisone on survival after lung transplantation. J Heart Lung Transplant. 2006;25(1):67–74.

67. Takagishi T, Ostrowski R, Alex C, Rychlik K, Pelletiere K, Tehrani R. Survival and extrapulmonary course of connective tissue disease after lung transplantation. J Clin Rheumatol. 2012;18(6):283–9.

68. Palmer SM, Miralles AP, Howell DN, Brazer SR, Tapson VF, Davis RD. Gastroesophageal reflux as a reversible cause of allograft dysfunction after lung transplantation. Chest. 2000;118(4):1214–7.

69. Rinaldi M, Martinelli L, Volpato G, Pederzolli C, Silvestri M, Pederzolli N, et al. Gastro-esophageal reflux as cause of obliterative bronchiolitis: a case report. Transplant Proc. 1995;27(3):2006–7.

70. Stovold R, Forrest IA, Corris PA, Murphy DM, Smith JA, Decalmer S, et al. Pepsin, a biomarker of gastric aspiration in lung allografts: a putative association with rejection. Am J Respir Crit Care Med. 2007;175(12):1298–303.

71. D'Ovidio F, Singer LG, Hadjiliadis D, Pierre A, Waddell TK, de Perrot M, et al. Prevalence of gastro-esophageal reflux in End-stage lung disease candidates for lung transplant. Ann Thorac Surg. 2005;80(4):1254–60.

72. D'Ovidio F, Mura M, Ridsdale R, Takahashi H, Waddell TK, Hutcheon M, et al. The effect of reflux and bile acid aspiration on the lung allograft and its surfactant and innate immunity molecules SP-A and SP-D. Am J Transplant. 2006;6(8):1930–8.

73. Cantu 3rd E, Appel 3rd JZ, Hartwig MG, Woreta H, Green C, Messier R, et al. J. Maxwell Chamberlain Memorial Paper. Early fundoplication prevents chronic allograft dysfunction in patients with gastroesophageal reflux disease. Ann Thorac Surg. 2004;78(4):1142–51; discussion-51.

74. Hoppo T, Jarido V, Pennathur A, et al. Antireflux surgery preserves lung function in patients with gastroesophageal reflux disease and end-stage lung disease before and after lung transplantation. Arch Surg. 2011;146(9):1041–7.

75. Davis Jr RD, Lau CL, Eubanks S, Messier RH, Hadjiliadis D, Steele MP, et al. Improved lung allograft function after fundoplication in patients with gastroesophageal reflux disease undergoing lung transplantation. J Thorac Cardiovasc Surg. 2003;125(3):533–42.

76. Lee JS, Ryu JH, Elicker BM, Lydell CP, Jones KD, Wolters PJ, et al. Gastroesophageal reflux therapy is associated with longer survival in patients with idiopathic pulmonary fibrosis. Am J Respir Crit Care Med. 2011;184(12):1390–4.

77. ClinicalTrials.gov. Treatment of IPF with laparoscopic anti-reflux surgery (WRAP-IPF). NIH; 2013 [updated November 2013; cited 2013 11/3/2013]; NCT01982968]. http://www.clinicaltrials.gov/

78. ClinicalTrials.gov. RESULT (REflux Surgery in Lung Transplantation). NIH; 2013 [updated September 16, 2013; cited 2013 11/3/2013]. http://www.clinicaltrials.gov/

79. Savarino E, Bazzica M, Zentilin P, Pohl D, Parodi A, Cittadini G, et al. Gastroesophageal reflux and pulmonary fibrosis in scleroderma. Am J Respir Crit Care Med. 2009;179(5):408–13.

80. Bassotti G, Battaglia E, Debernardi V, Germani U, Quiriconi F, Dughera L, et al. Esophageal dysfunction in scleroderma: relationship with disease subsets. Arthritis Rheum. 1997;40(12):2252–9.

81. Sweet MP, Patti MG, Hoopes C, Hays SR, Golden JA. Gastro-oesophageal reflux and aspiration in patients with advanced lung disease. Thorax. 2009;64(2):167–73.

82. Roberts CG, Hummers LK, Ravich WJ, Wigley FM, Hutchins GM. A case-control study of the pathology of oesophageal disease in systemic sclerosis (scleroderma). Gut. 2006;55(12):1697–703.

83. Savarino E, Mei F, Parodi A, Ghio M, Furnari M, Gentile A, et al. Gastrointestinal motility disorder assessment in systemic sclerosis. Rheumatology (Oxford). 2013;52(6):1095–100.

84. Marie I, Gourcerol G, Leroi AM, Menard JF, Levesque H, Ducrotte P. Delayed gastric emptying determined using the 13C-octanoic acid breath test in patients with systemic sclerosis. Arthritis Rheum. 2012;64(7):2346–55.

85. Young LR, Hadjiliadis D, Davis RD, Palmer SM. Lung transplantation exacerbates gastroesophageal reflux disease. Chest. 2003;124(5):1689–93.

86. Au J, Hawkins T, Venables C, Morritt G, Scott CD, Gascoigne AD, et al. Upper gastrointestinal dysmotility in heart-lung transplant recipients. Ann Thorac Surg. 1993;55(1):94–7.

87. Saggar R, Khanna D, Furst DE, Belperio JA, Park GS, Weigt SS, et al. Systemic sclerosis and bilateral lung transplantation: a single centre experience. Eur Respir J. 2010;36(4):893–900.

88. Qin M, Ding G, Yang H. A clinical comparison of laparoscopic nissen and toupet fundoplication for gastroesophageal reflux disease. J Laparoendosc Adv Surg Tech A. 2013;23(7):601–4.

89. Denton CP, Lapadula G, Mouthon L, Muller-Ladner U. Renal complications and scleroderma renal crisis. Rheumatology (Oxford). 2009;48 Suppl 3:iii32–5.

90. Penn H, Howie AJ, Kingdon EJ, Bunn CC, Stratton RJ, Black CM, et al. Scleroderma renal crisis: patient characteristics and long-term outcomes. QJM. 2007;100(8):485–94.

91. DeMarco PJ, Weisman MH, Seibold JR, Furst DE, Wong WK, Hurwitz EL, et al. Predictors and outcomes of scleroderma renal crisis: the high-dose versus low-dose D-penicillamine in early diffuse systemic sclerosis trial. Arthritis Rheum. 2002;46(11):2983–9.

92. Steen VD, Medsger Jr TA. Case-control study of corticosteroids and other drugs that either precipitate or protect from the development of scleroderma renal crisis. Arthritis Rheum. 1998;41(9):1613–9.

93. Teixeira L, Mouthon L, Mahr A, Berezne A, Agard C, Mehrenberger M, et al. Mortality and risk factors of scleroderma renal crisis: a French retrospective study of 50 patients. Ann Rheum Dis. 2008;67(1):110–6.

94. Khan IY, Singer LG, de Perrot M, Granton JT, Keshavjee S, Chau C, et al. Survival after lung transplantation in systemic sclerosis. A systematic review. Respir Med. 2013;107(12):2081–7.

95. Pham PT, Pham PC, Danovitch GM, Gritsch HA, Singer J, Wallace WD, et al. Predictors and risk factors for recurrent scleroderma renal crisis in the kidney allograft: case report and review of the literature. Am J Transplant. 2005;5(10):2565–9.

96. De Cruz S, Ross D. Lung transplantation in patients with scleroderma. Curr Opin Rheumatol. 2013; 25(6):714–8.

97. Imazio M. Pericardial involvement in systemic inflammatory diseases. Heart. 2011;97(22):1882–92.

98. Massad MG, Powell CR, Kpodonu J, Tshibaka C, Hanhan Z, Snow NJ, et al. Outcomes of lung transplantation in patients with scleroderma. World J Surg. 2005;29(11):1510–5.

99. Schachna L, Medsger TA, Dauber JH, Wigley FM, Braunstein NA, White B, et al. Lung transplantation in scleroderma compared with idiopathic pulmonary fibrosis and idiopathic pulmonary arterial hypertension. Arthritis Rheum. 2006;54(12):3954–61.

100. Shitrit D, Amital A, Peled N, Raviv Y, Medalion B, Saute M, et al. Lung transplantation in patients with scleroderma: case series, review of the literature, and criteria for transplantation. Clin Transpl. 2009; 23(2):178–83.

101. de Perrot M, Granton JT, McRae K, Pierre AF, Singer LG, Waddell TK, et al. Outcome of patients with pulmonary arterial hypertension referred for lung transplantation: a 14-year single-center experience. J Thorac Cardiovasc Surg. 2012;143(4):910–8.

102. Transplantation ISfHaL. Registries Slides. 2013 [December 6, 2013]. http://www.ishlt.org/registries/slides.asp?slides=heartLungRegistry

第 14 章

间质性肺疾病当前及新兴治疗策略

Toby M. Maher

引言

间质性肺疾病（interstitial lung disease, ILD）是一种以肺间质炎症和纤维化为特征的疾病，也就是说，气腔被肺泡上皮细胞和毛细血管内皮细胞限制。几百种疾病被认定可产生 ILD。在某些情况下，诸如药源性 ILD、尘肺和过敏性肺炎，被确认是产生 ILD 的病因。尽管最常见的一种 ILD 是特发性间质性肺炎（idiopathic interstitial pneumonias, IIP）；但其有多变的组织学表现的疾病荟萃，正如其名称所示，病因是不明的。第二种常见的 ILD 疾病是那些与结缔组织疾病（connective tissue disease, CTD）相关的疾病。CTD 相关的 ILD 与 IIP 的组织学特征一样，但会在一个确切的风湿性疾病的环境中产生。在某些情况下，表面上的 IIP 可以作为 CTD 的首发表现，也可是呼吸症状发作后数月至数年的唯一表现，正如讨论过的，单个典型的 CTD 与特定的组织学病变相关，最常遇到的病变是非特异性间质性肺炎（non-specific interstitial pneumonia, NSIP）。然而，与 IIP 相关的组织学类型也发生在 CTD-ILD 环境中。

一般而言，ILD 的治疗要考虑相关的潜在的系统性疾病，以组织学病变为基础，同时也要考虑最主要病理机制类型的最单纯的因素，比如炎症和纤维化。本章将讨论一般的和特殊的治疗方法（就当前证据而言），并展望可能的未来治疗发展。

结缔组织疾病相关性间质性肺疾病：一个越来越突出的问题

最近 10 年或 20 年，整个结缔组织疾病的治疗标准和预后结果均发生了显著的改善。这些改善主要由这几个因素推动：有效临床试验的终点准许对现有的免疫抑制治疗进行评估，生物治疗的兴起，以及在一些器官特异性方面疾病治疗的进步，比如，用血管紧张素转换酶抑制剂治疗硬皮病相关的肾脏疾病。遗憾的是，结缔组织疾病相关的 ILD 的治疗落后于在 CTD 治疗的其他领域所见的改善效果。因此，对于结缔组织疾病患者，呼吸疾病变得很重要了。对于许多结缔组织疾病患者，疾病相关的 ILD 是导致残疾、运动受限和生活质量下降的主要原因。在系统性硬化症，ILD 是最大的单一死亡原因[1]。在类风湿疾病，ILD 的发生导致死亡的危险性增至 3 倍[2]。不同的结缔组织疾病 ILD 的发生率是不一样的。在类风湿关节炎整个疾病过程中，ILD 的发生率为 6.5%～10%[2-7]。其中，那些有普通型间质性肺炎（usual interstitial pneumonia, UIP）疾病类型的患者（CT 显示以双侧、基底部、胸膜下蜂窝肺改变为特点），其预后同特发性肺纤维化几乎一样，中位

T.M. Maher, M.B., M.Sc., Ph.D., F.R.C.P. (✉)
Interstitial Lung Disease Unit, Royal Brompton & Harefield Foundation NHS Trust,
Sydney Street, London SW3 6NP, UK
e-mail: t.maher@rbht.nhs.uk

生存期为 2.8 ~ 4.2 年 [3, 4]。在系统性硬化症的患者中，ILD 估计发生在 35% 的患者 [1, 8]。特发性炎性肌病（idiopathic inflammatory myositis, IIM）患者发生临床显著的 ILD 的比例与之相似 [9, 10]。

CTD-ILD治疗：一般原则

目前，缺少针对指导一般的 ILD 或更特殊的 CTD-ILD 治疗的临床试验数据。大多数的 ILD 临床试验已经在 IPF 进行，因此适用于 CTD-ILD 的极为有限。IPF 被认为是遗传易感个体由异常的损伤康复反应结果所致的一种疾病 [11]。同样的，炎症似乎不是 IPF 中纤维化的主要参与者。重要的是，最近发布的 PANTHER-IPF 研究证实，同单纯的安慰剂治疗对照，使用免疫抑制（大剂量甲泼尼龙和硫唑嘌呤）治疗的 IPF 患者的住院率和死亡率增加 [12]。相反，在 CTD-ILD 患者，免疫调节异常和自身免疫驱动肺损伤似乎是纤维化发生的重要前兆。虽然试验证据有限，在 CTD-ILD 进行免疫抑制治疗可改变疾病过程已被普遍接受。同样的情况，似乎也出现在初始炎症损害推动纤维化持续发展（如过敏性肺炎和结节病）的其他 ILD 疾病。在 CTD-ILD（和出于同样原因的过敏性肺炎和结节病），一旦纤维增生进程被触发，活化的疾病通路与在 IPF 所见的极为相似，其原始的促纤维化介质转化生长因子（transforming growth factor, TGF）-β 的过度表达与活化 [13]，成纤维细胞增生和转化为成肌纤维细胞 [14]，氧化应激增加和关键抗纤维化分子如前列腺素 E_2（prostglandin, PG E_2）的下调 [15, 16]。因此，对于晚期纤维化 CTD-ILD 患者，疾病表现与 IPF 和 IIP 终末期的并发症无法区别，包括急性加重、呼吸衰竭、继发性肺动脉高压、肺恶性肿瘤和偶发感染。出于这种考虑，CTD-ILD 的治疗（图 14.1）可以考虑依照潜在疾病机制的治疗（炎症）、肺纤维化的治疗（对于那些与 IPF 相对应的），以及包括临终关怀的疾病并发症的疾病管理。

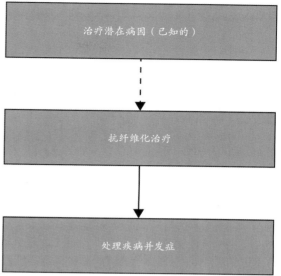

图14.1　治疗纤维化ILD的一般方法图解框架。这里 ILD病因是已知的，如CTD相关ILD，然后初始目标是潜在疾病进展，如免疫炎症。然而，纤维化一旦形成，常常变为自我驱动，可分别把纤维增生通路作为治疗目标。最后，重要的是不要忽视有症状的并发症，以及适当情况下，应充分地考虑改善症状。

阐明这种治疗方法，当治疗 ILD 时，考虑治疗目标也是有价值的。一般地说，炎性 ILD（一系列组织学病变为特征，包括细胞型非特异性间质性肺炎、机化性肺炎、脱屑性间质性肺炎和较小程度淋巴细胞性间质性肺炎）有重要的逆转恢复正常或接近正常组织结构和功能的潜能。然而纤维化 ILD（以 UIP 和纤维化型 NSIP 组织学病变为特征）常常是不可逆转的，特别是一旦形成了结构扭曲和微囊蜂窝肺。因此，期望的治疗结果需要根据潜在的间质异常调整。在炎症占主导的区域，如果治疗有效，期待肺功能改善和减少症状是合理的。相反，已确定的纤维化，经过治疗看到显著的功能改善是不常见的；反而，保持疾病稳定和防止肺功能进展及减轻症状是治疗的关键目标。最后，主要针对潜在的疾病机制治疗，重要的是，不要忽视诸如咳嗽、呼吸困难和焦虑等症状的控制，所有这些症状常常是 ILD 引起的结果。

临床试验证据的缺乏，出现了一些关于 CTD-ILD 一般治疗策略的关键的未知问题。

例如，早期、积极地治疗类风湿疾病可改善疾病结果（至少在关节疾病方面）是显然的，而 CTD-ILD 是否也是同样如此却并不清楚。这对内科医生治疗局限型或早期胸部 CT 显示间质性改变的患者造成一个困境。虽然在硬皮病（相关 ILD 的自然病程在所有的 CTD 是最显著的特性），众所周知，相较于广泛型疾病，局限型疾病预后更好，但对于那些局限型疾病，仍然存在相当可观的死亡风险[17]。几乎所有的专家都赞成，广泛型或快速进展的疾病患者，应该在病程早期积极治疗；然而目前对于局限型疾病，患者如何获得最佳治疗仍未达成一致。严密设计纵向、随机、安慰剂对照试验将回答这一重要问题。CTD-ILD 的另一个临床问题是多器官疾病活跃患者的治疗。同时治疗决策有受疾病最危及生命的成分支配的倾向，单一的治疗策略对于患者疾病的各个方面是否有效目前还不清楚。除此之外，尤其是类风湿疾病，存在的问题是部分 DMARDS 促成 CTD 相关的肺部并发症的发生和演变[18]。设计处理这些问题的临床试验显然将成为主要挑战，充满希望的是，这些试验及前瞻疾病登记试验将来会明确包括 ILD 的 CTD 各个方面的最佳治疗。

CTD-ILD治疗

如前所述，支撑 ILD 患者的当前治疗方法的证据基础是有限的。除 IPF 以外，唯一进行过合理充分的随机对照试验的其他疾病是硬皮病相关的 ILD。对于几乎其他所有类型的 ILD，当前最好的证据包括观察研究或开放标记研究。除此之外，无论是对 IPF 患者还是对 CTD 患者的其他器官系统进行的研究，都对 CTD 患者的 ILD 的病因提出了许多假设。因为这些原因，应当是 CTD-ILD 治疗目标的关键疾病机制仍存在不确定性，通过这些机制的某些治疗似乎有效（如利妥昔单抗），它们在肺部发挥了治疗效果。针对与不同的组织学病变相关的 CTD 患者，每种情况的治疗将会单独考虑，虽然治疗方法确实会存在重叠的地方。因为在 CTD-ILD 患者中

进行性纤维化导致发病率和死亡率的重要性，以及纤维化肺疾病治疗的卓越性，IPF 也将被讨论。症状管理和肺移植将单独考虑。

硬皮病

在所有的 CTD-ILD 研究中，硬皮病相关的 ILD 是研究得最深入的，但仍不能回答许多关于最佳治疗方法的问题。随着肾脏疾病和肺动脉高压的治疗改善，ILD 已成为硬皮病患者个体最常见的死亡原因[1]。一般情况下，ILD 发展可反映其他器官的变化，并

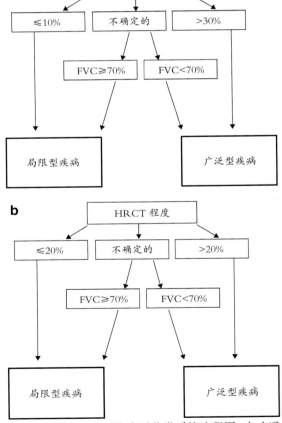

图14.2　（a，b）局限/广泛分类系统流程图。（a）通过使用规范的高分辨CT评分，为分析用途；（b）作为临床实践应用。（Used with permission from Goh NS, Desai SR, Veeraraghavan S, et al. Interstitial lung disease in systemic sclerosis: a simple staging system. Am J Respir Crit Care Med 2008;177:1248–54）

倾向于发生在最危险进展的疾病早期，在第一个"非雷诺"疾病表现发作后的前 4 年[19]。在弥漫性系统性硬化症中，ILD 是最常见的，并与抗-Scl70 自身抗体的存在相关[20]。组织学方面，超过 90% 的硬皮病相关 ILD 患者有 NSIP 伴有残留的 UIP 病变[21]。放射学方面，通过 HRCT，典型表现是双侧、伴有牵拉性支气管扩张的胸膜下网织影。除了中等程度的磨玻璃影，有缺少蜂窝肺的倾向[22]。Goh 等在一篇里程碑式的论文里，发明了按照 ILD 程度（局限或弥漫）来分类患者的流程[17]。此分类系统（图 14.2）的应用，可以预测处于 ILD 进展和因此而死亡的高危患者。因为这个原因，大多数临床医生赞同弥漫性硬皮病-ILD 患者应早期进行积极的免疫调节治疗。如果通过连续的肺功能检查证实疾病进展，如何更好地治疗局限型疾病，是选择简单观察，还是仅仅开始治疗，对于这些治疗意见，还存在很多分歧。

环磷酰胺

在两个多中心随机、安慰剂对照试验中，已完成了作为硬皮病相关 ILD 一个治疗方法的烷基化药物环磷酰胺的评估。这些研究是由 Tashkin 等首先完成的，比较了口服的环磷酰胺 [剂量 2mg/（kg·d）] 或相匹配的口服安慰剂 1 年的 158 例硬皮病相关的 ILD 患者[23]。主要终点是在 1 年时 FVC 的改变。当与安慰剂对照时，环磷酰胺治疗与一个小的（2.53%）但有显著统计学意义（$P=0.03$）的 FVC 平均改善相关。在安慰剂和环磷酰胺之间，严重不良事件没有差别，虽然在积极治疗组有更多的病例出现白细胞减少和血尿发作。由 Hoyles 等完成的第二个研究中，45 例患者随机接受一个低剂量的泼尼松联合治疗，6 个月的输注环磷酰胺（剂量 600mg / ㎡ 体表面积），然后硫唑嘌呤（150mg/d）或单独安慰剂治疗[24]。主要的结果是在 1 年时 FVC 的预计值百分比和一口气呼吸法一氧化碳弥散量（diffusing capacity for carbon monoxide, DLCO）发生改变。在积极治疗组，FVC 有改善的趋势（$P=0.08$）。部分专家相信，这

些研究可能被当时的流行模式所限制。正如 Wells 所争论的，这些研究都是由大多数临床医生已经判定环磷酰胺是进展期硬皮病相关 ILD 患者的常规治疗时招募的患者[25]。同样的，有研究者不愿意将进展疾病患者纳入。相反，可能大部分这些患者，在开放标记治疗研究之外接受治疗。在两个研究中，安慰剂组缺少疾病进展证实了这个观点。考虑到这些研究是在这些纤维化疾病相对稳定的患者中进行的，观察到微弱的治疗效果就不令人吃惊。文献报告了几个环磷酰胺开放性标记试验的回顾研究[26-30]。总的来说，这些研究支持环磷酰胺治疗，同时显示 FVC 显著改善。大部分情况下，脉冲静脉注射环磷酰胺和每日口服环磷酰胺似乎有相同的疗效，虽然静脉剂量更容易耐受。

由 Tashkin 等完成的纵向随访研究显示，环磷酰胺治疗的有益效果随着时间衰退[23, 31, 32]。因此最佳的治疗时间仍有待确定。如在 Hoyles 等的研究中，许多中心遵循脉冲环磷酰胺，联用硫唑嘌呤或者霉酚酸酯（mycophenolate mofetil, MMF）[24]。这种方法的疗效和疗程的适宜长度仍有待确定[29,33]。最后，这些问题需要严密设计和适当的研究，从而为临床医生如何最佳治疗硬皮病 ILD 的临床实际问题提供必要的答案。

利妥昔单抗

利妥昔单抗，一个嵌合性（人 / 鼠）单克隆抗体，对由前体 B 细胞和 B 淋巴细胞表达的 CD20 表面抗原有高亲和力，导致 B 细胞在 6 ~ 9 个月内从外周循环中迅速消耗[34]。B 细胞效力消耗的证据存在几种免疫介导的情况下，包括类风湿关节炎[35-37]、ANCA 相关性血管炎[38,39] 和免疫性血小板减少性紫癜[40]。由 Daoussis 等完成的在硬皮病中关于利妥昔单抗一个小的开放标记、随机的原理循证研究中（在基线时每周给予剂量 375mg/㎡，持续 4 周，24 周后重复），报告了 1 年时再次给予利妥昔单抗组，同基线相比 FVC 显著改善。在积极治疗组，FVC 从 68.1% ± 19.7% 预计值上升到 75.6% ± 19.7%

预计值（$P=0.0018$）[41]。在接受最标准治疗队列中，研究超过 12 个月，总体上，FVC 是减少的。对于激素治疗无反应的硬皮病-ILD 患者，利妥昔单抗是有效的挽救治疗。一个正在进行的临床试验——RECITAL 研究（NCT01862926），是一个安慰剂、随机对照试验，同在进展性 CTD-ILD（包括硬皮病、IIM 和 MCTD）作为一线治疗的静脉注射环磷酰胺相比较，测试利妥昔单抗的疗效。

激素

一般情况下，因为担心产生肾危象，对于硬皮病患者尽量避免使用高剂量激素[42]。同时，作为其他免疫抑制治疗的辅助治疗，在硬皮病-ILD 临床研究中低剂量激素常常使用。在 RCT 从未确定在硬皮病使用激素的最佳剂量和持续时间。

霉酚酸酯

MMF 是一种肌苷一磷酸脱氢酶抑制剂，通过减少嘌呤合成从而减少 T 细胞和 B 细胞增生。在回顾性研究中，显示 MMF 在系统性硬化有很好的耐受性，提示该药在疾病的系统性表现有良好的效果。由 Fischer 等完成的另一项回顾性研究[43-47]，对 125 例 CTD-ILD 患者应用 MMF，其中硬皮病占最大比例[44]，证实 MMF 与激素需求减少相关并持续改善 FVC[48]。一个为期 2 年的 RCT（NCT00883129）中，同环磷酰胺在硬皮病-ILD 应用相比较，硬皮病肺研究（scleroderma lung study, SLS）Ⅱ 当前正评估 MMF 的疗效。

伊马替尼

伊马替尼，酪氨酸酶抑制剂，通过抑制特殊的酪氨酸酶（BCR-Abl）防止蛋白磷酸化。本药最初作为慢性粒细胞性白血病特殊治疗而开发。在人类肺成纤维细胞体外研究和体内研究中使用小鼠博来霉素模型，虽然使用伊马替尼预防剂量（例如在用博来霉素的时候），显示伊马替尼可能有抗纤维化的功能[49]。Sabnani 等报告在 5 例硬皮病相关 ILD 患者使用伊马替尼（200mg/d）联合静脉使用环磷酰胺（每 3 周 500mg）[50]。联合治疗有很好的耐受性，但疗效不确切。在一个 Ⅱa 期开放标记、单组试验的研究中，Spiera 等报告对 24 例弥漫性系统性硬化症患者使用伊马替尼（400mg/d）治疗 1 年。在本组，12 个月后同基线比较，FVC 平均改善 6.4%（$P=0.008$）[51]。最近，Khanna 等报道对 20 例硬皮病相关 ILD 患者使用伊马替尼 600mg/d 的治疗研究[52]。在这个剂量下，伊马替尼耐受性差，常见的副作用包括疲劳、水肿、腹泻、恶心、呕吐和全身皮疹、新发的蛋白尿。只有 60% 的患者完成了研究。观察到伊马替尼对 FVC 没有益处。这些混杂的结果妨碍伊马替尼在硬皮病相关 ILD 患者中的常规使用，但足够进行进一步的随机、安慰剂对照的研究。

细胞基础治疗

几个前期临床研究已经证实间叶细胞和骨髓来源干细胞可以作为硬皮病相关 ILD 有潜力的治疗方法。Burt 等开展了一项开放标记、随机的研究，包含了 19 例有肺受侵的弥漫型皮肤系统性硬化症患者，其与环磷酰胺脉冲疗法相比较，评估了自体非髓造血干细胞移植的地位[53]。在造血干细胞组，所有 10 个患者在疾病改善的主要终点相遇（改良的 Rodnan 皮肤评分下降 25% 或 FVC 上升 10%）。截然不同的是，在环磷酰胺组，治疗 9 例中的 8 例出现疾病进展。FVC 的改善持续 2 年。在硬皮病相关 ILD 的一般治疗和特殊治疗（NCT01413100）中，对硬皮病正在进行的开放标记研究将进一步评估干细胞移植的效果。

波生坦

在 CTD 相关的肺动脉高压治疗中，内皮素拮抗物波生坦是已得到认可的药物。临床前期研究显示，在体外人类肺成纤维细胞和纤维化动物模型体内，内皮素拮抗物是抗纤维化的[54]。根据在 IPF 的波生坦 Ⅱa 期研究结果[55]，对硬皮病相关 ILD 使用波生坦也作为有潜力的治疗方法来研究。Seibold 等在 163 例硬皮病患者中进行为期 12 个月的安慰剂对照 RCT 研究 [56]。波生坦不能改善 6 分钟步行距离和任何肺功能指标，同样对硬皮病相关的 ILD 治疗不起作用。尽管如此，对于硬皮病相关的肺动脉高压，波生坦仍然是一个重要的治疗选择。

总结

虽然，硬皮病相关 ILD 是研究得最多和理解最深刻的 CTD-ILD，仍有许多重要问题需要设计合适的临床研究来解答。尽管如此，大多数专业中心依然采纳的广泛型 ILD 的治疗方法是 6 个月静脉注射环磷酰胺并联用口服低剂量的泼尼松；随后使用 18 个月最小剂量的硫唑嘌呤或 MMF 联用低剂量泼尼松。治疗难治性广泛型疾病，则是采取静脉注射利妥昔单抗。对于有随时间进展依据的局限型患者，一般的治疗方法是口服硫唑嘌呤（或 MMF）并联用低剂量泼尼松。对那些尽管口服免疫抑制治疗，疾病仍进展的局限型疾病患者，环磷酰胺是被保留的疗法。

特发性炎性肌病

IIM 典型的表现是与在硬皮病所见不同的 ILD 类型。在硬皮病患者，甚至疾病最早期，组织学病变倾向于 NSIP。在 IIM，相反，常常表现为机化性肺炎（常常是典型的双侧、缺乏单个小叶的基底部优势分布；图 14.3），随后随时间的进展发生固定的纤维化，假如活检显示 NSIP 病变。一小部分的 IIM 患者表现为起病急骤的 ILD 及常常发生灾难性呼吸衰竭。活检（或尸检）中，这些患者倾向于存在弥漫性肺损伤。因为 IIM 相当罕见，目前还没有一个 IIM 相关 ILD 的 RCT 研究。同样的，当前的治疗方法来自于其他 CTD-ILD 治疗有效的方法，或来自于以 IIM 的系统性表现为治疗目标的干预研究方法。

倾向于将高剂量的泼尼松作为 IIM 相关 ILD 和以机化性肺炎为主要异常患者的一线

治疗，且可取得良好的治疗效果 [57]。轻症患者，口服糖皮质激素联合硫唑嘌呤或 MMF 治疗常常有效。从硬皮病推断，环磷酰胺脉冲静脉疗法常常作为对广泛型和快速进展的 IIM 相关 ILD 患者的一线治疗而使用 [57, 58]。对环磷酰胺有禁忌或不能引起治疗反应的患者，利妥昔单抗可能是一个有效的选择。在一项回顾性队列研究中，Keir 等报告了 9 例 CTD-ILD 的结果（6 例系多发性肌炎或皮肌炎）。总的来说，利妥昔单抗即使作为挽救性治疗，也与肺功能、气体交换、放射学疾病程度方面的临床重要改善相关 [59]。就硬皮病-ILD 来说，同环磷酰胺比较，利妥昔单抗在 RECITAL 研究中（NCT01862926）是作为 IIM-ILD 的一线治疗药物来观察的。其他的口服治疗选择包括环孢素和甲氨蝶呤。在一项回顾性队列研究中，Labirua-Iturburu 等报告了用钙调磷酸酶抑制剂（环孢素或他克莫司）治疗 15 例抗合成酶相关 ILD 患者的结果 [60]。钙调磷酸酶抑制剂的使用使 87% 的病例的疾病得到了稳定和改善。

难治的和迅速进展疾病的患者，个案和

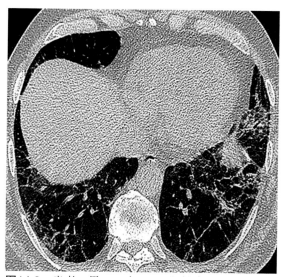

图14.3　患者，男，42岁，Jo-1阳性多发性肌炎，仰卧位、吸气相HRCT影像。影像显示有斑片实变和小叶残存的间质改变。仅有极其局限的牵拉性支气管扩张和网织改变。CT表现为机化性肺炎病变特征，伴有相关NSIP纤维化，最常见于特发性炎性肌病相关的ILD。

小系列文献证明一些治疗可能有效。这些治疗方法包括免疫球蛋白[61]、血浆置换[62]、T细胞清除剂抗胸腺细胞球蛋白[63]、抗补体5单克隆抗体依库里单抗[64]、抗-CD52单克隆抗体阿伦单抗[65]、抗-TNFα单克隆抗体[66]或IL-1受体拮抗剂阿那白滞素[67, 68]。然而，目前没有足够的证据可以从中选择任何一个特定的疗程。在评估一个特殊治疗的疗效时，临床医生应该受个体治疗的反应引导。

类风湿疾病

类风湿相关的ILD具有一系列不同的表现和组织学病变。无论是活检，还是HRCT的基础表现，都在很大程度上表明了UIP的证据。这个亚组有同IPF相似的生存率和比任何CTD-ILD都差的预后[2, 3, 5, 7, 69]。其他常遇到的RA-ILD的表现包括NSIP、吸烟相关ILD、脱屑性间质性肺炎（desquamative interstitial pneumounia, DIP）、淋巴细胞性间质性肺炎（lymphocytic interstitial pneumonitis, LIP）和药源性ILD。目前，对RA-ILD认识很不充分。造成患者表现的因素，在很大程度上还不清楚。同样的，目前没有关于RA-ILD的RCT研究。治疗指南基于案例报告、案例系列和来源于其他CTD-ILD的注册回顾等的分析。在文献描述的对RA-ILD有潜力的治疗方法包括激素、硫唑嘌呤、MMF、利妥昔单抗、环孢素和最近的白介素-6单克隆抗体托珠单抗[70-73]。然而，目前不清楚其他的改变病情的抗类风湿药物（DMARD）在减慢和预防RA-ILD进展中是否有效。

一般情况下，RA-ILD的UIP亚型对免疫抑制治疗反应差。最近报告的在IPF的PANTHER研究中[12]，其证实泼尼松和硫唑嘌呤联合免疫抑制剂治疗IPF是有害的，增加了在RA-UIP出现同样情况的可能性。同样的，可能最好避开积极的免疫抑制并从IPF推断治疗方法（将在本章稍后讨论）。有趣的是，其他类型的ILD，特别是纤维化型NSIP，同硬皮病相关ILD所见的表现相似。以此为基础，尽管没有限制使用激素的峰剂量的必要性，对于非UIP的RA-ILD的疗程应该大概遵循在硬皮病中的那些应用。在类风湿关节炎，药源性肺疾病是主要挑战[74]。首先，即便有，也是少数的特征可真正用于药源性肺疾病同其他类型的RA-ILD的鉴别。其次，撤出有问题的药物治疗会对选择造成干扰，随之而来的困难是选择哪种改变病情的药物来治疗RA的系统性表现。从RA-ILD来看，激素是安全的并且常常有治疗效果。尽管如此，少量病例还是报告了大多数药物对治疗RA-ILD有效（如英夫利昔单抗和利妥昔单抗），并有潜在灾难性的肺部副作用[75]。对ILD的患病个体采用任何新的DMARD，应进行谨慎的常规监测（包括肺功能和连续的放射学检查），以确保没有肺部疾病的负面影响。

其他结缔组织疾病

如前所述，已经在硬皮病进行了唯一的CTD-ILD治疗评估的RCT研究。对于RA和IIM，有系列病例和注册数据的合理范围来指导相关ILD潜在的最佳治疗。然而，对于其余的CTD，极少有明确表达关于治疗决策的信息。对于混合性结缔组织疾病（mixed connective tissue disease, MCTD）患者，大多数中心采取的治疗方法，基于患者的疾病是否很像硬皮病或IIM[76]。简言之，如果CT表现是纤维化型NSIP之一，则治疗就选用硬皮病的方案。另一方面，如果表现可能符合纤维化机化性肺炎的组织学诊断，则治疗预期和选择的方案应当采用多发性肌炎或皮肌炎的方案。

干燥综合征（Sjögren's syndrome）与导致黏膜干燥的外分泌腺的慢性淋巴细胞炎症相关[77, 78]。在干燥综合征中，气管干燥和慢性咳嗽是常见症状。纵观ILD，干燥综合征最常与LIP相关[78]。其他相关的组织学病变是UIP、NSIP和机化性肺炎[79-82]。总的来说，干燥综合征相关ILD的5年生存率良好，高达84%，并且症状常常是需要治疗的主要决定因素[82]。在干燥综合征的ILD患者的病例系列中，报道过的治疗策略可能包括激素、硫唑嘌呤、羟基氯喹、环磷酰胺和利妥昔单抗[83, 84]。考虑到可获得指导治疗的证据非常有限，决策需要以个体为基础及疾病的严重程度和观察到的任何治疗反应来决定。

未分类的结缔组织病（undifferentiated connective tissue disease, UCTD）是宽松地应用于一些临床综合征的一个术语。在 ILD 的情况下，它被推荐作为一个诊断标记，用以描述有潜在自身免疫疾病特征又不能满足任何特定 CTD 诊断标准的伴有 ILD 表现的患者[85]。在部分 NSIP 病例中，ILD 可以作为一个 CTD 的首发表现，随着时间推移会更充分地显示其本身特征。然而，兼有 NSIP 和 UIP 的少部分患者具有一些 CTD 的特征（如雷诺现象、ANA 阳性、炎性指标升高等），但永远不发展成确切的 CTD。这些临床特征的相关性仍不确定。Kinder 等在一项回顾性的队列研究中报告，CTD 的暗示特征预示 ILD 有一个好的预后[87]。相反，Corte 等发现在 UCTD 和可比较的特发性组织学病变之间的预后没有不同[88]。UCTD 患者也存在尚待解决的治疗困境。即是说，他们是否需要作为一个结缔组织疾病类型进行免疫抑制治疗，或者是否作为一个特发性疾病来治疗，如 IPF。但愿新的深入的表型技术将为这个重要问题带来希望[89]。同时，当将 UCTD 看作自身免疫驱动现象时，采取类似硬皮病的治疗方法可能是最好的选择。

抗纤维化治疗：来自于IPF的教训

到目前为止，本章中 CTD-ILD 治疗的主要考虑是围绕着这些疾病的自身免疫驱动炎性成分来治疗。然而多数 CTD-ILD 不仅仅发生炎症还有纤维化，在许多情况下，会导致疾病进展，以及不可恢复的肺功能减退。IPF 是最常见的 ILD，并且以不可逆转的进展和总是缺乏任何明显炎症的致命性纤维化为特征[11]。当前致病性范例强调了异常损伤修复反应发生的作用，其经常在易感基因的

个体中伴随重复的肺泡损伤。最近 10 年，关于 IPF 的临床试验急剧增长。因此，相比 CTD-ILD，在 IPF 进行了更多的 RCT 研究（表 14.1）。同时，也清楚了 CTD-ILD 与 IPF 之间的明显不同，并有重要的协同效应。同样的，用于 IPF 的治疗在预防疾病和减慢疾病进展可能有效，至少对一部分潜在 CTD 结果的纤维化 ILD 患者有效。

不同于炎症，确切的纤维化以交联胶原和细胞外基质蛋白沉积为生化特征，被认为是不可恢复的。就像在 UIP 的病变，当纤维化伴随正常的花边样肺泡结构破坏时，尤其如此。因此，IPF 的最终治疗目标是疾病的稳定。这个事实在为 IPF 设计临床试验时已引起几个挑战并已在这个领域导致一些争论。虽然如此，自从在 2004 年 IPF 的第一个真实安慰剂对照 RCT 研究发表以来，临床试验活动激增[90]。第一个真正的抗纤维化治疗——吡非尼酮，在欧洲、加拿大以及日本等一些亚洲国家的应用许可也已经达到高潮[91]。这个发展与正在进行的一些新兴的治疗组合已经引起 IPF 的临床治疗方法发生重要改变。希望随时间的推移，这些在 IPF 的治疗进展可以转换到包括 CTD-ILD 的其他纤维化 ILD 中去。

如表 14.1 所详细说明的，IPF 临床试验发展的同时，许多阴性结果也导致对于疾病理解的迅速深入。有临床意义的试验终点的发生，以及对以前推荐的治疗方案的鉴别，对确诊的肺纤维化患者是有害的[92-94]。此外，对纤维化有益的药物迅速发展，引起了大批组合进入早期临床试验。

吡非尼酮

过去 10 年对于 IPF 治疗的主要成功案例是吡非尼酮。在体外，吡非尼酮抑制 TGF-β 刺激的胶原合成，通过降低细胞外基质蛋白的成纤维细胞合成，以及限制从 IPF 肺分离的成纤维细胞的血小板衍化生长因子的增生效应[95-97]。在肺纤维化的动物模型中，吡非尼酮减弱了一些前纤维化介质，同时抑制对细胞增生的组织学标记物的刺激反应[96-98]。

表 14.1 近期 IPF 试验汇总

药物	年	例数	主要终点	结果
γ-干扰素	2004	330	PFS	无效[90]
吡非尼酮	2005	107	6-MW SpO₂ 最低的变化	减少急性加重[99]
华法林	2005	56	生存时间	改善生存率[141]
N-乙酰半胱氨酸	2005	182	VC 变化	减少进展[103]
波生坦	2008	58	6-MW 距离变化	无效[55]
依那西普	2008	88	FVC 和 DLCO	无效[142]
γ-干扰素	2009	826	生存时间	无效[143]
吡非尼酮	2010	275	VC 变化	减少进展[100]
伊马替尼	2010	119	疾病进展时间	无效[144]
西地那非	2010	180	6-MWD 上升 ≥ 20%	无效[145]
波生坦	2010	616	IPF 恶化时间	无效[146]
吡非尼酮	2011	779	FVC 预计值 % 变化	减少进展[101]
BIBF1120	2011	432	FVC 下降速率	减少进展倾向[109]
吡非尼酮 + 硫唑嘌呤	2012	155	FVC 变化	死亡率上升[12]
华法林	2012	145	无进展生存率	不良事件上升[120]
萨力多胺	2012	24	咳嗽问卷	减少咳嗽[139]
安倍生坦	2013	492	疾病进展时间	无效[147]
赛特灵	2013	118	FVC 变化	无效[118]

PFS，无进展生存率；6-MW（D），6分钟步行（距离）；（F）VC，用力肺活量；DLCO，全肺一氧化碳弥散量。

吡非尼酮的第一个大规模试验是在日本进行的，包括了 107 例的多中心、随机的、安慰剂对照 II 期临床研究，107 例患者每日 3 次接受吡非尼酮 600mg（n=72）或安慰剂（n=35）[99]。本研究的数据安全监测委员会建议在 9 月时提前终止研究（计划研究持续 12 个月），归因于在安慰剂组的急性加重超出了伦理道德。在 6 分钟步行（6MW）期间通过脉氧计测定最低血氧饱和度的主要终点未实现目标；尽管如此，在吡非尼酮组，FVC 的下降显著降低。由 Azuma 等引领完成的一个为期 52 周，日本的多中心、双盲、安慰剂对照、随机的 III 期临床试验，275 例患者随机分为高剂量组（1800mg/d）、低剂量组（1200mg/d）和安慰剂组[100]。观察到在安慰剂组（-0.16L）和高剂量组（-0.09L）（P=0.0416）之间 FVC 下降的主要终点存在显著差异。相比安慰剂组，高剂量组无进展

生存时间 [进展定义为 FVC 下降超过 10% 和（或）死亡] 也显著延长（$P < 0.0280$）。

CAPACITY 试验（评估吡非尼酮在 IPF 作用的临床研究）包含两个同时进行的多国家、随机、双盲、安慰剂对照的 III 期临床试验（004 和 006），设计在肺功能轻到中度受损的 IPF 患者评价吡非尼酮的安全性和疗效[101]。在 004 研究中，174 例患者服用高剂量吡非尼酮（2403mg/d），87 例患者服用低剂量吡非尼酮（1197mg/d），以及 174 例服安慰剂。在 006 研究中，171 例患者服用高剂量吡非尼酮（2403mg/d），173 例服安慰剂。在 004 研究中，吡非尼酮高剂量组在主要终点相遇，在 72 周时 FVC 的下降显著减少（FVC 在组与组之间的差别为 4.4%，$P=0.001$）。相反，在 006 研究中，吡非尼酮没有在主要终点相遇（FVC 在组与组之间的差别为 0.6%，$P=0.501$）。尽管如此，在 006 中，吡非尼酮显著减少了 6 分钟的步行距离（绝对差值 32m，$P=0.0009$）。导致两个研究不同结果的原因仍不清楚。然而值得注意的是，同时观察到两组吡非尼酮组 FVC 下降的速率相似，在 006 安慰剂组的患者同 004 组的相比下降速率较慢。

最近的 Cochrane 综述中，包含两个日本试验、CAPACITY004 和 CAPACITY006，这四个研究显示吡非尼酮改善无进展生存率达 30%（HR0.70，95% CI 0.56 ~ 0.88）。鉴于这些研究，欧洲药物管理局核准使用吡非尼酮。然而在美国，考虑到 006 没有在主要终点相遇，拒绝核准该药物上市。结果，一个跨越 52 周的 III 期研究（ASCEND 试验，NCT0136629），目前正在美国进行。吡非尼酮已经在日本、加拿大和印度取得使用证书。

N-乙酰半胱氨酸

N-乙酰半胱氨酸（N-acetycysteine, NAC）在肺部可升高细胞内外谷胱甘肽水平并发挥抗氧化效应[103]。支气管和肺泡上皮彻底暴露于外界空气和一些污染物中，不断处于高水平的氧化压力之下。就演变本身而论，肺存在

一些保护机制可逆转消除潜在的活性氧影响和自由基暴露；这些保护机制包括谷胱甘肽和超氧化物歧化酶[104, 105]。在 IPF，存在这些抗氧化机制受损及依次促成上皮细胞易受伤害和细胞凋亡的证据。IPF 患者的肺泡灌洗液的关键内源性抗氧化谷胱甘肽的水平比正常人肺低 4 倍[104]。这个观察促成了一个为期 12 周的 N-乙酰半胱氨酸治疗的初步研究，显示其充分提高了支气管肺泡灌洗液的谷胱甘肽水平[106]。这反过来也促进了多中心 IFGENIA 试验的发展，此试验也成为第一个报告阳性结果的 IPF 前瞻性试验。在总共登记的 155 例 IPF 患者中，其中的 80 例服用 NAC 治疗。随后治疗的 12 个月，在 NAC 组，肺活量（vital capacity, VC）下降的速率减慢，以 VC 0.18L 优于观察的安慰剂组。与之相似的，DLCO 的衰退减慢，用 NAC 治疗的患者减慢 24%[103]。因为缺乏真正的安慰剂组（研究中的所有患者，除研究药物或安慰剂之外，都服用泼尼松和硫唑嘌呤——此组合在当时被认为是 IPF 最好的治疗）、相对高的退出率和事实上这些结果还没有被重复，本研究也遭到了批评。这些问题将在进行中的 PANTHER-IPF 试验（NCT00650091）得到解决。同时，因为 NAC 相对价廉和极好的安全性，专家们将其广泛用于治疗大多数的纤维化 ILD。

尼达尼布

尼达尼布（勃林格殷格翰：正式的研发号码为 BIBF1120）是一个可口服的 6-甲氧羰基-替代吲哚酮[107]。作为一个多受体酪氨酸酶抑制剂，其功能对抗三个受体家族：血小板衍化生长因子（platelet-derived growth factor, PDGF）、血管内皮生长因子（vascular endothelial growth factor, VEGF）和成纤维细胞生长因子（fibroblast growth factor, FGF）[108]。原本用于癌症治疗而研发的尼达尼布，最近在 IPF 进行 2b 期剂量范围测试研究[109]。TOMORROW（To Improve Pulmonary Fibrosis with BIBF1120）研究，是一个含 432 例

患者，为期 12 个月，双盲、随机、剂量范围安慰剂对照 II 期试验，研究尼达尼布在 IPF 的疗效及安全性。主要终点是每年的 FVC 下降率。相比安慰剂组的 0.19L，在高剂量组（150mg，1 天 2 次），FVC 下降 0.06L。这些组分层比较（无多样性校正），组别之间存在显著差别（$P=0.01$）。多组比较的校正 P 值是 0.06 [109, 110]。高治疗剂量组相比安慰剂组，在预先设定的次要结果也有几项重要且显著的变化，包括生活质量改善和急性加重减少 [109, 111]。在 IPF，尼达尼布的两个平行阶段的三个注册研究（NCT01335464 和 NCT01335477）正在进行，并将于 2014 年初结束。如果这些研究结果是阳性，那么尼达尼布即将要加入到内科医师的可用于治疗 IPF 患者的"武器库"中 [107]。

未来抗纤维化治疗

假定 IPF 的病因是反复肺泡损伤之后的异常康复反应，目前正在考虑广泛的有潜力的治疗方法（图 14.4；参阅参考文献 [112] 了解详细情况）。其中第一个是试图限制或防止肺泡损伤 [112]。对此，可能的方法包括防止胃食管反流和误吸 [113-115]，使用比 NAC 更强力机制的抗氧化剂（包括氮氧化合物抑制剂）[116, 117] 和预防性抗微生物治疗（在 IPF，小型的初步研究显示抗细菌和抗病毒均有益）[118, 119]。另一个有潜力的策略是阻断凝血级联。虽然维生素 K 拮抗剂华法林，其可抑制一些凝血级联成分，已显示对 IPF 有害 [120]，把特殊因子如 FXa 或活化蛋白酶受体（pro-

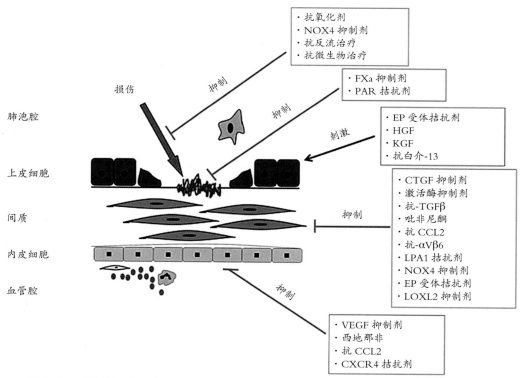

图14.4　当前对IPF病因的理解，提示反复上皮细胞损伤的结果导致基底膜剥脱和损伤修复反应关键通路激活。它轮流引起成纤维细胞增生，成纤维细胞转化为肌成纤维细胞和ECM膨胀。这些效应被循环炎症细胞的流入而放大，包括假定的骨髓移植驱化的成纤维细胞前体、纤维细胞。发展针对IPF疾病病因的不同方面的各种治疗，通过抑制纤维的发生、促进抗纤维化通路或减少肺泡损伤来进行。HGF，肝细胞生长因子；KGF，角化细胞生长因子。（Used with permission from Maher TM. Idiopathic pulmonary fibrosis: pathobiology of novel approaches to treatment. Clinics in chest medicine 2012;33:69-83）（见彩图）

tease-activated receptor, PAR）作为治疗目标[121, 122]可能是抗纤维化治疗更有效的方法。还有一个治疗策略，是提高上皮增生从而刺激恢复上皮细胞完整（在正常的损伤修复反应期间，从纤维增生到瘢痕再吸收转换中的一个重要事件）[15, 123]。让人担忧的是，上皮细胞靶向治疗，在肺原发恶性肿瘤发病率已经上升的情况下，可能会再增加恶性肿瘤的危险。

在 IPF 获益最大的治疗策略是以成纤维细胞为治疗目标。这些细胞是可产生大量细胞外基质的高合成结构细胞。同样的，在IPF，它们是关键的效应细胞且在成纤维细胞灶内很容易被发现[124]。吡非尼酮和尼达尼布二者的主要靶细胞似乎是肌成纤维细胞。一些新的策略已经采取以肌成纤维细胞的细胞外基质蛋白产物为治疗目标。这些策略包括整合抑制（在活化 TGF-β 中扮演重要角色）、抗体介导结缔组织生长因子（connective tissue growth factor, CTGF）的阻断、赖氨酰氧化酶同系物 2（inhibition of lysyl oxidase homolog 2, LOXL2）和白介素-13 拮抗剂[112]。所有这些机制，当前早期的临床试验已有整合。因此，也希望在下一个 10 年，至少这些部分目标将转化为新的抗纤维化治疗。

小结

IPF 临床试验最终给这个破坏性疾病带来治疗进步。在欧洲，现在大多数专业中心采取吡非尼酮和 NAC 联合治疗，期望能够改善生存率。特定的抗纤维化化合物一经许可，应及时让以发生纤维化为特征的其他疾病治疗获益。在将来和在必要的临床试验期间，为 IPF 发明的药物将很有可能用于治疗纤维化 CTD-ILD。伴有 UIP 病理的 RA-ILD 病例尤其可能如此。所以，正在 IPF 进行试验的有广泛发展前景的抗纤维化化合物，将受到 CTD-ILD 患者和治疗医生的欢迎。

肺移植

对于纤维化 ILD，肺移植是当前唯一显

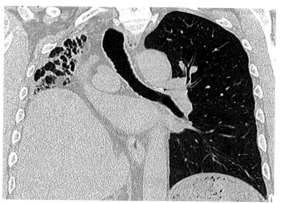

图14.5　患者，男，56岁，行左单肺移植治疗特发性肺纤维化5年后的矢状位CT图像。移植的左肺表现正常。剩下的右肺显示进行性无节制纤维增生的后果，伴有右半胸容积的急剧下降和明显蜂窝肺改变。

示改善生存率的治疗方法（图 14.5）[125]。然而，治疗的益处需与移植的缺点仔细平衡。这些缺点包括获得供体器官的限制性、时时存在的感染和排斥风险，以及终生需要免疫抑制治疗。在英国，肺纤维化（主要是IPF）占所有肺移植的 20%[126]；然而，在等待移植名单的所有诊断分组中，肺纤维化患者死亡率最高[125, 126]。对肺纤维化进行肺移植后的 5 年生存率与其他疾病组相似，达到40% ~ 50%[127]。一个包含 2005 年以前在美国进行移植的 47 例硬皮病患者的综述中，1 和 3 年死亡率分别是 67.6% 和 45.9%[128]。这个低于在美国移植登记的其他 10 070 例患者的平均预后（虽然没有很大的统计学意义），其生存率分别为 75.5% 和 58.8%。移植的推荐时间常常是有挑战性的。尽管如此，心肺移植国际协会（International Society of Heart and Lung Transplantation, ISHLT）已推出哪些患者和在什么时间应该参考的处理标准[129]。ISHLT指南推荐肺纤维化患者，如果 DLCO < 40%预计值、在前 6 个月 FVC 下降 > 10% 或在6MW 期间血氧饱和度 < 88% 时，考虑肺移植。活跃的多系统疾病是肺移植的相对禁忌证，因此在做出为移植评估的任何决定之前，将CTD-ILD 患者疾病的各个方面纳入考虑是重要的。此外，明显的其他器官（如在硬皮病的肾脏或心肌疾病）受侵成为移植禁忌。

症状治疗

相当比例的 CTD-ILD 患者，疾病进展至终末期出现呼吸衰竭，最后死亡。考虑给予减少症状和改善生活质量的治疗策略是很重要的。肺康复是安全的，并在 COPD 患者有良好效果[130, 131]。在肺纤维化的小型研究中，肺康复显示在训练后获得功能运动量、呼吸困难和生活质量迅速改善[132-135]。肺康复在肺纤维化的远期疗效，特别是 CTD-ILD，还没有研究。氧疗广泛应用于 ILD 导致的呼吸衰竭的患者。至少理论上，其既有利（防止肺动脉高压的发展）也有弊（通过增加氧化应激从而使肺内上皮细胞损伤）。然而，不管何种病因的 ILD 患者，目前没有在休息、夜间或用力时指导氧气使用的试验证据。然而回顾性观察数据证实，在纤维化 ILD 导致的运动负荷降低的患者，便携氧疗可改善步行距离和减少呼吸急促症状[136]。

对于终末期 ILD，抗焦虑药的缓和使用，包括苯二氮䓬类和安眠药，对缓解呼吸困难症状的压力和患者常常经历的恐慌感可能非常有效[137]。咳嗽是另一个常常使患者衰弱和治疗困难的 ILD 症状。几乎没有支持在 ILD 使用任何特殊止咳药的证据。在 11 例 IPF 的小型研究中，Horton 等报告萨力多胺在缓解难治性咳嗽有显著的效果，提示此药是一个有潜力的缓和剂[138]。对于治疗 IPF 咳嗽的萨力多胺的一个较大的双盲、安慰剂对照交叉试验证明了这些发现。虽然萨力多胺的止咳效果在临床印象深刻，但也有一些重要的副作用，包括困倦、眩晕和周围神经病变[139]。最近一项关于特发性咳嗽的研究证实抗癫痫药，加巴喷丁在 1800mg/d 剂量时对咳嗽有明显效果。在存在咳嗽病因的患者，这些资料提升了加巴喷丁可用于治疗咳嗽的可能性（如 ILD）[140]。

总结

ILD 是一个日益重要的问题，其在 CTD 患者的发病率和死亡率中占有显著比例。同时，不同的 CTD 与不同的 ILD 略有相关，在大部分患者，初始免疫介导的炎性肺泡损伤导致进行性肺纤维化。这个依次导致气体交换障碍，进而引起呼吸急促、运动受限和咳嗽。对治疗 CTD-ILD 患者的医生，治疗的焦点有三个，并且互相牵扯，首要的是炎症的调控，其次是抑制纤维增生，第三是治疗和控制症状。广泛的免疫调节药物可以使用于 CTD。遗憾的是，在 CTD-ILD 病程中，这些药物的疗效在很大程度上仍不清楚。在硬皮病相关 ILD 使用的环磷酰胺是经过验证的最好治疗方法。IPF 的治疗发展使有效的抗纤维化治疗用于临床，在不远的将来，会有更多的化合物被批准。虽然这些药物还没

病历摘要 1：抗合成酶综合征

患者 FG，男，38 岁，白种人，快速进行性呼气性呼吸困难 4 个月，行走 10～20 码（1 码 ≈ 0.9m）即出现呼吸困难。食欲减退，体重下降 5kg。感觉全身疼痛，尤其是大腿和上臂。过去没有明显的药物治疗史，无吸烟史。患者系银行职员，无显著职业暴露史。吸室内空气监测血氧饱和度 94%，走一段楼梯血氧饱和度即降至 84%。胸部听诊，偶可在双侧基底部闻及细爆裂音。

胸部放射学（图 14.6a）证实双侧中下肺野间质改变。胸部 HRCT 检查（图 14.6b），显示弥漫性磨玻璃改变、伴区域实变及网织影和牵拉性支气管扩张。随后的肺活检揭示一个兼有细胞型和纤维化型的混合型 NSIP，伴有明显机化性肺炎成分（常常见于多发性肌炎的一个类型）。自身免疫指标此前为阴性，在随访两个月时，显示 ANA 斑点型阳性和抗 Jo-1 抗体阳性。肌酸激酶 650U/L。抗合成酶综合征的诊断成立。

考虑到严重的呼吸损害及活动时明显的低氧血症，开始 1 日 3 次静脉注射

甲泼尼龙（10mg/kg），随后改为口服泼尼松并逐渐减量，每个月1次的静脉注射环磷酰胺剂量（600mg/㎡体表面积），持续6个月。经过治疗，呼吸系统症状获得显著且持久的改善。在6个月时，在平地稳定速度时的运动耐量已变得不受限制并且血清肌酸激酶正常。临床改善通过显著的放射学改善反映（图14.6c）。发病4年来，通过维持硫唑嘌呤（2mg/kg）和低剂量口服强的松的维持治疗，患者状态良好。

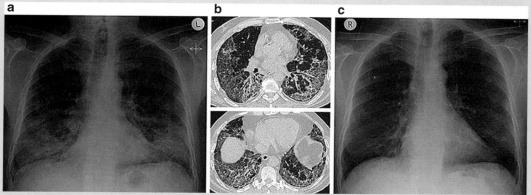

图14.6 （a~c）患者，男，38岁，胸部平片和HRCT图像显示多发性肌炎和相关纤维化机化性肺炎。放射学表现（a）证实双侧下肺野间质改变伴容积保留。HRCT（b）对应的放射学表现证明弥漫胸膜下优势的磨玻璃影伴区域组织影和牵拉性支气管扩张并混杂实变。18个月后和完成12个月的环磷酰胺治疗的胸部平片（c），显示在原先明确间质改变的地方明显改善。

病历摘要 2

患者EK，女，具有中东血统，24岁发病，2年前患有严重的雷诺现象伴手指溃疡，6个月前，双手、前臂、胸部皮肤明显增厚，吞咽困难，体重下降4kg，平地行走30～50码（1码约0.9m）即出现进行性劳力性呼吸困难。临床检查中，口过小，面部毛细血管扩张，双手、双臂和躯干明显的皮肤增厚。胸部听诊闻及双肺底部吸气末爆裂音。自身免疫血清学揭示ANA阳性，均一型，浓度为1:2560。抗-Scl-70抗体筛查阳性。胸部高分辨CT（图14.7）证实双侧基底部、胸膜下网织影改变并牵拉性支气管扩张。超声心动图检查正常且无肺动脉高压证据。

弥漫性系统性硬化症相关ILD（NSIP）的诊断成立。在疾病诊断时，CT方面判定ILD的程度是25%。肺功能证实FVC 2.44（67%预计值）和DLCO为43%预计值。在满足诊断标准的基础上，广泛型ILD的患者治疗推荐使用静脉注射环磷酰胺（600mg/㎡体表面积）和泼尼松（10mg/d）。用氯沙坦治疗雷诺现象，用质子泵抑制剂治疗胃食管反流症状。6个环磷酰胺治疗剂量之后，改为MMF（维持剂量，1g，1日2次）治疗，并且患者继续使用常规剂量的泼尼松。

在患病24个月后，EK的症状得到很大改善，体重增加8kg，BMI为20.5。平地运动耐量不受限，皮肤增厚改善，Rodnan指数从21/51下降至11/51。此时，患者已结婚并渴望生育孩子。因此，麦考酚酸酯改为硫唑嘌呤（125mg/d）并停用氯沙坦，泼尼松7.5mg/d，继续使用。诊断后的36个月，病情改善如图14.8所示，FVC显示上升趋势，且现在达到2.8（74%预计值）。

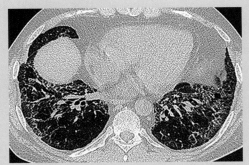

图14.7　患者，女，24岁，Scl-70阳性的弥漫性皮肤系统性硬化症，HRCT图像。肺底层面显示硬皮病NSIP的典型表现，胸膜下网织影、磨玻璃影和明显的牵拉性支气管扩张。

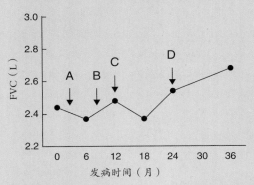

图14.8　患者，女，26岁，Scl-70阳性的弥漫型皮肤系统性硬化症，FVC变化图。基线值代表首发表现的日期。在出现症状的2个月，使用环磷酰胺和低剂量的泼尼松静脉注射（A）并每个月连续治疗共计6个月（B）。随后停用环磷酰胺，患者开始口服麦考酚酸酯调节剂（C）。因为患者希望怀孕，在24个月（D）时麦考酚酸酯换为硫唑嘌呤。

病历摘要3：特发性肺纤维化

患者HT，男，白种人，64岁发病，轻度劳力性呼吸急促和干咳3个月。患者一般情况很好，无明显的肺外症状。无明确的药物治疗史，无吸烟史。患者以前在粉尘环境的工厂工作，但从未故意暴露在石棉尘中。临床检查除肺底部吸气末细的爆裂音外，其余均正常。HRCT显示双侧下肺野网织

改变并牵拉性支气管扩张。外科肺活检显示UIP病变。经过多学科评估，特发性肺纤维化诊断成立。

发病时FVC 3.03L（66%预计值），DLCO 72%预计值。肺活检后，HT的运动耐量随患者的肺功能的降低而呈阶梯式下降。复查CT（图14.9）显示伴有早期蜂窝肺的纤维化进展。因此，治疗从乙酰半胱氨酸（NAC）（600mg，3次/d）联合吡非尼酮（801mg，3次/d）开始。治疗两年半以后，患者症状方面维持良好，运动耐量无改变。FVC保持稳定（图14.10），并达到2.63（60%预计值），同时DLCO56%预计值。

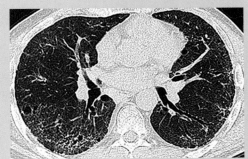

图14.9　患者，男，64岁，诊断为特发性肺间质纤维化9个月后的胸部HRCT图像。CT显示UIP病变相关的典型改变，双侧、基底部、胸膜下网织改变，早期蜂窝肺和显著的牵拉性支气管扩张。

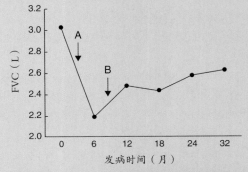

图14.10　患者，男，64岁，特发性肺间质纤维化，治疗后的FVC变化图。基线值代表首发表现的日期。在3个月时行电视胸腔镜活检。在9个月时开始N-乙酰半胱氨酸联合吡非尼酮治疗。患者继续保持这个治疗方案。

有在 CTD-ILD 进行试验，考虑到发病机制的重叠，其可能对整个纤维化肺疾病都应该有效。随着对 ILD 治疗有效性的增加，在设计完善和合理推进的随机对照试验中进行新颖方案的测试是非常重要的。这样，CTD-ILD 相关的负担和痛苦应当减少。

致谢：Toby M. Maher 收到来自 GSK 的无限制学术产业资金。最近 3 年，T.M. 已收到咨询委员会或来自爱泰隆（Actelion）、勃林格殷格翰（Boehringer Ingelheim）、葛兰素史克（GSK）、伟康（Respironics）、美国生物科技公司（InterMune）和赛诺菲 - 安万特（Sanofi-Aventis）的咨询费。T.M. 已收到来自 UCB、勃林格殷格翰、InterMune 和阿斯利康（AstraZeneca）的演讲费。T.M. 的研究机构收到来自 InterMune 的无限制教育资金及来自诺华公司（Novartis）和武田制药（Takeda）的代表咨询费。

（阳云平 译校）

参考文献

1. Tyndall AJ, Bannert B, Vonk M, et al. Causes and risk factors for death in systemic sclerosis: a study from the EULAR Scleroderma Trials and Research (EUSTAR) database. Ann Rheum Dis. 2010;69:1809–15.

2. Olson AL, Swigris JJ, Sprunger DB, et al. Rheumatoid arthritis-interstitial lung disease-associated mortality. Am J Respir Crit Care Med. 2011;183:372–8.

3. Kim EJ, Elicker BM, Maldonado F, et al. Usual interstitial pneumonia in rheumatoid arthritis-associated interstitial lung disease. Eur Respir J. 2010;35:1322–8.

4. Kim EJ, Collard HR, King Jr TE. Rheumatoid arthritis-associated interstitial lung disease: the relevance of histopathologic and radiographic pattern. Chest. 2009;136:1397–405.

5. Koduri G, Norton S, Young A, et al. Interstitial lung disease has a poor prognosis in rheumatoid arthritis: results from an inception cohort. Rheumatology. 2010;49:1483–9.

6. Shidara K, Hoshi D, Inoue E, et al. Incidence of and risk factors for interstitial pneumonia in patients with rheumatoid arthritis in a large Japanese observational cohort, IORRA. Mod Rheumatol. 2010;20:280–6.

7. Bongartz T, Nannini C, Medina-Velasquez YF, et al. Incidence and mortality of interstitial lung disease in rheumatoid arthritis: a population-based study. Arthritis Rheum. 2010;62:1583–91.

8. Morgan C, Knight C, Lunt M, Black CM, Silman AJ. Predictors of end stage lung disease in a cohort of patients with scleroderma. Ann Rheum Dis. 2003;62:146–50.

9. Saketkoo LA, Ascherman DP, Cottin V, Christopher-Stine L, Danoff SK, Oddis CV. Interstitial lung disease in idiopathic inflammatory myopathy. Curr Rheumatol Rev. 2010;6:108–19.

10. Lega JC, Cottin V, Fabien N, Thivolet-Bejui F, Cordier JF. Interstitial lung disease associated with anti-PM/Scl or anti-aminoacyl-tRNA synthetase autoantibodies: a similar condition? J Rheumatol. 2010;37:1000–9.

11. Maher TM, Wells AU, Laurent GJ. Idiopathic pulmonary fibrosis: multiple causes and multiple mechanisms? Eur Respir J. 2007;30:835–9.

12. Idiopathic Pulmonary Fibrosis Clinical Research N, Raghu G, Anstrom KJ, King TE, Jr., Lasky JA, Martinez FJ. Prednisone, azathioprine, and N-acetylcysteine for pulmonary fibrosis. The New England journal of medicine 2012;366:1968–77.

13. Renzoni EA, Abraham DJ, Howat S, et al. Gene expression profiling reveals novel TGFbeta targets in adult lung fibroblasts. Respir Res. 2004;5:24.

14. Mutlu GM, Budinger GR, Wu M, et al. Proteasomal inhibition after injury prevents fibrosis by modulating TGF-beta(1) signalling. Thorax. 2012;67:139–46.

15. Maher TM, Evans IC, Bottoms SE, et al. Diminished prostaglandin E2 contributes to the apoptosis paradox in idiopathic pulmonary fibrosis. Am J Respir Crit Care Med. 2010;182:73–82.

16. Keerthisingam CB, Jenkins RG, Harrison NK, et al. Cyclooxygenase-2 deficiency results in a loss of the anti-proliferative response to transforming growth factor-beta in human fibrotic lung fibroblasts and promotes bleomycin-induced pulmonary fibrosis in mice. Am J Pathol. 2001;158:1411–22.

17. Goh NS, Desai SR, Veeraraghavan S, et al. Interstitial lung disease in systemic sclerosis: a simple staging system. Am J Respir Crit Care Med. 2008;177:1248–54.

18. Navaratnam V, Ali N, Smith CJ, McKeever T, Fogarty A, Hubbard RB. Does the presence of connective tissue disease modify survival in patients with pulmonary fibrosis? Respir Med. 2011;105:1925–30.

19. Latsi PI, Wells AU. Evaluation and management of alveolitis and interstitial lung disease in scleroderma. Curr Opin Rheumatol. 2003;15:748–55.

20. Assassi S, Sharif R, Lasky RE, et al. Predictors of interstitial lung disease in early systemic sclerosis: a prospective longitudinal study of the GENISOS cohort. Arthritis Res Ther. 2010;12:R166.

21. Bouros D, Wells AU, Nicholson AG, et al. Histopathologic subsets of fibrosing alveolitis in patients with systemic sclerosis and their relationship to outcome. Am J Respir Crit Care Med. 2002;165:1581–6.

22. Desai SR, Veeraraghavan S, Hansell DM, et al. CT features of lung disease in patients with systemic sclerosis: comparison with idiopathic pulmonary fibrosis and nonspecific interstitial pneumonia. Radiology. 2004;232:560–7.

23. Tashkin DP, Elashoff R, Clements PJ, et al. Cyclophosphamide versus placebo in scleroderma lung disease. N Engl J Med. 2006;354:2655–66.

24. Hoyles RK, Ellis RW, Wellsbury J, et al. A multicenter, prospective, randomized, double-blind, placebo-controlled trial of corticosteroids and intravenous cyclophosphamide followed by oral azathioprine for the treatment of pulmonary fibrosis in scleroderma. Arthritis Rheum. 2006;54:3962–70.

25. Wells AU, Latsi P, McCune WJ. Daily cyclophosphamide for scleroderma: are patients with the most to gain underrepresented in this trial? Am J Respir Crit Care Med. 2007;176:952–3.

26. Domiciano DS, Bonfa E, Borges CT, et al. A long-term prospective randomized controlled study of non-specific interstitial pneumonia (NSIP) treatment in scleroderma. Clin Rheumatol. 2011;30:223–9.

27. Broad K, Pope JE. The efficacy of treatment for systemic sclerosis interstitial lung disease: results from a meta-analysis. Medical science monitor : international medical journal of experimental and clinical research 2010;16:Ra187-90.

28. Wanchu A, Suryanaryana BS, Sharma S, Sharma A, Bambery P. High-dose prednisolone and bolus cyclophosphamide in interstitial lung disease associated with systemic sclerosis: a prospective open study. Int J Rheum Dis. 2009;12:239–42.

29. Berezne A, Ranque B, Valeyre D, et al. Therapeutic strategy combining intravenous cyclophosphamide followed by oral azathioprine to treat worsening interstitial lung disease associated with systemic sclerosis: a retrospective multicenter open-label study. J Rheumatol. 2008;35:1064–72.

30. White B, Moore WC, Wigley FM, Xiao HQ, Wise RA. Cyclophosphamide is associated with pulmonary function and survival benefit in patients with scleroderma and alveolitis. Ann Intern Med. 2000; 132:947–54.

31. Theodore AC, Tseng CH, Li N, Elashoff RM, Tashkin DP. Correlation of cough with disease activity and treatment with cyclophosphamide in scleroderma interstitial lung disease: findings from the Scleroderma Lung Study. Chest. 2012;142:614–21.

32. Roth MD, Tseng CH, Clements PJ, et al. Predicting treatment outcomes and responder subsets in scleroderma-related interstitial lung disease. Arthritis Rheum. 2011;63:2797–808.

33. Dheda K, Lalloo UG, Cassim B, Mody GM. Experience with azathioprine in systemic sclerosis associated with interstitial lung disease. Clin Rheumatol. 2004;23:306–9.

34. Leandro MJ, Cambridge G, Ehrenstein MR, Edwards JC. Reconstitution of peripheral blood B cells after depletion with rituximab in patients with rheumatoid arthritis. Arthritis Rheum. 2006;54:613–20.

35. Isaacs JD, Cohen SB, Emery P, et al. Effect of baseline rheumatoid factor and anticitrullinated peptide antibody serotype on rituximab clinical response: a meta-analysis. Ann Rheum Dis. 2013;72:329–36.

36. Keystone EC, Cohen SB, Emery P, et al. Multiple courses of rituximab produce sustained clinical and radiographic efficacy and safety in patients with rheumatoid arthritis and an inadequate response to 1 or more tumor necrosis factor inhibitors: 5-year data from the REFLEX study. J Rheumatol. 2012;39: 2238–46.

37. Emery P, Fleischmann R, Filipowicz-Sosnowska A, et al. The efficacy and safety of rituximab in patients with active rheumatoid arthritis despite methotrexate treatment: results of a phase IIB randomized, double-blind, placebo-controlled, dose-ranging trial. Arthritis Rheum. 2006;54:1390–400.

38. Jones RB, Tervaert JW, Hauser T, et al. Rituximab versus cyclophosphamide in ANCA-associated renal vasculitis. N Engl J Med. 2010;363:211–20.

39. Stone JH, Merkel PA, Spiera R, et al. Rituximab versus cyclophosphamide for ANCA-associated vasculitis. N Engl J Med. 2010;363:221–32.

40. Arnold DM, Dentali F, Crowther MA, et al. Systematic review: efficacy and safety of rituximab for adults with idiopathic thrombocytopenic purpura. Ann Intern Med. 2007;146:25–33.

41. Daoussis D, Liossis SN, Tsamandas AC, et al. Effect of long-term treatment with rituximab on pulmonary function and skin fibrosis in patients with diffuse systemic sclerosis. Clin Exp Rheumatol. 2012;30: S17–22.

42. Ando K, Motojima S, Doi T, et al. Effect of glucocorticoid monotherapy on pulmonary function and survival in Japanese patients with scleroderma-related interstitial lung disease. Respir Investig. 2013;51:69–75.

43. Vanthuyne M, Blockmans D, Westhovens R, et al. A pilot study of mycophenolate mofetil combined to intravenous methylprednisolone pulses and oral low-dose glucocorticoids in severe early systemic sclerosis. Clin Exp Rheumatol. 2007;25:287–92.

44. Simeon-Aznar CP, Fonollosa-Pla V, Tolosa-Vilella C, Selva-O'Callaghan A, Solans-Laque R, Vilardell-Tarres M. Effect of mycophenolate sodium in scleroderma-related interstitial lung disease. Clin Rheumatol. 2011;30:1393–8.

45. Koutroumpas A, Ziogas A, Alexiou I, Barouta G, Sakkas LI. Mycophenolate mofetil in systemic sclerosis-associated interstitial lung disease. Clin Rheumatol. 2010;29:1167–8.

46. Gerbino AJ, Goss CH, Molitor JA. Effect of mycophenolate mofetil on pulmonary function in scleroderma-associated interstitial lung disease. Chest. 2008;133:455–60.

47. Swigris JJ, Olson AL, Fischer A, et al. Mycophenolate mofetil is safe, well tolerated, and preserves lung function in patients with connective tissue disease-related interstitial lung disease. Chest. 2006;130: 30–6.

48. Fischer A, Brown KK, Du Bois RM, et al. Mycophenolate mofetil improves lung function in

connective tissue disease-associated interstitial lung disease. J Rheumatol. 2013;40:640–6.

49. Daniels CE, Wilkes MC, Edens M, et al. Imatinib mesylate inhibits the profibrogenic activity of TGF-beta and prevents bleomycin-mediated lung fibrosis. J Clin Invest. 2004;114:1308–16.

50. Sabnani I, Zucker MJ, Rosenstein ED, et al. A novel therapeutic approach to the treatment of scleroderma-associated pulmonary complications: safety and efficacy of combination therapy with imatinib and cyclophosphamide. Rheumatology. 2009;48:49–52.

51. Spiera RF, Gordon JK, Mersten JN, et al. Imatinib mesylate (Gleevec) in the treatment of diffuse cutaneous systemic sclerosis: results of a 1-year, phase IIa, single-arm, open-label clinical trial. Ann Rheum Dis. 2011;70:1003–9.

52. Khanna D, Saggar R, Mayes MD, et al. A one-year, phase I/IIa, open-label pilot trial of imatinib mesylate in the treatment of systemic sclerosis-associated active interstitial lung disease. Arthritis Rheum. 2011;63:3540–6.

53. Burt RK, Shah SJ, Dill K, et al. Autologous non-myeloablative haemopoietic stem-cell transplantation compared with pulse cyclophosphamide once per month for systemic sclerosis (ASSIST): an open-label, randomised phase 2 trial. Lancet. 2011;378:498–506.

54. Park SH, Saleh D, Giaid A, Michel RP. Increased endothelin-1 in bleomycin-induced pulmonary fibrosis and the effect of an endothelin receptor antagonist. Am J Respir Crit Care Med. 1997;156:600–8.

55. King Jr TE, Behr J, Brown KK, et al. BUILD-1: a randomized placebo-controlled trial of bosentan in idiopathic pulmonary fibrosis. Am J Respir Crit Care Med. 2008;177:75–81.

56. Seibold JR, Denton CP, Furst DE, et al. Randomized, prospective, placebo-controlled trial of bosentan in interstitial lung disease secondary to systemic sclerosis. Arthritis Rheum. 2010;62:2101–8.

57. Ingegnoli F, Lubatti C, Ingegnoli A, Boracchi P, Zeni S, Meroni PL. Interstitial lung disease outcomes by high-resolution computed tomography (HRCT) in Anti-Jo1 antibody-positive polymyositis patients: a single centre study and review of the literature. Autoimmun Rev. 2012;11:335–40.

58. Mok CC, To CH, Szeto ML. Successful treatment of dermatomyositis-related rapidly progressive interstitial pneumonitis with sequential oral cyclophosphamide and azathioprine. Scand J Rheumatol. 2003;32:181–3.

59. Keir GJ, Maher TM, Hansell DM, et al. Severe interstitial lung disease in connective tissue disease: Rituximab as rescue therapy. Eur Respir J. 2012;40(3):641–8.

60. Labirua-Iturburu A, Selva-O'Callaghan A, Martinez-Gomez X, Trallero-Araguas E, Labrador-Horrillo M, Vilardell-Tarres M. Calcineurin inhibitors in a cohort of patients with antisynthetase-associated interstitial lung disease. Clin Exp Rheumatol. 2013;31:436–9.

61. Bakewell CJ, Raghu G. Polymyositis associated with severe interstitial lung disease: remission after three doses of IV immunoglobulin. Chest. 2011;139:441–3.

62. Bozkirli DE, Kozanoglu I, Bozkirli E, Yucel E. Antisynthetase syndrome with refractory lung involvement and myositis successfully treated with double filtration plasmapheresis. J Clin Apher. 2013;28(6):422–5.

63. Lindberg C, Trysberg E, Tarkowski A, Oldfors A. Anti-T-lymphocyte globulin treatment in inclusion body myositis: a randomized pilot study. Neurology. 2003;61:260–2.

64. Gordon PA, Winer JB, Hoogendijk JE, Choy EH. Immunosuppressant and immunomodulatory treatment for dermatomyositis and polymyositis. The Cochrane database of systematic reviews 2012;8:Cd003643.

65. Thompson B, Corris P, Miller JA, Cooper RG, Halsey JP, Isaacs JD. Alemtuzumab (Campath-1H) for treatment of refractory polymyositis. J Rheumatol. 2008;35:2080–2.

66. Park JK, Yoo HG, Ahn DS, Jeon HS, Yoo WH. Successful treatment for conventional treatment-resistant dermatomyositis-associated interstitial lung disease with adalimumab. Rheumatol Int. 2012;32:3587–90.

67. Zong M, Dorph C, Dastmalchi M, et al. Anakinra treatment in patients with refractory inflammatory myopathies and possible predictive response biomarkers: a mechanistic study with 12 months follow-up. Annals of the rheumatic diseases; Epub 2013 Apr 26.

68. Furlan A, Botsios C, Ruffatti A, Todesco S, Punzi L. Antisynthetase syndrome with refractory polyarthritis and fever successfully treated with the IL-1 receptor antagonist, anakinra: A case report. Joint Bone Spine. 2008;75:366–7.

69. Solomon JJ, Ryu JH, Tazelaar HD, et al. Fibrosing interstitial pneumonia predicts survival in patients with rheumatoid arthritis-associated interstitial lung disease (RA-ILD). Respir Med. 2013;107(8):1247–52.

70. Vij R, Strek ME. Diagnosis and treatment of connective tissue disease-associated interstitial lung disease. Chest. 2013;143:814–24.

71. Saketkoo LA, Espinoza LR. Rheumatoid arthritis interstitial lung disease: mycophenolate mofetil as an antifibrotic and disease-modifying antirheumatic drug. Arch Intern Med. 2008;168:1718–9.

72. Antoniou KM, Mamoulaki M, Malagari K, et al. Infliximab therapy in pulmonary fibrosis associated with collagen vascular disease. Clin Exp Rheumatol. 2007;25:23–8.

73. Mohr M, Jacobi AM. Interstitial lung disease in rheumatoid arthritis: response to IL-6R blockade. Scand J Rheumatol. 2011;40:400–1.

74. Atzeni F, Boiardi L, Salli S, Benucci M, Sarzi-Puttini P. Lung involvement and drug-induced lung disease in patients with rheumatoid arthritis. Expert Rev Clin Immunol. 2013;9:649–57.

75. Perez-Alvarez R, Perez-de-Lis M, Diaz-Lagares C, et al. Interstitial lung disease induced or exacerbated

by TNF-targeted therapies: analysis of 122 cases. Semin Arthritis Rheum. 2011;41:256–64.

76. Gutsche M, Rosen GD, Swigris JJ. Connective tissue disease-associated interstitial lung disease: a review. Curr Respir Care Rep. 2012;1:224–32.

77. Fischer A, Swigris JJ, du Bois RM, et al. Minor salivary gland biopsy to detect primary Sjogren syndrome in patients with interstitial lung disease. Chest. 2009;136:1072–8.

78. Swigris JJ, Berry GJ, Raffin TA, Kuschner WG. Lymphoid interstitial pneumonia: a narrative review. Chest. 2002;122:2150–64.

79. Borie R, Schneider S, Debray MP, et al. Severe chronic bronchiolitis as the presenting feature of primary Sjogren's syndrome. Respir Med. 2011;105: 130–6.

80. Watanabe M, Naniwa T, Hara M, Arakawa T, Maeda T. Pulmonary manifestations in Sjogren's syndrome: correlation analysis between chest computed tomographic findings and clinical subsets with poor prognosis in 80 patients. J Rheumatol. 2010;37:365–73.

81. Parambil JG, Myers JL, Lindell RM, Matteson EL, Ryu JH. Interstitial lung disease in primary Sjogren syndrome. Chest. 2006;130:1489–95.

82. Ito I, Nagai S, Kitaichi M, et al. Pulmonary manifestations of primary Sjogren's syndrome: a clinical, radiologic, and pathologic study. Am J Respir Crit Care Med. 2005;171:632–8.

83. Seror R, Sordet C, Guillevin L, et al. Tolerance and efficacy of rituximab and changes in serum B cell biomarkers in patients with systemic complications of primary Sjogren's syndrome. Ann Rheum Dis. 2007;66:351–7.

84. Kokosi M, Riemer EC, Highland KB. Pulmonary involvement in Sjogren syndrome. Clin Chest Med. 2010;31:489–500.

85. Fischer A, du Bois R. Interstitial lung disease in connective tissue disorders. Lancet. 2012;380:689–98.

86. Travis WD, Hunninghake G, King Jr TE, et al. Idiopathic nonspecific interstitial pneumonia: report of an American Thoracic Society project. Am J Respir Crit Care Med. 2008;177:1338–47.

87. Kinder BW, Collard HR, Koth L, et al. Idiopathic nonspecific interstitial pneumonia: lung manifestation of undifferentiated connective tissue disease? Am J Respir Crit Care Med. 2007;176:691–7.

88. Corte TJ, Copley SJ, Desai SR, et al. Significance of connective tissue disease features in idiopathic interstitial pneumonia. Eur Respir J. 2012;39:661–8.

89. Maher TM. Beyond the diagnosis of idiopathic pulmonary fibrosis; the growing role of systems biology and stratified medicine. Curr Opin Pulm Med. 2013;19:460–5.

90. Raghu G, Brown KK, Bradford WZ, et al. A placebo-controlled trial of interferon gamma-1b in patients with idiopathic pulmonary fibrosis. N Engl J Med. 2004;350:125–33.

91. Maher TM. Pirfenidone in idiopathic pulmonary fibrosis. Drugs Today (Barc). 2010;46:473–82.

92. Raghu G, Collard HR, Anstrom KJ, et al. Idiopathic pulmonary fibrosis: clinically meaningful primary endpoints in phase 3 clinical trials. Am J Respir Crit

Care Med. 2012;185:1044–8.

93. Wells AU, Behr J, Costabel U, et al. Hot of the breath: mortality as a primary end-point in IPF treatment trials: the best is the enemy of the good. Thorax. 2012;67:938–40.

94. Vancheri C, du Bois RM. A progression-free end-point for idiopathic pulmonary fibrosis trials: lessons from cancer. Eur Respir J. 2013;41:262–9.

95. Gurujeyalakshmi G, Hollinger MA, Giri SN. Pirfenidone inhibits PDGF isoforms in bleomycin hamster model of lung fibrosis at the translational level. Am J Physiol. 1999;276:L311–8.

96. Iyer SN, Gurujeyalakshmi G, Giri SN. Effects of pirfenidone on transforming growth factor-beta gene expression at the transcriptional level in bleomycin hamster model of lung fibrosis. J Pharmacol Exp Ther. 1999;291:367–73.

97. Iyer SN, Gurujeyalakshmi G, Giri SN. Effects of pirfenidone on procollagen gene expression at the transcriptional level in bleomycin hamster model of lung fibrosis. J Pharmacol Exp Ther. 1999;289:211–8.

98. Oku H, Shimizu T, Kawabata T, et al. Antifibrotic action of pirfenidone and prednisolone: different effects on pulmonary cytokines and growth factors in bleomycin-induced murine pulmonary fibrosis. Eur J Pharmacol. 2008;590:400–8.

99. Azuma A, Nukiwa T, Tsuboi E, et al. Double-blind, placebo-controlled trial of pirfenidone in patients with idiopathic pulmonary fibrosis. Am J Respir Crit Care Med. 2005;171:1040–7.

100. Taniguchi H, Ebina M, Kondoh Y, et al. Pirfenidone in idiopathic pulmonary fibrosis. Eur Respir J. 2010;35:821–9.

101. Noble PW, Albera C, Bradford WZ, et al. Pirfenidone in patients with idiopathic pulmonary fibrosis (CAPACITY): two randomised trials. Lancet. 2011;377:1760–9.

102. Spagnolo P, Del Giovane C, Luppi F, et al. Non-steroid agents for idiopathic pulmonary fibrosis. The Cochrane database of systematic reviews 2010:CD003134.

103. Demedts M, Behr J, Buhl R, et al. High-dose acetylcysteine in idiopathic pulmonary fibrosis. N Engl J Med. 2005;353:2229–42.

104. Cantin AM, Hubbard RC, Crystal RG. Glutathione deficiency in the epithelial lining fluid of the lower respiratory tract in idiopathic pulmonary fibrosis. Am Rev Respir Dis. 1989;139:370–2.

105. Kinnula VL, Hodgson UA, Lakari EK, et al. Extracellular superoxide dismutase has a highly specific localization in idiopathic pulmonary fibrosis/usual interstitial pneumonia. Histopathology. 2006;49:66–74.

106. Behr J, Maier K, Degenkolb B, Krombach F, Vogelmeier C. Antioxidative and clinical effects of high-dose N-acetylcysteine in fibrosing alveolitis. Adjunctive therapy to maintenance immunosuppression. Am J Respir Crit Care Med. 1997;156: 1897–901.

107. Woodcock HV, Molyneaux PL, Maher TM. Reducing lung function decline in patients with idiopathic pulmonary fibrosis: potential of nintedanib.

Drug Des Dev Ther. 2013;7:503–10.

108. Roth GJ, Heckel A, Colbatzky F, et al. Design, synthesis, and evaluation of indolinones as triple angiokinase inhibitors and the discovery of a highly specific 6-methoxycarbonyl-substituted indolinone (BIBF 1120). J Med Chem. 2009;52:4466–80.

109. Richeldi L, Costabel U, Selman M, et al. Efficacy of a tyrosine kinase inhibitor in idiopathic pulmonary fibrosis. N Engl J Med. 2011;365:1079–87.

110. Richeldi L, Brown KK, Costabel U, et al. Efficacy of the tyrosine kinase inhibitor BIBF 1120 in patients with IPF: consistent pattern of primary endpoint results in sensitivity analyses of the TOMORROW trial. Am J Respir Crit Care Med. 2012;185:A3633.

111. Brown KK, Richeldi L, Costabel U, et al. Treatment of IPF with the tyrosine kinase inhibitor BIBF 1120: patient-reported outcomes in the TOMORROW trial. Am J Respir Crit Care Med. 2012;185:A3634.

112. Maher TM. Idiopathic pulmonary fibrosis: pathobiology of novel approaches to treatment. Clin Chest Med. 2012;33:69–83.

113. Raghu G, Meyer KC. Silent gastro-oesophageal reflux and microaspiration in IPF: mounting evidence for anti-reflux therapy? Eur Respir J. 2012;39:242–5.

114. Raghu G, Yang ST, Spada C, Hayes J, Pellegrini CA. Sole treatment of acid gastroesophageal reflux in idiopathic pulmonary fibrosis: a case series. Chest. 2006;129:794–800.

115. Lee JS, Ryu JH, Elicker BM, et al. Gastroesophageal reflux therapy is associated with longer survival in idiopathic pulmonary fibrosis. Am J Respir Crit Care Med. 2011;184(12):1390–4.

116. Amara N, Goven D, Prost F, Muloway R, Crestani B, Boczkowski J. NOX4/NADPH oxidase expression is increased in pulmonary fibroblasts from patients with idiopathic pulmonary fibrosis and mediates TGFbeta1-induced fibroblast differentiation into myofibroblasts. Thorax. 2010;65:733–8.

117. Laleu B, Gaggini F, Orchard M, et al. First in class, potent, and orally bioavailable NADPH oxidase isoform 4 (Nox4) inhibitors for the treatment of idiopathic pulmonary fibrosis. J Med Chem. 2010;53:7715–30.

118. Shulgina L, Cahn AP, Chilvers ER, et al. Treating idiopathic pulmonary fibrosis with the addition of co-trimoxazole: a randomised controlled trial. Thorax. 2013;68:155–62.

119. Egan JJ, Adamali HI, Lok SS, Stewart JP, Woodcock AA. Ganciclovir antiviral therapy in advanced idiopathic pulmonary fibrosis: an open pilot study. Pulm Med. 2011;2011:240805.

120. Noth I, Anstrom KJ, Calvert SB, et al. A placebo-controlled randomized trial of warfarin in idiopathic pulmonary fibrosis. Am J Respir Crit Care Med. 2012;186:88–95.

121. Scotton CJ, Krupiczojc MA, Konigshoff M, et al. Increased local expression of coagulation factor X contributes to the fibrotic response in human and murine lung injury. J Clin Invest. 2009;119:2550–63.

122. Chambers RC. Procoagulant signalling mechanisms in lung inflammation and fibrosis: novel opportunities for pharmacological intervention? Br J Pharmacol. 2008;153:S367–S78.

123. Mizuno S, Matsumoto K, Li MY, Nakamura T. HGF reduces advancing lung fibrosis in mice: a potential role for MMP-dependent myofibroblast apoptosis. FASEB J. 2005;19:580–2.

124. Phan SH. Biology of fibroblasts and myofibroblasts. Proc Am Thorac Soc. 2008;5:334–7.

125. Mackay LS, Anderson RL, Parry G, Lordan J, Corris PA, Fisher AJ. Pulmonary fibrosis: rate of disease progression as a trigger for referral for lung transplantation. Thorax. 2007;62:1069–73.

126. Christie JD, Edwards LB, Kucheryavaya AY, et al. The Registry of the International Society for Heart and Lung Transplantation: twenty-seventh official adult lung and heart-lung transplant report—2010. J Heart Lung Transplant. 2010;29:1104–18.

127. Schachna L, Medsger Jr TA, Dauber JH, et al. Lung transplantation in scleroderma compared with idiopathic pulmonary fibrosis and idiopathic pulmonary arterial hypertension. Arthritis Rheum. 2006;54:3954–61.

128. Massad MG, Powell CR, Kpodonu J, et al. Outcomes of lung transplantation in patients with scleroderma. World J Surg. 2005;29:1510–5.

129. Orens JB, Estenne M, Arcasoy S, et al. International guidelines for the selection of lung transplant candidates: 2006 update—a consensus report from the Pulmonary Scientific Council of the International Society for Heart and Lung Transplantation. J Heart Lung Transpl. 2006;25:745–55.

130. Kon SS, Clark AL, Dilaver D, et al. Response of the COPD Assessment Test to pulmonary rehabilitation in unselected chronic respiratory disease. Respirology. 2013;18:974–7.

131. Polkey MI, Moxham J. Attacking the disease spiral in chronic obstructive pulmonary disease: an update. Clin Med. 2011;11:461–4.

132. Bajwah S, Ross JR, Peacock JL, et al. Interventions to improve symptoms and quality of life of patients with fibrotic interstitial lung disease: a systematic review of the literature. Thorax. 2013;68(9):867–79.

133. Swigris JJ, Fairclough DL, Morrison M, et al. Benefits of pulmonary rehabilitation in idiopathic pulmonary fibrosis. Respir Care. 2011;56:783–9.

134. Ryerson CJ, Garvey C, Collard HR. Pulmonary rehabilitation for interstitial lung disease. Chest. 2010;138:240–1; author reply 1–2.

135. Swigris JJ, Brown KK, Make BJ, Wamboldt FS. Pulmonary rehabilitation in idiopathic pulmonary fibrosis: a call for continued investigation. Respir Med. 2008;102:1675–80.

136. Visca D, Montgomery A, de Lauretis A, et al. Ambulatory oxygen in interstitial lung disease. Eur Respir J. 2011;38:987–90.

137. Ryerson CJ, Collard HR, Pantilat SZ. Management of dyspnea in interstitial lung disease. Curr Opin Support Palliat Care. 2010;4:69–75.

138. Horton MR, Danoff SK, Lechtzin N. Thalidomide

inhibits the intractable cough of idiopathic pulmonary fibrosis. Thorax. 2008;63:749.

139. Horton MR, Santopietro V, Mathew L, et al. Thalidomide for the treatment of cough in idiopathic pulmonary fibrosis: a randomized trial. Ann Intern Med. 2012;157:398–406.

140. Ryan NM, Birring SS, Gibson PG. Gabapentin for refractory chronic cough: a randomised, double-blind, placebo-controlled trial. Lancet. 2012;380:1583–9.

141. Kubo H, Nakayama K, Yanai M, et al. Anticoagulant therapy for idiopathic pulmonary fibrosis. Chest. 2005;128:1475–82.

142. Raghu G, Brown KK, Costabel U, et al. Treatment of idiopathic pulmonary fibrosis with etanercept: an exploratory, placebo-controlled trial. Am J Respir Crit Care Med. 2008;178:948–55.

143. King Jr TE, Albera C, Bradford WZ, et al. Effect of interferon gamma-1b on survival in patients with idiopathic pulmonary fibrosis (INSPIRE): a multi-centre, randomised, placebo-controlled trial. Lancet. 2009;374:222–8.

144. Daniels CE, Lasky JA, Limper AH, Mieras K, Gabor E, Schroeder DR. Imatinib treatment for idiopathic pulmonary fibrosis: Randomized placebo-controlled trial results. Am J Respir Crit Care Med. 2010;181:604–10.

145. Zisman DA, Schwarz M, Anstrom KJ, Collard HR, Flaherty KR, Hunninghake GW. A controlled trial of sildenafil in advanced idiopathic pulmonary fibrosis. N Engl J Med. 2010;363:620–8.

146. King Jr TE, Brown KK, Raghu G, et al. BUILD-3: a randomized, controlled trial of bosentan in idiopathic pulmonary fibrosis. Am J Respir Crit Care Med. 2011;184:92–9.

147. Raghu G, Behr J, Brown KK, et al. Treatment of idiopathic pulmonary fibrosis with ambrisentan: a parallel, randomized trial. Ann Intern Med. 2013;158:641–9.

索 引

a
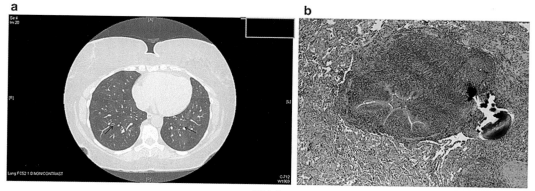
b

图1.2

a
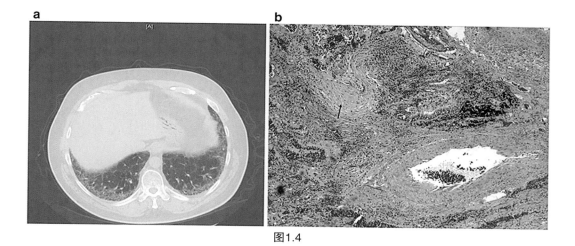
b

图1.4

a

b

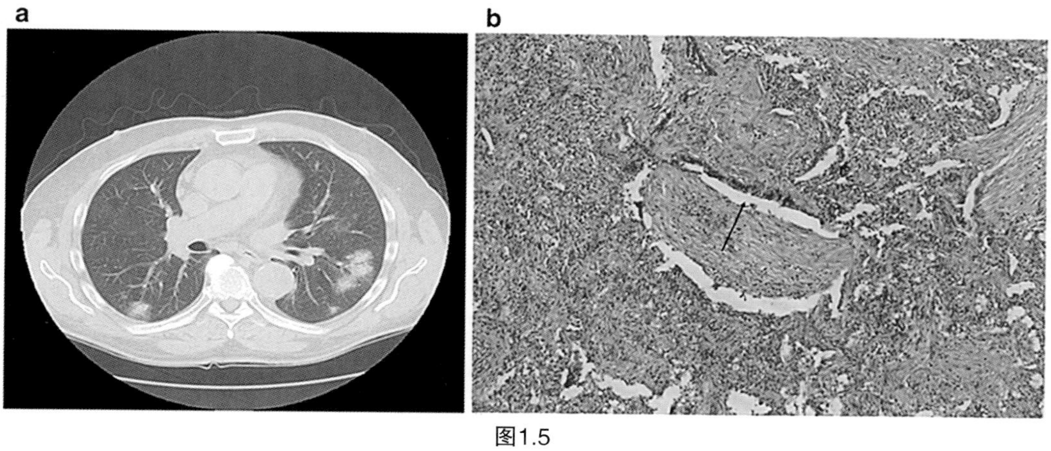

图1.5

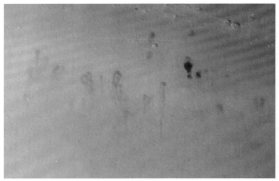

图2.3

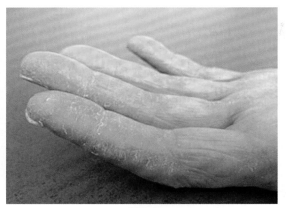

图2.4

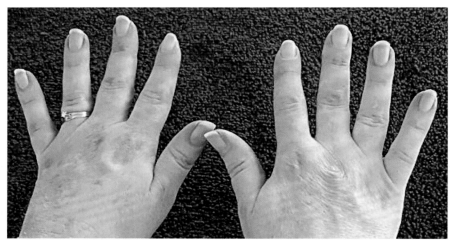

图5.1

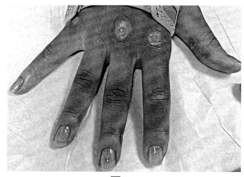

图5.5

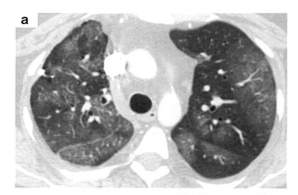

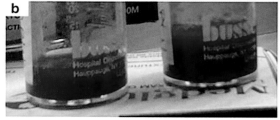

图6.1

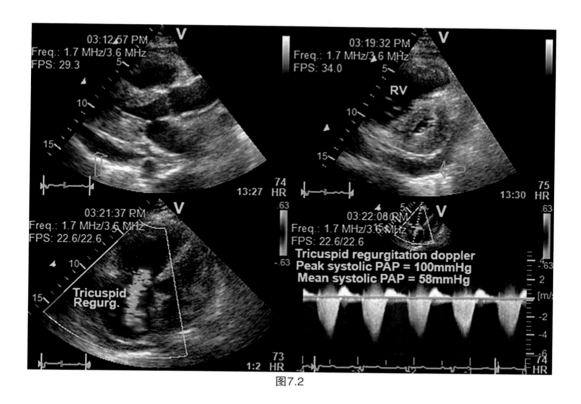

图7.2

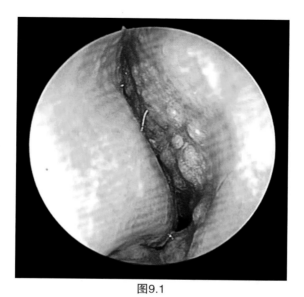

图9.1

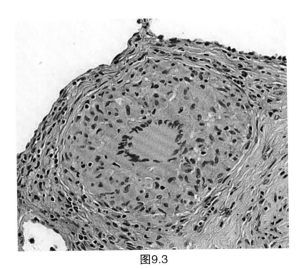

图9.3

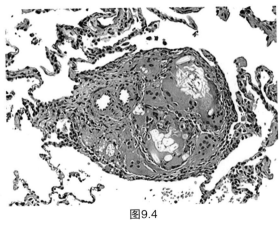

图9.4

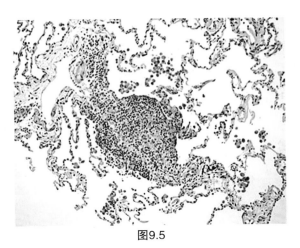

图9.5

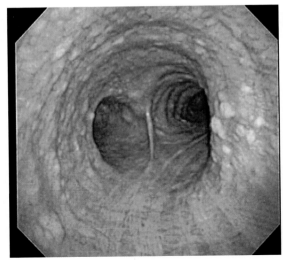

图9.7

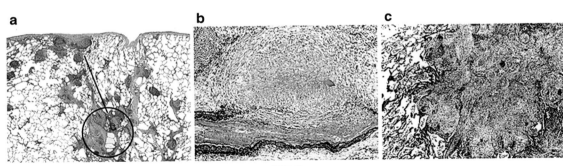

图9.8

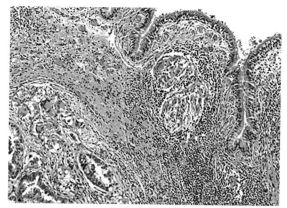

图9.10

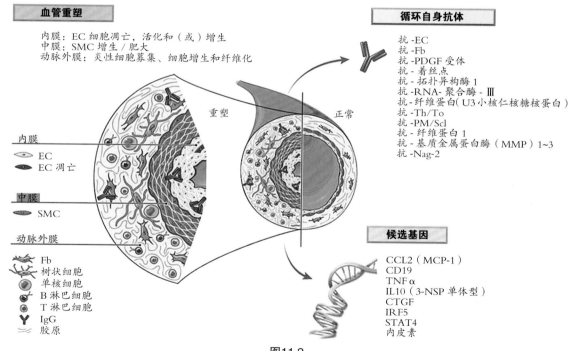

血管重塑

内膜：EC 细胞凋亡，活化和（或）增生
中膜：SMC 增生 / 肥大
动脉外膜：炎性细胞募集、细胞增生和纤维化

重塑

正常

内膜

EC
EC 凋亡

中膜

SMC

动脉外膜

Fb
树状细胞
单核细胞
B 淋巴细胞
T 淋巴细胞
IgG
胶原

循环自身抗体

抗 -EC
抗 -Fb
抗 -PDGF 受体
抗 - 着丝点
抗 - 拓扑异构酶 1
抗 -RNA- 聚合酶 - Ⅲ
抗 - 纤维蛋白(U3 小核仁核糖核蛋白)
抗 -Th/To
抗 -PM/Scl
抗 - 纤维蛋白 1
抗 - 基质金属蛋白酶（MMP）1~3
抗 -Nag-2

候选基因

CCL2（MCP-1）
CD19
TNFα
IL10（3-NSP 单体型）
CTGF
IRF5
STAT4
内皮素

图11.2

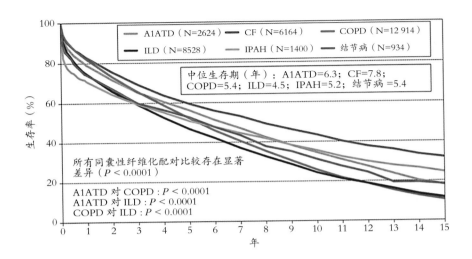

图13.2

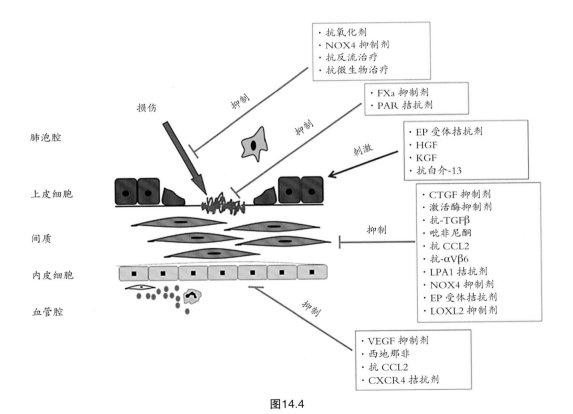

图14.4